医院后勤管理理论与实务

李建军 ◎ 著

经济管理出版社
ECONOMY & MANAGEMENT PUBLISHING HOUSE

图书在版编目（CIP）数据

医院后勤管理理论与实务/李建军著.—北京：经济管理出版社，2019.3
ISBN 978-7-5096-6383-7

Ⅰ.①医…　Ⅱ.①李…　Ⅲ.①医院—后勤管理—研究　Ⅳ.①R197.32

中国版本图书馆 CIP 数据核字（2019）第 024246 号

组稿编辑：申桂萍
责任编辑：刘　宏
责任印制：黄章平
责任校对：陈　颖

出版发行：经济管理出版社
　　　　　（北京市海淀区北蜂窝 8 号中雅大厦 A 座 11 层　100038）
网　　　址：www.E-mp.com.cn
电　　　话：(010) 51915602
印　　　刷：北京晨旭印刷厂
经　　　销：新华书店
开　　　本：720mm×1000mm/16
印　　　张：17.5
字　　　数：286 千字
版　　　次：2019 年 3 月第 1 版　　2019 年 3 月第 1 次印刷
书　　　号：ISBN 978-7-5096-6383-7
定　　　价：58.00 元

前　言

近年来，随着我国经济的快速发展和人民生活水平的不断提高，我国医疗卫生事业的发展也步入了快车道。中共十九大报告提出："实施健康中国战略，深化医药卫生体制改革，全面建立中国特色基本医疗卫生制度、医疗保障制度和优质高效的医疗卫生服务体系，健全现代医院管理制度。"医院后勤管理是医院管理工作的重要组成部分，是我国医疗卫生事业发展的重要内容，高质量的医院后勤工作是医疗、教学和科研等各项工作得以顺利完成的可靠保障。对医院后勤管理工作进行深入系统的研究，总结医院后勤管理中的经验和教训，对于提高医院后勤管理工作水平和提升我国医疗卫生事业发展水平具有重要意义。

医院后勤管理是一门实践性很强的应用科学，是医院管理学的一个重要分支，是在自然科学与社会科学相互交叉、相互渗透、相互联系的基础上形成的一门重要管理学科，是运用现代管理理论和方法研究医院后勤管理活动本质和规律的科学，是保证医院医疗、保健、教学、科研、预防等一系列活动和为工休人员生活提供服务的后勤各部门和各项工作的总称。医院后勤管理是医院管理链中的重要环节，医院的运转每时每刻都离不开后勤保障。特别是在医院越来越现代化，越来越依赖水、电、设备、网络的今天，医院后勤的作用越发显得重要。医院后勤管理工作需要跟上新时代人民群众对医院后勤工作的要求，进一步实现医院后勤管理科学化、规范化、标准化、现代化、专业化和精细化。

医院后勤管理肩负着重要职能：一方面，后勤工作负责医院基础设施的维修与使用、水电气暖等设施的维护与保养和环境的维护等，为医院的医疗工作正常运转提供必不可缺的基础支持。另一方面，医院后勤管理通过对医院使用的水电气等相关数据进行整理，为医院的成本核算提供必要的、科学的统计数据，降低医院运营成本，实现节约的可能。同时，医院后勤管理主要负责医院的整体安保工作，确保就诊患者、医疗工作人员人身财产安全和医院医疗设备的安全，维护医院诊疗秩序，提高医院安全管理能力。医院后勤管理工作要为医院提供优质的诊疗环境，做好环境绿化工作，为患者、医疗工作人员提供良好的诊疗环境，提升医院的整体形象。另外，医院后勤管理需要负责本单位的基础建设的立项、考核、审批等具体事宜，承担医院基础工程建设的招、投标工作和建设监督等具体工作，确保医院基础建设工作保质保量地进行。总的来说，医院后勤管理在医院管理中占有重要地位，尽管医院后勤工作并不直接产生经济效益，但是，后勤工作效率的提高有助于提高医院的医疗质量，间接地为医院创造效益。

与其他领域的管理工作相比，医院后勤管理的特征是非常明显的，它不仅具有在医院成本中占很大比重的经济性、与社会其他部门联系比较广泛的社会性、既为医护人员服务也为病人服务的服务性，以及医院救死扶伤的特殊使命，决定了其同时具有很强的时间性要求；而且医院后勤工作涉及医院的人事、财务、物资、设备、基建、房屋、伙食、交通、卫生、绿化、环保、安全和其他各项服务工作，与医生、护士、病人、病人家属都有着密切关系，涉及管理学、会计学、教育学、心理学、社会学、法学等多学科知识，在工程技术领域涉及的学科则更为广泛，具有较强的技术性。上述的这些特点决定了医院后勤管理工作具有较高的难度和较强的综合性、复杂性。

笔者长期在医院后勤管理一线工作，对于医院后勤管理的职能定位、后勤管理的综合性和复杂性、后勤工作各个领域的管理和技术问题有一定的认识和理解，对医院后勤管理实践中的经验和教训也有一定的思考和体会。本书是笔者对多年实际工作的回顾和梳理，并参考借鉴已有研究成果和文献资料编写而成，以期对相关领域的管理人员和研究人员有所裨益。由于笔者学识和经验所限，书中难免有疏漏和错误之处，敬请广大读者批评指正。

目　录

第一章 医院后勤管理概述

医院后勤管理是围绕医院中心工作，组织后勤部门及所属人员，为保障医疗、教学、科研、预防和保健等工作正常进行而开展的工作。因此，医院后勤管理是医院管理的重要组成部分，是医院各项工作中的重要支柱，是医疗、教学和科研等工作得以顺利完成的可靠保障。医院后勤管理是一门实践性很强的应用学科，是医院管理学的一个重要分支，是在自然科学和社会科学相互交叉、相互渗透、相互联系的基础上形成的一门重要管理学科。医院后勤管理主要担负着管理、保障和服务三项职能，其工作内容和管理范围包括医院安全、医院建筑、后勤设备、物资供应、生活服务、环境与卫生等方面，涉及后勤管理、卫生经济、工程建筑、机械设备、卫生环境、营养膳食、通信网络和园艺绿化等多种学科领域，涵盖多方面的专业知识，具有较强的技术性和专业性。

第一节 后勤管理的概念

一、后勤的含义

"后勤"一词源自希腊文 logistikos，意为"计算的科学"。19 世纪 30 年代，"后勤"概念最先由拿破仑的政史官 A. H. 若米尼在总结对俄战争失败的经验教训时使用，并以此作为军事术语。由此看出"后勤"一词来源于军队，是"后方勤务"的简称，即以物资、卫生、技术、运输等方面保障军队需要的勤务。20 世纪六七十年代，商业部门和工业部门逐步开始借鉴军事后勤管理的方法，当时人们称其为"商业后勤"和"工业后勤"。1974 年鲍沃索克斯出版的 *Logistics Management* 一书中，将后勤管理定义为"以卖主为起点将原材料、零部件与制成品在各个企业之间有策略地加以流转，最后到用户期间所需要的一切活动的管理过程"。

后勤是以服务保障为主要目的，为单位职能活动的正常进行提供服务保障。随着我国社会的发展，后勤工作逐渐被人们重视，范围逐渐由军队扩展到机关、团体和企事业单位等各种社会组织。从后勤工作的职能上看，后勤工作分为行政管理职能和服务职能。后勤的行政管理职能，主要包括后勤服务的规划、行政财务管理、环境秩序管理、物资设备管理、协调与监督管理等。后勤的服务职能，是指为保障本单位工作和职工生活提供的各项劳务和技术服务的职能，主要是技工班、房屋修建队、医务室、服务中心（服务公司）及食堂、电话班、车队、浴室、理发室、小卖部、洗衣房、锅炉房、休养所、印刷厂、绿化副食品生产基地、疗养院、礼堂、宾馆招待所和后勤服务经济实体等。从后勤工作的性质上看，后勤工作大致可分为后勤管理性工作、后勤服务性工作和后勤经营生产性工作三类。这三类性质的工作，既有自身的特点又相互联系，构成了后勤复杂的组织结构。

二、医院后勤的内涵

随着新中国的成立，"后勤"一词逐渐地从军事术语拓展到各行各业中。机关、企事业后勤工作历经供给制管理阶段（1927～1955 年）、计划经济管理阶段（1956～1978 年）、改革开放阶段（1979 年至现在）。特别是党的十届三中全会以后，邓小平同志多次强调做好新时期的后勤工作的重大意义，号召各条战线的同志都要发扬延安艰苦奋斗的创业精神。他发表了《在全国科学大会开幕式上的讲话》，在谈到党委领导工作时，他鼓励大家说："我愿意当大家的后勤部长，愿意同各级党委的领导同志一起，做好这方面的工作。"由此"企业后勤""机关后勤""高校后勤""医院后勤"等概念应运而生。其中"医院后勤"作为我国医疗卫生事业的一个重要领域和医院日常运转的一个重要组成部分，广义上是泛指医院在医疗、科研活动中的一切行政事务和物质保障事务，狭义上主要是指医院后勤服务业。

医院后勤为患者和医务人员提供全方位、多方面的供应和服务，为患者创造舒适、整洁、安全的休养环境，利于患者身心健康的恢复；同时也为医院的医务工作人员解除工作、生活等方面的后顾之忧提供了良好保障，使医务工作人员能够从繁忙的日常事务中解脱出来，全身心地投入到医疗、教学、科研等工作中去，提高医院整体的医疗技术水平。

三、医院后勤管理

医院后勤管理是一门实践性很强的应用科学，是医院管理学的一个重要分支，是在自然科学与社会科学相互交叉、相互渗透、相互联系的基础上形成的一门重要管理学科，是运用现代管理理论和方法研究医院后勤管理活动本质和规律的科学，是保证医院医疗、保健、教学、科研、预防等一系列活动和为工休人员生活提供服务的后勤各部门和各项工作的总称。

医院后勤管理的职能主要包括以下四个方面：第一，主要负责医院基础设施的维修与使用、水电气暖等设施的维护与保养和环境的维护等工作，为医院的医疗工作正常运转提供必不可缺的基础支持。第二，医院后勤管理通过对医院使用的水电气等相关数据进行整理，为医院的成本核算提供必要的、科学的统计数据，降低医院运营成本，实现节约的可能。第三，医院后勤管理主要负责医院的整体安保工作，确保就诊患者、医疗工作人员人身财产安全和医院医疗设备的安全，维护医院诊疗秩序，提高医院安全管理能力。医院后勤管理工作要为医院提供优质的诊疗环境，做好环境绿化工作，为患者、医疗工作人员提供良好的诊疗环境，提升医院的整体形象。第四，医院后勤管理需要负责本单位基础建设的立项、考核、审批等具体事宜，承担医院基础工程建设的招、投标工作、建设监督等具体工作，确保医院基础建设工作保质保量地进行。

医院后勤管理工作并不直接产生经济效益，但是，后勤管理工作效率的提高有助于提高医院的医疗质量，间接地为医院创造效益；而低效率的后勤管理，则会使医院的医疗质量降低，增加医疗服务成本，从而降低医院的综合效益。因此，在医院后勤管理过程中必须合理配置后勤资源，完善医院基础设施建设，提高后勤设施的利用效率，避免优质资源的闲置或浪费。

第二节　医院后勤管理的地位与作用

一、医院后勤是医院运行与发展不可缺少的支持保障系统

医院后勤管理是医院管理链中的重要环节，医院的运转每时每刻都离不开后勤保障。医院后勤作为医疗、教学、科研的支持和保障系统对医院的建设和发展有着重要作用，在医院的所有工作中具有不可缺少的地位和作用。特别是在医院越来越现代化，越来越依赖水、电、设备、网络的今天，医院后勤的作用越发显得重要。实现医院后勤管理工作科学化、规范化、标准化、现代化、专业化、精细化，必须确立医院后勤管理的地位和作用。

医院后勤管理是医院的支持保障系统。医院在医疗、教学和科研等工作中，必须依靠后勤部门提供水、电、气、冷、暖、衣、食、住、行、用等方面的服务和物资保障。医院后勤工作的质量、效率和管理水平，直接影响医院工作能否正常开展和医疗质量的高低。随着社会进步和科技发展，医院运行与发展对后勤保障的依赖程度更大，医院后勤管理的地位与作用也越来越重要。后勤工作为医疗工作提供强有力的支持，为广大一线医务人员提供物质保障。对整个医院来说，医疗工作是"一线"，后勤系统的职工以辛勤的劳动保障了医疗工作的正常运转，可以说，后勤人员也是工作在幕后和台下的"一线人员"。健全的后勤保障，可使医护人员不离岗，集中精力，专心本业。后勤工作不仅为医院的正常运转提供了保证，而且还在重大的医疗任务和紧急抢救任务中，发挥着重要的作用，后勤部门以物流通畅、供应及时、设施完备起到支持和保障作用。

二、医院后勤是病人恢复健康的必要条件

医院后勤建设绿色生态环境，为病人创造舒适、整洁、安全、温馨的治疗

康复环境，能够调节病人情绪，有助于减轻心理负担。提供科学合理的营养膳食，对增强病人的体质、满足生理功能需要等起到一定的辅助治疗作用。实施严格规范的卫生管理制度，对被服、各类器械、餐饮器具实施消毒控制感染措施，防止院内交叉感染，有利于病人身心健康。因此，病人的医疗康复有赖于后勤服务创造良好的条件。近年来，患者对医疗服务的需求，在内容、方式、层次上有了明显变化，医院要在日趋激烈的竞争中立足，就要在后勤服务上做文章。保持医院环境"整洁、优美、安静"是后勤的本职工作之一，保障患者在院期间的安全，也是后勤一项重要的工作。另外，在后勤服务中，直接面对患者的部分就是"便民服务"。将服务贯穿于患者就医的各个环节中，使患者跨入医院门以后，处处感到"方便、舒适"，达到患者满意、家属满意、社会满意。

三、医院后勤是医务人员工作与生活的有力保证

医院后勤工作为工作人员提供全方位、多方面的供应和服务，有效地帮助医务人员解决工作和生活等方面的后顾之忧。在医院内营造团结、和谐、相互支持、相互关心的氛围，增强医院的凝聚力、向心力和感召力，以保证工作人员从日常烦琐的生活事务中解脱出来，全身心地投入医疗、教学、科研、预防和保健工作中去。在市场经济条件下，医院要生存，必须要发展，而发展的过程中事事与后勤工作有关。医院要新建病房大楼与后勤部门有关，要购买新设备、仪器，新建或改造与之相配套的机房与后勤部门分不开，要改善医教研设施，保证中心工作需要，更是后勤部门的事情。

四、医院后勤是提升医院建设发展的重要基础

提高医院后勤管理水平、创新后勤工作机制、提升后勤保障能力，为医院实现科学、和谐发展提供坚实的基础保障，是医院后勤管理工作的关键所在。良好的后勤保障是医院一切工作正常安全运转的基础和保障。没有良好的后勤保障，就不会有医院的发展，也就不会有优良的医疗服务和让人民群众满意的医院。医院核心竞争力的形成必须有与之相适应的后勤服务保障体系和服务保障品质的支持，后勤服务保障是医院核心竞争力的重要组成部分。随着人们对

医疗需求越来越高，现代化是医院发展的必经之路。那么，医院后勤现代化则是医院现代化建设必不可少的条件。没有现代化的医院后勤，就没有现代化的医院。建设现代化的医疗楼宇，引进先进的后勤设施设备和智能化管理系统，将现代科技广泛应用于后勤管理、安全管理、设施设备管理、能源管理、物资管理、固定资产管理和办公自动化领域，以满足现代医疗、教学、科研、预防等功能需求和病人个性化就医需求，促进医院后勤建设和发展，以保障医院现代化建设的快速发展。

第三节　医院后勤管理的基本特点

医院后勤管理因其发挥着服务职能，形成了区别于其他管理活动的八个方面的特点。

一、社会性

后勤管理社会性的特点可以从两个方面来理解：一是医院后勤管理与社会上其他部门的联系很广泛。医院后勤工作的开展离不开社会上其他部门和机构的供给，无论是物资、设备、能源、交通，还是人员、技术、空间、信息，都要由医院之外的其他部门来提供，医院后勤工作要受社会的制约和影响，社会是医院后勤工作的总后勤。二是后勤管理发展的方向。医院的后勤服务正在向社会化的方向发展。数量更多、范围更广的后勤服务将随着社会的进步逐步由社会承担，后勤服务社会化迟早要实现。社会性这一特点要求后勤管理人员充分注意和利用社会上的各种条件为医院服务，同时又要力所能及地创造条件为社会服务，改变封闭式的后勤管理。

二、经济性

医院后勤工作既是行政工作，又是经济工作。后勤服务劳动属于商品经济范畴。后勤工作的实质是通过市场经济手段和生产（劳务）、交换、分配、消费四个环节，对后勤资源进行高效的配置，而经济核算则是后勤工作的重要内容。医院后勤部门是医院正常运行的基础部门，在现代医院建设中，后勤工作的重要性决定了后勤成本管控的重要性，在医院总体工作中，后勤部门的成本在医院管理成本中占很大比重，医院办公、医疗物资采购都集中在这个直接与市场经济接轨的部门，水电、燃料费用、物资消耗、人工费等都受这个部门管控，医院运营成本的变化大多都与这一部门的支出水平有关。因此，医院在有效控制医疗技术成本的同时，必须重视医院管理成本和后勤成本的管理和控制。这是医院增收节支的另一个重点，是真正实现医院高效化管理和发展的关键。

三、服务性

医院后勤工作是服务工作。从它的管理对象来看，医院后勤工作并不直接体现医院救死扶伤的基本职能，而是为医院基本职能活动的顺利开展而进行的服务性工作。服务是后勤工作的一个特点，也是后勤管理的全部意义所在。对医院来说，以病人为中心不仅是对临床医生和护士的要求，而且是对医院后勤服务系统的要求，尤其是当前病人对医院服务的需求已经从单纯的医疗服务上升到包括医疗、饮食、环境卫生、安全、心理、陪护等整体化的服务，而后勤服务是提高医疗护理效率和质量，提高病人满意度的一个重要因素。后勤工作为医护人员服务，同时也为病人服务，医院医疗需求的相当一部分是由后勤工作的保障服务来提供的，这就需要后勤工作必须统观全局，把医疗、保健、科研、工休生活所需要的一切工作提前做好，牢固树立"病人第一，服务至上"，全心全意为职工病人服务的思想，推行文明服务、主动服务、就地服务、限时服务，主动为临床做好保障工作。

四、时间性

医院救死扶伤的职能活动是一个有严密组织、严格程序的过程，医院后勤工作也必须按照这些程序的要求进行管理。每项服务工作都因职能活动的需要而有确定的时间要求，这就决定了后勤管理具有很强的时间性的特点。另外，时间性还体现在"后勤先行"方面。任何活动都要有一定的物资条件作保证，以一定的物质条件为基础和前提，后勤工作就是提供基础和前提的工作。

五、复杂性

医院后勤管理工作繁重，任务多，复杂性是其主要特性。医院的人事、财务、物资、设备、基建、房屋、伙食、交通、卫生、绿化、环保、安全和其他各项综合服务工作，都由医院后勤部门管理。政策性强是其复杂性的又一个特性。财经纪律、基建法规、车辆配置原则、工资调整及发放等，后勤管理部门都必须按照党和国家既定的方针、政策、法令、法规办事，决不能随意而行。医院后勤管理在职能上虽然与医疗部门相去甚远，但它也是医院管理的重要组成部分。一个有效的医院后勤管理体系应该包括规划管理、供应链管理、经济管理、资产管理、工程建设管理、服务管理、安全管理、功能流程管理、人力资源管理、应急管理等专业的技术领域。从质量管理要求的层面来看，医院后勤管理同样存在着技术上的复杂性、多样性、服务专业性、需求特殊性、较强保障性、高安全性的特点。所以在医学技术向着信息化、智能化、精细化高度发展的今天，后勤管理成为医院管理中重要的组成部分。因此，为了满足现代医院发展的需求，需要构建有效的医院后勤管理体系，为医院提供强有力的后勤保障。

六、群众性

医院后勤管理工作与医生、护士、病人、病人家属都有着密切的关系，是为广大群众服务的，与群众的切身利益有密切的关系。它必须天天接受相关各方人群的监督和检验。为了搞好医院后勤管理，还必须坚持发扬民主，坚持群众路线、依靠群众、相信群众，这是做好后勤管理工作的重要方法。

七、知识多科性

医院后勤管理需要有广泛的知识作为基础，在社会科学领域涉及管理学、会计学、教育学、心理学、社会学、法学等，在自然科学领域涉及的学科则更为广泛。在后勤工作中知识多科性又表现在专业技术种类繁多，每个人都有一种或几种专业。这就要求后勤管理人员必须有广泛的知识和多种专业的常识，进行科学管理，使各项工作逐步实现标准化、规范化、制度化，用现代化的管理手段和方法不断提高科学管理水平。

八、专业技术性强

随着科学技术的发展，社会分工越来越细，职业门类越来越多。专业门类多、技术性强是现代后勤的一大特点，这个特点使医院后勤管理具有很强的专业技术性。首先，专业门类多，使后勤分工越来越细，后勤综合保障能力产生于复杂分工基础上的高度综合，对后勤管理的协同性要求提高。其次，随着现代科学技术在后勤的运用，后勤设备的高科技含量增大，后勤保障手段更加先进，要求后勤有较高的技术管理水平。最后，在后勤现代化建设进程中，科学技术渗透到后勤管理各项职能活动中，增大了后勤管理的科技含量；电子信息技术广泛应用于后勤，提高了后勤管理的自动化水平。上述这些发展变化都使后勤管理具有鲜明的专业技术性，对后勤管理队伍素质提出了更高的要求。

第四节　医院后勤管理的理论工具

一、库尔特·卢因的组织变革理论

组织变革理论中最具影响的也许是库尔特·卢因的变革模型。库尔特·卢因在 1951 年提出一个包含解冻、变革、再冻结三个步骤的有计划组织变革模型，用以解释和指导如何发动、管理和稳定变革过程。

第一步，解冻。这一步骤的焦点在于创设变革的动机。鼓励员工改变原有的行为模式和工作态度，采取新的适应组织战略发展的行为与态度。为了做到这一点，一方面，需要对旧的行为与态度加以否定；另一方面，要使干部员工认识到变革的紧迫性。可以采用比较评估的办法，把本单位的总体情况、经营指标和业绩水平与其他优秀单位或竞争对手——加以比较，找出差距和解冻的依据，帮助干部员工"解冻"现有态度和行为，迫切要求变革，愿意接受新的工作模式。此外，应注意创造一种开放的氛围和心理上的安全感，减少变革的心理障碍，提高变革成功的信心。

第二步，变革。变革是一个学习过程，需要给干部员工提供新信息、新行为模式和新的视角，指明变革方向，实施变革，进而形成新的行为和态度。这一步骤中，应该注意为新的工作态度和行为树立榜样，采用角色模范、导师指导、专家演讲、群体培训等多种途径。库尔特·卢因认为，变革是个认知的过程，它由获得新的概念和信息得以完成。

第三步，再冻结。在再冻结阶段，利用必要的强化手段使新的态度与行为固定下来，使组织变革处于稳定状态。为了确保组织变革的稳定性，需要注意使干部员工有机会尝试和检验新的态度与行为，并及时给予正面的强化；同时，加强群体变革行为的稳定性，促使形成稳定持久的群体行为规范。

二、迈克尔·哈默的流程再造理论

流程再造由美国的迈克尔·哈默提出，在20世纪90年代达到了全盛的一种管理思想。流程再造，是指一种从根本上考虑和彻底地设计企业的流程，使其在成本、质量、服务和速度等关键指标上取得显著的提高的工作设计模式。流程再造的核心是面向顾客满意度的业务流程，而核心思想是要打破企业按职能设置部门的管理方式，代之以业务流程为中心，重新设计企业管理过程，从整体上确认企业的作业流程，追求全局最优，而不是个别最优。流程再造常见模式有：迈克尔·哈默的四阶段模式、乔·佩帕德和菲利普·罗兰的五阶段模式、威廉姆·凯丁格的六阶段模式。

（一）迈克尔·哈默的四阶段模式

迈克尔·哈默并没有系统地总结归纳流程再造的方法步骤问题，但是有学者通过对他著作的研读，基于对迈克尔·哈默观念的深入理解，替他总结出了一个四阶段模式。第一阶段，确定再造队伍：产生再造领导人，任命流程主持人，任命再造总管，必要时组建指导委员会，组织再造小组。第二阶段，寻求再造机会：选择要再造的业务流程，确定再造流程的顺序，了解客户需求和分析流程。第三阶段，重新设计流程：召开重新设计会议，运用各种思路和方法重构流程。第四阶段，着手再造：向员工说明再造理由，进行前景宣传，实施再造。

（二）乔·佩帕德和菲利普·罗兰的五阶段模式

第一阶段，营造环境。分为六个子步骤：树立愿景；获得有关管理阶层的支持；制订计划，开展培训；辨别核心流程；建立项目团队，并指定负责人；就愿景、目标、再造的必要性和再造计划达成共识。第二阶段，流程的分析、诊断和重新设计。分为九个子步骤：组建和培训再造团队；设定流程再造结果；诊断现有流程；诊断环境条件；寻找再造标杆；重新设计流程；根据新流程考量现有人员队伍；根据新流程考量现有技术水平；对新流程设计方案进行检验。第三阶段，组织架构的重新设计。分为六个子流程：检查组织的人力资源情况；检查技术结构和能力情况；设计新的组织形式；重新定义岗位，培训员工；组织转岗；建立健全新的技术基础结构和技术应用。第四阶段，试点与转换阶段。分为六个子流程：选定试点流程；组建试点流程团队；确定参加试点流程的客户和供应商；启动试点，监控并支持试点；检验试点情况，听取意见反馈；确定转换顺序，按序组织实施。第五阶段，实现愿景。分为四个子流程：评价流程再造成效；让客户感知流程再造产生的效益；挖掘新流程的效能；持续改进。通常来说，五大阶段应该顺序推进，但是，根据企业各自的情况，五大阶段可以彼此之间平行推进，或者交叉进行。所以说，五大阶段并不是一个锁定的线性过程，而是相互交融，循环推进的不断再生的过程。

（三）威廉姆·凯丁格的六阶段模式

威廉姆·凯丁格等在调查33家咨询公司在企业推行流程再造的实践经验以后，归纳出了流程再造的六个阶段21项任务。第一阶段，构思设想。包括四项任务：得到管理者的承诺和管理愿景；发现流程再造的机会；认识信息技术/信息系统的潜力；选择流程。第二阶段，项目启动。包括五项任务：通知股东；建立再造小组；制订项目实施计划和预算；分析流程外部客户需求；设置流程创新的绩效目标。第三阶段，分析诊断。包括两项任务：描述现有流程；分析现有流程。第四阶段，流程设计。包括四项任务：定义并分析新流程的初步方案；建立新流程的原型和设计方案；设计人力资源结构；信息系统的分析和设计。第五阶段，流程重建。包括四项任务：重组组织结构及其运行机制；实施信息系统；培训员工；新旧流程切换。第六阶段，监测评估。包括两项任务：评估新流程的绩效；转向持续改善活动。

三、动作管理理论

动作管理和动作研究的创始人是美国的吉尔布雷斯夫妇。动作研究是研究工人在生产过程中的动作协调、省力、省时、简便的一套方法。吉尔布雷斯于1885年受雇于一家建筑商时进行了著名的"砌砖研究"。在该研究中，他通过对砌砖动作进行分析和改进，使工人的砌砖效率提高了近两倍。1912年，吉尔布雷斯夫妇在美国机械工程师学会会议上，首次发表了题为《细微动作研究》的论文，在文中他们首创用电影摄影机和计时器将作业动作拍摄成影片并进行分析的方法，同时通过自己的研究将人的作业动作分解成三大类共17种基本动作（命名为"动素"）。这些基本动作是：伸手、握取、移物、装配、应用、拆卸、放手、检验、寻找、选择、计划、对准、预对、持住、休息、迟延和故延。其中前八种动作为"必需动作"，中间五种动作为"辅助动作"，最后四种动作为"无效动作"。他们指出，提高动作效率必须尽可能地删减第二、第三类动作。

动作管理的基本要领是：分析研究劳动者在劳动中的各种动作，取消无用的动作，改进有用的动作，使所有的动作都成为必要的良好的动作，以提高劳动生产率。包括三个问题：速度问题，即动作与时间的关系；疲劳问题，即动作与人体的关系；质量问题，即动作与产品的关系。研究步骤是：第一步，考察、记录劳动的动作、劳动环境、劳动场所及其与劳动者的关系。第二步，分析每一个动作是否需要、能否合并，如何改进等。第三步，确定最好的动作方法、最好的劳动条件等。第四步，确定标准动作，并制定工作指导卡。

四、走动管理理论

走动管理是指高阶主管利用时间经常抽空前往各个办公室走动，以获得更丰富、更直接的员工工作问题，并及时了解所属员工工作困境的一种策略。这是世界上流行的一种新型管理方式，主要是指企业主管身先士卒，深入基层，体察民意，了解真情，与部属打成一片，共创业绩。走动管理理论起源于美国管理学者彼得斯与沃特曼在 1982 年出版的名著《追求卓越》一书。书中提到，表现卓越的知名企业中，高阶主管不是成天待在豪华的办公室中等候部属的报告，而是在日理万机之余经常到各个单位或部门走动。该书作者因此建议，高阶主管应该至少有一半以上的时间要走出办公室，实际了解员工的工作状况，并给予加油打气。

走动管理不是到各个部门走走而已，而是要搜集最直接的信息，以弥补正式沟通渠道的不足。正式的沟通渠道通过行政体系逐级上传或下达，容易生成过滤作用和缺乏完整信息的缺点。过滤作用经常发生在超过三个层级以上的正式沟通渠道中，不论是由上而下或由下而上的信息传达，在经过层层转达之后，不是原意尽失就是上情没有下达或下情没有上达；另外，通过正式沟通渠道搜集到的信息，缺乏实际情境的辅助，让主管不易做正确的判断，往往会因而失去解决问题的先机。走动管理就是要上层主管勤于搜集最新信息，并配合情境做最佳的判断，以及早发现问题并解决问题。

敏锐的观察力是走动管理成功的要素。在走动的过程中，主管必须敏锐地观察到工作的情境与人员，及其所透露出的信息；同时也通过询问、回答、肢体语言等，对信息做出及时的回应。主管的态度也很重要，如果让员工或同仁有被视察的感觉，主管就很难获得想要获得的信息；如果来去匆匆，也难达成预期的效果。同时，主管也不必期望每次都能获得新的信息，只要有机会获得最新信息，就有机会防患于未然，不必等到事发之后再焦头烂额地处理。走动管理最适用于离第一线比较远的高阶主管，组织比较庞大的单位由于层级较多，高阶主管更需勤于走动，协助其做政策性的决定。至于其他层级的主管离工作现场比较接近，平时就应该通过敏锐的观察，搜集必要的信息。

五、学习型组织理论

彼得·圣吉是学习型组织理论的奠基人。彼得·圣吉用了近十年的时间对数千家企业进行研究和案例分析，于 1990 年完成其代表作《第五项修炼》。

他指出现代企业所欠缺的就是系统思考的能力。它是一种整体动态的搭配能力，因为缺乏它而使得许多组织无法有效学习。之所以会如此，正是因为现代组织分工、负责的方式将组织切割，而使人们的行动与其时空上相距较远。当不需要为自己的行动结果负责时，人们就不会去修正其行为，也就是无法有效地学习。《第五项修炼》提供了一套使传统企业转变成学习型企业的方法，使企业通过学习提升整体运作"群体智力"和持续的创新能力，成为不断创造未来的组织，从而维持企业的长期发展。学习型组织理论是一种企业组织理论。学习型组织是一种有机的、高度柔性的、扁平化的、符合人性的、能持续发展的、具有持续学习能力的组织。成为学习型组织的途径有五种，即自我超越、改善心智模式、建立共同愿景、团体学习、系统思考（即五项修炼），其中以系统思考为核心。"系统思考"是指以系统思考观点来研究问题、解决问题。其核心就是：从整体出发来分析问题；分析关键问题；通过现象分析问题背后的原因；从根本上解决问题。系统思考是见识，也是综合能力。这种见识和能力只有通过不断学习才能逐渐形成。

学习型组织理论的内容要点：

（1）培养组织成员的自我超越意识。"自我超越"包括三部分内容：一是建立愿景（指一种愿望、理想、远景或目标）；二是看清现状；三是实现愿景。即组织中的每一成员都要看清现状与自己的愿景之间的距离，从而产生出"创造性张力"，进而能动地改变现状而达到愿景。原先的愿景实现后，又培养起新的愿景。随着愿景的不断提升，又产生出新的"创造性张力"。显然，组织成员的自我超越能力是组织生命力的源泉。

（2）改善心智模式。"心智模式"是人们的思想方法、思维习惯、思维风格和心理素质的反映。一个人的心智模式与其个人成长经历、所受教育、生活环境等因素密码有关，因此并非每个人的心智模式都很完美。人们通过不断的学习就能弥补自己心智模式的缺陷。

（3）建立共同愿景。"共同愿景"源自个人愿景，它是经过各成员相互沟通而形成的组织成员都真心追求的愿景，它为组织的学习提供了焦点和能量。企业只有有了共同愿景，才能形成强大的凝聚力，推进企业不断地发展。

（4）搞好团体学习。组织由很多目标一致的团队构成。"团体学习"是指每一团体中各成员通过"深度会谈"与"讨论"，产生相互影响，以实现团体智商远大于成员智商之和的效果。它建立在发展"自我超越"及"共同愿景"的工作上。团体是企业的基础，每个团体的"团体学习"都搞好了，企业才更有竞争力。因此，"团体学习"比个人学习更重要。

（5）运用系统思考。"系统思考"是指以系统思考观点来研究问题、解决问题。其核心就是：从整体出发来分析问题；分析关键问题；通过现象分析问题背后的原因；从根本上解决问题。系统思考是见识，也是综合能力。这种见识和能力只有通过不断学习才能逐渐形成。

六、头脑风暴理论

所谓头脑风暴（Brain-storming）最早是精神病理学上的用语，是对精神病患者的精神错乱状态而言的，现在转而成为无限制的自由联想和讨论，其目的在于产生新观念或激发创新设想。头脑风暴法又称智力激励法、自由思考法，是由美国创造学家 A. F. 奥斯本于 1939 年首次提出、1953 年正式发表的一种激发性思维的方法。此法经各国创造学研究者的实践和发展，已经形成了一个发明技法群，如奥斯本智力激励法、默写式智力激励法、卡片式智力激励法等。

当一群人围绕一个特定的兴趣领域产生新观点的时候，这种情境就叫做头脑风暴。由于团队讨论使用了没有拘束的规则，人们就能够更自由地思考，进入思想的新区域，从而产生很多的新观点和问题解决方法。当参加者有了新观点和想法时，他们就大声说出来，然后在他人提出的观点之上建立新观点。所有的观点被记录下，但是不进行批评。只有头脑风暴会议结束的时候，才对这些观点和想法进行评估。头脑风暴的特点是让参会者敞开思想使各种设想在相互碰撞中激起脑海的创造性风暴，其可分为直接头脑风暴和质疑头脑风暴法，前者是在专家群体决策基础上尽可能激发创造性，产生尽可能多的设想的方法，后者则是对前者提出的设想、方案逐一质疑，发现其现实可行性的方法，这是一种集体开发创造性思维的方法。

七、人才模型理论

人力资源是医院后勤领域最重要的资源。对人才的研究是每一个社会组织所关心的问题。人才模型在这方面起到了十分重要的作用。在这个模型中，人才被分为四种基本类型：专家型人才、中间型人才、杂家型人才、T型人才。

专家型人才通常在基础科学或应用科学的某一分支有突出成就，这类人才的知能值（知识和能力的比值）很高，在某个学科的专门领域内造诣较深，但知识面并不太宽。对于医院后勤工作来说，要正确理解"专家"的含义，凡是在某一方面特别擅长的，都可以称为"专家"。例如，具有某种特殊技能的工人，就属于专家型人才；医院中的一个清洁工，如果他在工作岗位上表现出了超出许多人的特殊技能，能够把清洁做到一流水平，他也属于清洁工行列的专家。中间型人才通常从事应用科学研究，他们的视野较开阔，可能涉及几个学科，但每个学科的知识水平都达不到专家型人才的水平，他们的优点是解决实际问题的能力较强。在企业里，基层技术人员通常属于这一类人才。杂家型人才可以用杂而不太精来形容，他们知识面很广，但缺少应有的深度，这类人才可以旁征博引，融会贯通。这类人才放在公关部门很适合。T型人才是按知识结构区分出来的一种新型人才类型。用字母"T"来表示他们的知识结构特点。"—"表示有广博的知识面，"｜"表示知识的深度。两者相结合，既有较深的专业知识，又有广博的知识面，集深与博于一身的人才。这种人才结构不仅在横向上具备比较广泛的一般性知识修养，而且在纵向的专业知识上具有较深的理解能力和独到见解，以及较强的创新能力。

人才模型常常与人才选拔和培育的"德、识、才、学、体"结合使用："德"是指道德，可分为三个层次，即政治品德、道德修养、个性及心理品质，这三个层次是相互区别的，在人才成长和发展中具有不同的地位和作用，但又互相联系、互相制约、互相促进。政治品德主要作用于社会，道德修养主要作用于交往对象，个性及心理品质主要作用于本人。人的个性及心理品质比较隐蔽，一般不为人所重视，但它又不是政治品质和道德修养的基础，有的人没有取得事业上的成功，倒不是政治品德和道德修养不足，而是个性及心理品质欠佳，这也是人才失败的重要原因之一。"识"是指见识，可分为三个方面，即：要看得清本学科领域的发展方向及发展趋势；要能抓得住在本学科领域中的具有较大意义的攻关课题；要有比较清醒而准确的自我认识能力。有些人之所以没有取得应有的成就，并不是因为其道德、学问不行，而是因为见识不高，不能抓住学科发展和时代提出的课题进行研究。"才"是指才能，人才类别不同，所需才能不同，但才能中最重要的是创造才能，它包括两个方面：创造性思维能力和创造性的实践能力。"学"是指学问，不同类别不同层次的人应有不同的知识结构和智力结构。"体"是指体魄，体魄健康在人才成长过程中占有重要地位。"德""识""才""学""体"之间的关系是辩证统一的关系，德是统帅，学是精神基础，体是物质基础，才和识是在体和学的基础上、在德的制约下发展起来的。

八、PDCA 循环理论

PDCA 循环是美国质量管理专家戴明博士首先提出的，所以又称戴明环。全面质量管理的思想基础和方法依据就是 PDCA 循环。PDCA 循环的含义是将质量管理分为四个阶段，即计划（Plan）、执行（Do）、检查（Check）、处理（Action）。在质量管理活动中，要求各项工作按照制订计划、实施计划、检查实施效果，然后将成功的纳入标准，不成功的留待下一循环去解决，这是质量管理的基本方法，也是企业管理各项工作的一般规律。

计划：根据顾客的要求和组织的方针，为提供结果建立必要的目标和过程。实施：实施过程。检查：根据方针、目标和产品要求，对过程和产品进行监视和测量，并报告结果。处置：采取措施，以持续改进过程绩效。对于没有解决的问题，应提交给下一个 PDCA 循环去解决。以上四个过程不是运行一次就结束，而是周而复始地进行，一个循环完了，解决一些问题，未解决的问题进入下一个循环，这样阶梯式上升的。PDCA 循环是全面质量管理所应遵循的科学程序。全面质量管理活动的全部过程，就是质量计划的制订和组织实现的过程，这个过程就是按照 PDCA 循环，不停地周而复始地运转的。PDCA 循环不仅在质量管理体系中运用，也适用于一切循序渐进的管理工作。

九、目标管理理论

目标管理是以目标为导向，以人为中心，以成果为标准，而使组织和个人取得最佳业绩的现代管理方法。目标管理亦称"成果管理"，俗称责任制。是指在企业个体职工的积极参与下，自上而下地确定工作目标，并在工作中实行

"自我控制"，自下而上地保证目标实现的一种管理办法。美国管理大师彼得·德鲁克于1954年在其名著《管理实践》中最先提出了"目标管理"的概念，其后他又提出"目标管理和自我控制"的主张。德鲁克认为，并不是有了工作才有目标，而是相反，有了目标才能确定每个人的工作。

目标管理的基本内容是动员全体员工参加制定目标并保证目标实现，即由组织中的上级与下级一起商定组织的共同目标，并把其具体化展开至组织各个部门、各个层次、各个成员，与组织内每个单位、部门、层次和成员的责任和成果相互密切联系，在目标执行过程中要根据目标决定上下级责任范围，上级权限下放，下级实现自我管理。在成果评定过程中，严格以这些目标作为评价和奖励标准，实行自我评定和上级评定相结合。以此最终组织形成一个全方位的、全过程的、多层次的目标管理体系，提高上级领导能力，激发下级积极性，保证目标实现。目标管理在组织内部建立了一个相互联系的目标体系，而这种体系把员工有机地组织起来，使集体力量得以发挥，同时目标管理的实行就意味着组织管理民主化、员工管理自我控制化、成果管理目标化。于是目标管理事实上是一种总体的、民主的、自觉的和成果的管理。

第五节　医院后勤管理机构设置与职责

一、床位规模在1000张以下的医院

（一）机构设置（见图1-1）

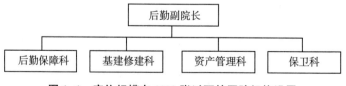

图1-1　床位规模在1000张以下的医院机构设置

（二）职责

后勤保障部门的职责是医院安全管理、医院能源管理、后勤设施设备运行、维修与保养管理、后勤服务外包管理、医院爱卫会工作、医院生活、环境绿化、车库管理等。资产管理部门的职责是医院房产管理、医院固定资产管理、医院经营性资产管理、医疗设备管理、医院物资供应管理（包括机电设备）。

二、床位规模在 1000 张以上的医院

（一）机构设置（见图 1-2）

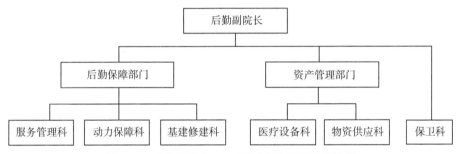

图 1-2 床位规模在 1000 张以上的医院机构设置

（二）后勤保障部门的职责

协助后勤副院长抓好后勤服务保障管理工作，以及医院安全管理、医院能源管理、医院爱卫会工作、后勤服务外包管理。服务管理科的职责是后勤服务外包管理（合同、质量、风险管理）；医院生活（膳食）、环境、运输、通信、绿化、车库管理等。动力保障科的职责是后勤设施设备运行、维修与保养管理、后勤设施设备安全管理、后勤智能化管理平台。基建修建科的职责是医院新建与改扩建管理、建筑大修管理、建筑施工安全管理。

（三）资产管理部门的职责

协助后勤副院长抓好医院国有资产管理和物资、设备管理，医院固定资产管理，医院房地产管理，医院经营性资产管理（三产企业）。医疗设备科（医学装备科）的职责是医用设备采购管理、医用设备运行安全和维修保养管理、档案管理。物资供应科的职责是医用耗材试剂采购供应、其他物资采购供应

（包括机电设备）。保卫科的职责是消防安全管理、治安安全管理、中央监控室管理、平安医院建设。

三、后勤管理机构设置说明

目前，三级医院或较大规模医院（1000 张床以上）后勤管理机构，在后勤保障处（部）下增设动力保障科。考虑到保卫科职责任务特殊，需与地区公安部门经常联系，由后勤副院长直接分管较为合适。根据国有资产管理的要求，设置资产管理科，较大规模医院拟设资产管理处（部），把分散在财务、后勤、设备等部门的资产管理内容归口集中管理。关于医疗设备科（医学装备科），各医院设置不相同，有的医院由后勤副院长分管，有的医院由医疗副院长分管。宜划入资产管理处（部），全院设备物资由一个部门管理。关于三产企业管理，大部分医院由后勤副院长分管，宜划入资产管理处（部），属于经营性资产管理。后勤管理机构的设置可在实践中逐步调整完善。

第二章　医院后勤管理变革与发展

　　医院后勤管理与建设是医院管理的重要组成部分，是保障医院的医疗、教学、科研、预防、保健等工作正常进行的重要支撑，是我国医院服务体系发展壮大，服务提供能力不断提高的基础性工作。改革开放以来，我国政治、经济和社会快速发展，医疗卫生事业也取得了骄人的成绩，这一历程也是医院后勤改革不断取得进展的过程。随着我国卫生事业体制改革的不断深入，后勤管理作为医院管理改革的重要组成部分，也面临着机遇和挑战。在新医改形势下，医院后勤必须转变管理体制、管理模式，突破自我配套、自我封闭的运行模式，创建专业化、产业化、集约化的医院后勤服务体制，为医院提供优质、高效、低耗的后勤服务，取得最佳的社会效益和经济效益。

第一节　新时期我国医院后勤管理的机遇与挑战

一、现代医院建设需要新型后勤体系来支撑

　　自改革开放以来，我国医疗机构发展迅速，医院建设全面推进，医院后勤改革也逐步发力。尤其是自中共十八大以来，我国医疗卫生事业得到了前所未有的快速发展。2016 年，全国卫生与健康大会召开，标志着我国卫生与健康事业发展开始了新历程。2017 年，国务院先后出台《"十三五"深化医药卫生体制改革规划》和《"十三五"卫生与健康规划》，明确了新时期卫生改革发

展的新战略、新目标，我国医院后勤改革与发展站在了新的历史起点上。

2017 年全国卫生人员总数达到接近 1100 万人，医疗机构后勤人员为 85 万名，为各类医疗机构从事后勤服务人员也有近 1000 万人，几乎与卫生人员总数相当。全国从事与医院后勤服务有关的外包公司有几千家。医院后勤服务系统规模大、门类多、职责复杂，是医院服务的重要支撑系统，对我国医院加快现代化建设，提供便利、优质服务和缓解人民群众看病就医也起到了至关重要的作用。新时期，医院后勤改革发展，要在完善健康服务体系，更好地满足人民群众基本服务上发挥更好的作用，要适应迎接社会快速变革中人们对健康管理多样化、多层次的需求，在大健康产业的新平台上，全面建设现代化后勤，形成优质、高效、安全、低耗、方便的新型医院后勤体系，是建设现代化医院、打造健康中国的重要途径。首先，现代化后勤管理是建设现代化医院，提高医疗服务质量和效率的重要保障。临床一线的科技应用离不开医院后勤管理社会化、信息规范化、产业标准化的服务支撑体系。后勤的现代化不可忽视。其次，后勤现代化是提高医院精细化管理，加强经济管控的重要手段。近年来，我国探索通过后勤专业化、集约化发展，助力医院精细化管理和成本控制方面取得较大成果。最后，发展现代化后勤管理服务是改善就医环境和就医体验的重要途径。当前和今后相当一段时期人民群众多层次需求不断发展，后勤服务涉及门类多、范围广，体现在细微之处，全过程建立后勤"社会专业化"服务模式，创建良好的"软""硬"件就医环境，有利于提高服务品质，助力医患关系和谐。

新形势赋予后勤发展新职责全面推进健康中国建设的新历程，是一个大发展、大转变、大机遇。面对新形势、新任务、新要求，医院后勤改革发展也进入了新历程、新战略和新目标为主要内容的新阶段。站在新的历史起点，医院后勤管理与建设必须把人民健康放在优先发展的战略定位，必须以改革创新为动力，在"促健康、转模式""强基础、重保障"的方向上着力下硬功，这将是医院后勤管理未来发展的重要课题。做好医院后勤管理创新，才能使医院后勤快速发展。面对新的历史机遇期，医院后勤改革发展要在新的战略高度实现转变。近年以来，新一轮医药卫生体制改革正进入深水区，以健康为中心的发展方式转变也是在深水区中负重前行。医院后勤是健康产业链的重要环节和重要内容，对于推动加快产业发展至关重要，同时也必将享受国家加快发展健康产业的各项政策红利，迎来医院后勤建设和卫生产业快速发展的战略机遇期。可以说，医院后勤服务工作真正迎来了一个历史发展的新时期，也将面对一个新的发展机遇期，能否抓住这难逢的历史机遇，是医疗机构管理者和卫生产业企业面临的一个新考验。近年来我国供给侧结构性改革逐年深化，医疗卫生服务既是起到托底作用的重要民生领域，同时本身也是供给侧结构性改革的重要领域，医院后勤是医院建设的重要组成部分，是医院全部医疗活动的重要支撑和保障。现代化的医院离不开与之相匹配的医院后勤管理和建设。医院后勤改革的发展要认真学习贯彻落实健康大会和"十三五"规划提出的坚持"以人民健康为中心"，把人民健康放在优先发展的战略地位。牢固树立和贯彻落实创新、协调、绿色、开放、共享的发展理念，坚持以人民为中心的发展思想，树立大健康理念。推进发展方式创新、管理创新、技术创新、机制创新，助推医院后勤改革发展，实现治理体系和治理能力现代化，完成实现以人民健康为中心的转变。

近年来，我国医院后勤管理规范化、标准化建设和服务水平不断提升，各种社会力量也都参与到医疗卫生事业发展中来。随着多元化社会力量参与健康中国建设发展中利益格局新的变化矛盾，围绕新发展模式转变的构建，新制度、新机制的形成与融合，特别是系统化组合的构成等，对治理能力提出了更高的要求。"十三五"规划中提出的构建健康服务体系的新需求，也是提升服务水平的新拓展。公立医疗机构与基层、偏远、欠发达地区医疗服务资源差别与融合发展，会加快信息化、标准化、社会化、规范化的需求，也给医院后勤建设和卫生产业企业发展提供了更大空间，医院后勤管理与建设、保障与支撑，将在新的目标中充满活力。

二、新形势下提高医院后勤服务水平的工作重点

后勤发展机遇期已经来临。在新形势下，医院后勤发展进入了新的历程，面临前所未有的历史机遇。总体来看，有以下有利条件：首先，党中央、国务院高度重视卫生和健康事业，确定了推进健康中国建设的大政方针和基本方略，提出了提高服务质量、效率和发展健康产业的要求；各级党委政府落实卫生与健康发展工作的力度空前，医院后勤发展面临前所未有的大好形势。其

次，新一轮医改对公立医院改革提出了明确的要求。深化医改要求破除以药补医，建立健全公立医院运行新机制。医院后勤管理能够助力精细化经济管理和成本控制，并在进一步提高医疗服务质量，改善群众就医体验，提高医改"获得感"等方面发挥重要作用。最后，医院后勤发展是社会的广泛期盼和广大医院后勤人的追求和夙愿。医院后勤发展能够助推医疗服务供给侧改革，满足人民群众多层次需求，是全社会的广泛期盼。新形势下，医院后勤管理应重点做好以下四个方面的工作：

（一）要着力加强医院后勤规范化、标准化建设

当前医院后勤管理规范化、标准化水平还很低。医院后勤迫切需要制定系列标准。医院后勤管理部门要主动承担和积极组织医院后勤规范和标准研究制定，同时加强后勤实践总结和提炼，把行之有效的做法上升为制度规范。系统地把医院后勤标准化建设列入医院后勤工作日程，制定一套标准和实施细则，做好标准的培训、标准结构的设置、标准的内部评审和外部评审、标准备案申报、标准批准和实施等工作，不断提高医院后勤规范化、标准化水平，推动医院后勤服务工作更好、更快发展。

（二）要推进医院后勤管理信息化建设

医院后勤发展的着力点是提高医疗服务效果和经济效益，信息化建设是医院后勤精细化管理和现代化的保障，是"大后勤"管理模式的支撑。但医院后勤信息化建设是一个长期复杂的系统工程，虽然目前部分医院正在建设和应用后勤信息管理系统，发挥信息化在医院后勤管理中的基础性作用，但还有相当数量的医疗机构和社会化服务机构对信息化重视不够，建设不力。医院后勤管理机构要推动建立与后勤信息化相配套的规章制度体系、统一的运行管理规定、完善的监督管理体系，为医院后勤信息化建设保驾护航。同时还要加强与其他医疗机构后勤信息化的经验交流、模式总结，促进成功经验和模式的全面传播和推广。

（三）要加强医院后勤人才队伍培养

健康中国建设对医院后勤发展提出了更高的要求，医院后勤急需一支知识结构全面、专业素质过硬、专业化水平较高的后勤队伍。医疗机构要与高等医学教育机构合作，加强对各级、各类医院后勤人员的培养，采取线上、线下多种形式，培养提高医院后勤专业人才、新型人才和从业人员的素质修养、服务技能和管理水平，为医院后勤改革发展提供人才智力支持和保障。

（四）要加强医院后勤服务经验总结交流，学习借鉴国内外医疗后勤管理领域的好做法

医院后勤改革发展面临一些亟待解决的老问题，在新形势下也将不断面临新的困难和挑战。近年来，很多医院后勤部门在实践中形成了一些符合实际、可复制可推广的经验做法。医院后勤管理部门要多与其他同行交流学习，提高医院后勤管理和服务水平。

第二节　我国医院后勤管理中存在的主要问题

一、对医院后勤管理的重要性认识不足

医院后勤服务管理的质量与效果，将会直接影响医院的服务水平和服务质量，影响医院的品牌和形象，影响医院的经济效益和社会效益。可是，后勤管理在医院管理中的地位与作用，至今尚未得到广大医疗工作者的普遍认同。有少数人认为做医院后勤工作，是侍候人的，低人一等，因而不尊敬、不珍惜后勤人员的劳动成果，也有部分后勤人员对搞好自己的工作成效信心不足，工作拖拉，不注意提升工作成效，有的医院管理者认为后勤光花钱不赚钱，光消耗不创造，看不到后勤管理得好，能省钱、省心、省力，能为医疗服务增加附加值。所以，许多医院领导对后勤工作缺乏重视，忽视挖掘和发挥后勤为医疗服务增强核心竞争力的作用。对后勤管理工作的重要性认识不足，给医院后勤工作带来许多方面的不利后果：医院后勤人员、物资配置不到位；后勤部门的管理干部、专业技术人员后继乏人，年龄偏大，长期凭经验对后勤工作进行管理，缺乏现代管理知识；后勤管理水平直接影响着医疗质量，后勤人员对医学知识缺乏，对医学科技发展的现代需求很不适应；机电、水暖、设备专业人才缺，缺少系统培训，班组长及管理员管理水平能力有待提高，他们文化水平低，长期只是埋头苦干地工作，而没有接受过系统培训。

二、成本管理机制不全，运行成本高

医院后勤成本占医院整体运行成本的比重较高，其成本管理水平对医院成本控制具有直接影响。但是目前我国医院后勤部门的成本管理机制尚不健全，导致运行成本居高不下，主要表现在：

（1）库存率过高，占用医院大量资金。后勤保障的重要职能之一，即为医院提供必要的物资基础，包括固定资产、办公用品、低值易耗品、五金配件、被服纺织品、能源和各种医疗器械等，因库存管理水平相对落后，存在出库手续不健全、账簿核算不规范、设备利用率不高等问题，使得资金浪费情况严重。

（2）缺乏成本意识，浪费现象屡见不鲜。尤其是城市中心医院，医院规模大，日常消耗较多，工作人员成本意识缺乏，不注重节能降耗，水、电、气浪费现象严重，导致医院运行成本上升。

三、后勤管理信息化落后，管理效率低

信息化建设是医院后勤管理实现科学化和规范化的重要措施，而一些医院对后勤管理信息化重视程度不够，效率低下，发展滞后，主要表现在：

（1）信息化建设意识缺乏，系统老化、功能不全。以物资管理为例，各公立医院都已建立物资管理系统，以出入库计量、信息核对等基本功能来满足各项物资的出入库管理，但由于医院物资流转多，费用支出大，原有的物资管理系统远不能满足当前精细化、规范化管理的要求，物资质量、采购价格等诸多信息难以及时反馈处理，物资丢失、账物不符等现象仍然存在。

（2）整体信息化建设起步较晚，停滞不前。后勤管理工作范围广、变化多，工作内容繁杂，流程繁冗。以设备维修为例，目前医院设备众多，维修任务急剧增加，但部分医院仍采用电话通知、班组内外协调等传统管理方式，使得临床与后勤职能部门之间沟通不畅、流程繁琐，既延误时间，又造成工作效率低下。

四、人员素质水平难以满足后勤发展的需要

人才是支撑医院后勤发展的关键因素，是弥补后勤管理不足的根本保障。由于历史遗留、观念差异等原因，医院后勤管理人员普遍文化水平较低、技术能力缺乏、年龄结构老化，其根源是：

（1）人才管理机制落后。目前大部分三甲医院仍以引进高素质临床人才为主，能留任的后勤高级管理人才较少，加之缺乏人才培养机制，导致后勤管理人员流动性大、管理水平匮乏。

（2）忽视行风建设与思想道德素质的培养。医院后勤保障体系的建立是为临床一线服务，为患者服务。采购物资质量的好坏、器材设备运行是否正常、饮食供应是否安全、病房消毒是否彻底等，都与患者生命健康密切相关。因此，后勤管理人员必须具备良好的职业道德素养和高度的责任感。但近年来，一些医院过分追求后勤部门的形象品质，而忽略了对员工的思想道德教育，导致后勤人员的服务态度、服务水平低下，严重影响了后勤管理工作的发展。

以郑州市某公立三甲医院为例，后勤人力资源状况存在如下一些问题：

（1）人员严重不足：总务处正式职工为99人，根据统计，按照目前的岗位设置、职责划分，总务处须配备人员249人，方能不违反《劳动法》关于职工倒休、带薪休假及每日工作8小时的规定。后勤人员严重不足，维持正常运转已是很费力，与保证医院未来发展所需相去甚远。

（2）人才队伍的结构严重不合理：由于当前人力成本居高不下，导致医院对于后勤部门采用"只出不进"的进人机制，医院后勤工作人员在不断萎缩，平均年龄较大，学历低，职称低。在医院总务处现有的99名正式员工中，40岁以下的占7%、41~49岁的占43%、50岁以上的占50%，平均年龄50.5岁；大专以上的占21%、中专和高中的占40%、初中以下的占39%；拥有中级职称者占2%、拥有初级职称者占10%，其余88%均为技术工人和普通工人。

（3）人才引进与人才培养不到位：随着公立医院的发展、现代化技术的引进、设备规模的扩大、患者需求的变化，后勤工作涉及的范围和知识面越来越广，后勤管理工作的难度越来越大，后勤管理专业化的程度也越来越高。后

勤人员得不到正规培训，技术好坏没有考核，医院多年没有引进后勤方面的专业人才，医疗设备越来越先进，但医疗设备的维修工程师引进少，维修力量跟不上。医院的电梯、智能楼宇的中央空调、净化病房、灯光系统等需要有专业的工程师进行维护、管理，但这方面的人才处于断层状态，这些问题都直接影响了医院正常的医疗工作。

五、后勤社会化流于形式，专业化程度不高

目前，后勤社会化理论已趋于成熟。为应对医疗服务的变化，多数医院都对后勤服务进行了不同程度的外包，在十多年的探索与实践中，医院的后勤外包经历了从单纯服务型岗位外包到关键技术型岗位外包，从单一专业外包到一体化外包，从引进外包公司到引进专业的物业管理团队的发展过程。就大部分医院而言，后勤外包已从最初的保洁、导医扩展到现在的绿植、餐饮、维修、动力和专业维保，覆盖面广，规模大。医院后勤管理的工作性质在相当程度上已经从过去的培养自己人干，到现在的监督和管理外包公司干。目前医院后勤在社会化过程中仍存在两个方面的问题：

（1）医院后勤部门社会化流于形式。所谓后勤社会化一般是指将后勤部门的部分职能从医院主体中剥离出来，与市场经济体制并轨，以提高资源优化配置，使社会力量更好地为医院提供后勤保障服务。在医院并未进行自身体制转变的前提下，这种趋于理论的改革，致使后勤管理实体仍隶属于医院，并没有与院方形成对等的合作关系，根本上仍是传统的"供给式"服务模式，而其存在的机构混乱、服务效率低等问题仍没有得到根本解决。

（2）外包单位专业化程度不高。目前，有些医院急功近利，意图甩包袱将所有后勤保障工作全部交予某一外包公司。由于行业规范和标准的差异，导致医院在购买服务时只能被动接受，而在发生突发事件时，极易出现权责不明、保障缺位的问题。

此外，后勤社会化服务质量的评价方式不够科学，也导致后勤社会化服务的质量不高。当前，多数公立医院对于社会化服务质量的评价，仍然处于对服务质量的监管层面，即按照招标协议和服务合同的质量条款，对服务企业提供的服务质量通过检查、打分和服务对象的满意度回馈，进行综合评价。这种后

勤服务质量评价方式存在的主要问题有：一是考评缺乏系统性，即对后勤服务质量的考核、评价，仍局限于对某一个环节、某一个专业的考核，后勤各专业之间的配合、效率是考评真空；二是尚未将后勤服务质量考评与整个服务对象、与医院的整体绩效考评相结合；三是服务质量考核的关键性指标是顾客满意度，而现有的后勤满意度调查仅限于医院内部，如由护理部出具的满意度结果，而很少涉及对影响医院经济效益和社会效益的患者满意度调查，或者只是从属于医疗服务的非关键指标，科学性有待提高。在实践中应通过对管理环节的优化，建立有效的反馈系统，方能不断发现并纠正计划执行的偏差，不断提高服务质量，实现管理目标。

第三节　医院后勤管理的发展趋势

一、医院后勤服务趋势——社会化

2017 年 7 月国务院办公厅印发的《关于建立现代医院管理制度的指导意见》中提出：完善医院管理制度，健全后勤管理制度，探索医院"后勤一站式"服务模式，推进医院后勤服务社会化的要求。医院需要认真学习贯彻国务院精神，坚持改革创新，积极探索，提升后勤服务质量与效率，实现医院后勤新发展。医院后勤服务社会化改革是医院后勤管理体制改革的重要内容，是医院后勤管理领域的一场深刻革命，改变了几十年来传统的"医院办后勤，医院办社会"的理念，改变了医院后勤服务的传统体制与模式，逐步建立起新型社会化、专业化的市场服务体系。因此，后勤服务向社会购买是医院未来发展的必由之路。同时，随着医院后勤服务由社会外包服务企业承担这一趋势，对外包服务进行质量管理和风险控制显得尤为重要。医院后勤管理者对外包企业选择、服务质量、目标考核、成本核算、风险评估与控制应高度重视，尤其应关注外包企业的员工危机、财务危机和意外事件处置，建立标准化的安全质量管理系统，加强对外包企业的监督，关心外包员工的工作，建立快速、正确的反应机制，制定应对风险控制的预案，避免因外包服务管理疏忽，给医院和社会带来不稳定的负面影响。

二、医院后勤队伍建设趋势——管理团队

随着医院后勤服务社会化改革的不断深入，政府部门明确公立医院不再招收后勤工人。在新建公立医院的人员编制中，取消了后勤工人的核定；明确要求后勤服务社会化（包括技术工人和后勤人员），只保留后勤管理干部行政编制。医院后勤管理团队必须具有思想品德、文化素质、业务素质、知识技能等较高的综合素质，这是保障运行的必要条件。因此，医院主要领导应高度重视后勤管理团队建设，加强后勤管理团队有计划的教育培训工作，应积极参加医院后勤管理干部培训班学习，提高管理团队技能和管理水平。同时，除了正规学习、在职学习外，通过短期培训和参加国内外各种后勤管理专业学术会议，实地参观学习，借鉴同行业的管理办法和成功经验。

三、医院后勤质量管理趋势——标准化

随着现代医院的快速发展，医院对后勤保障服务的要求日益增高，后勤管理不再是事务性、经验性管理，而是科学化、专业化、精细化管理。目前，国际、国内的质量认证逐渐成为医院管理的新趋势。因此，医院后勤管理的标准化是医院后勤管理所面临的首要问题和必然趋势。中国医院协会后勤管理专业委员会编制的《医院评价标准——后勤保障》（试行稿）是目前试行全国二级甲等以上综合性医院的后勤等级评审标准。同时，国际卫生计生委员会发布关于《医院电力系统运行管理》等四项强制性卫生行业标准，医院后勤管理人员应当认真学习、检查对照，运用标准来规范医院后勤管理和行为，是医院后勤改善服务和保障质量、提高后勤综合管理能力的有效手段。

四、医院后勤信息化建设趋势——智能化

随着科技快速发展，互联网、人工智能等技术得到广泛应用。医院后勤管

理信息化不是简单的计算机化，也不仅仅局限于后勤管理部门内部，而是以信息共享为核心，利用计算机技术、网络通信技术、自动化技术等信息技术，创新医院后勤管理模式，充分发挥信息技术在后勤管理中的应用价值，提升后勤服务管理水平。为转变传统医院后勤管理方式，提高建筑与设备运行管理的科学化、精细化、专业化水平，一些大型公立医院已经开始建设后勤智能化管理平台，在医院安全预警和节能管理方面发挥了很大的作用。后勤智能化管理平台是指通过现代通信技术、网络信息技术、行业技术与智能控制系统的集成，对医院支持保障系统相关设施和业务的动静态数据进行定期采集、录入和分析，并在此基础上建立集医院建筑与能源监控、后勤业务管理与决策支持功能于一体的运行管理平台。平台能够提供及时有效的专业化安全告警、基础信息查询和准确可靠的运行数据，保障设备运行安全和高效管理，为医院用能分析、节能改造、舒适运行等提供管理依据，同时也能为医院后勤管理从传统模式向科学化、精细化、专业化、集约化方向发展提供技术支撑。随着医院后勤智能化管理平台建设工作的不断推进，覆盖的医院设备也越来越多，使医院运行安全得到本质上的保障。同时基于海量数据的分析和研究，平台实时监测、故障告警及诊断支持系统的标准将会日趋完善，未来还能和基于建筑信息模型（BIM）的运维管理系统进行对接，在后勤设备数字化和专业化管理方面发挥更大作用。

五、医院能源管理趋势——专业化

随着国家对建设资源节约型、环境友好型社会的要求，医院后勤如何提高运行效率、节约资源、保护环境并持续改进，已成为医院发展的重点工作任务，而科学的能源管理是提高能源利用效率、节约资源的重要保证。社会化、专业化是现代医院后勤管理的发展方向。合同能源管理作为一种新兴的市场化节能机制在医院节能管理中日益受到重视，但其应用尚处于摸索阶段，需要探索、建立适应医院后勤管理实际的合同能源管理模式，同时医院需要规范合同能源管理的实施，重点加强能源审计、节能改造设计与实施、基准能耗测定、节能计算和运行管理等环节的监管工作。医院通过节能改造项目提高能源利用效率，减少能源浪费，还需要专业技术人员对技改或更新后的设备进行有效的运行管理，包括设备维护保养和日常运行操作，才能保证设备运行一直处于安全、稳定、低耗的状态，以获得最佳的节能效益。由于医院后勤和一般物业公司均缺乏节能管理的专业水平，故可以委托专业节能服务公司充当医院"能源管家"的角色，通过能源费用托底、节能效益分享、设备运行和维修保养委托管理的方式实施合同能源管理，即托管型合同能源管理。该模式具有设备全部由节能服务公司投入并负责管理运行、能源费用与节能服务公司绩效挂钩的优势，可以综合解决大多数医院建筑设施设备老化、能效不高与能源浪费、设备运行与节能专业人员匮乏并存等问题。

六、医院建设发展趋势——绿色医院

随着全球绿色潮流和我国政府对于建设资源节约型、环境友好型社会的要求，绿色建筑成为我国建筑发展的新要求。同时，绿色医院已成为国际公认的现代医院建设和发展新趋势。未来医院建设发展应该按照绿色规划、绿色设计、绿色施工、绿色运行的要求，在医院建筑全生命周期按照绿色医院建筑标准来实施。2015 年 12 月，国家住建部发布国家标准《绿色医院建筑评价标准》（GB/T51153-2015）。该标准要求在建筑的全生命周期内，最大限度地节约资源（节能、节地、节水、节材），保护环境和减少污染，提供健康适用和高效的使用空间，以及自然和谐共生的医院建筑。2014 年 11 月，由中国医院协会医院建筑系统研究分会编写的《绿色医院运行评价标准》作为行业标准发布，指导医院通过绩效管理和成本控制，使医院的医疗服务、人力资源、资产利用、后勤保障等运行效率持续提高，达到舒适便捷、低碳、环保、高效安全的目标。绿色医院是医院建设发展的必然趋势，需要医院高度重视，加快绿色医院建设步伐。从现在做起，在新建、改扩建的项目建设中，医院和设计师应遵循"四节一环保"的要求，开展绿色医院建筑设计，确保新建医院是绿色、节能、高效的绿色医院建筑。在医院运行中，重视绿色、高效、安全。

七、医院安全管理趋势——标准化

医院安全管理标准化是医院安全管理的必然趋势，是医院正常运行的前提，是医院后勤管理重要的工作任务之一，是有效防范安全事故发生的重要手段。制订医院安全管理标准化手册，主要包括以下五个方面的内容：

（1）安全管理设施设备标准。坚持预防原则，按照国家和地方政府的相关规定，运用现代科技手段，配置标准化的医院安全生产、消防安全、安全保卫等设施和设备，并使医院后勤智能化管理平台和医院自动报警系统、视频系统、门禁系统等构成一个医院综合安全管理系统。

（2）安全管理标准。包括安全生产管理制度、消防安全管理制度、设施设备运行管理制度、安全管理教育培训制度等，以及岗位职责、操作规程。

（3）按照标准检查。要求班组自查，对重点设备、设施、区域组织院级检查；查找问题隐患，及时整改；加强医院中央监控和后勤智能化管理平台值班，建立安全预测警示机制，消除安全管理盲区。

（4）应急预案根据不同突发事件，如火灾及意外停电、停水、停气等，制订相应的标准化应急预案，降低风险事故损失。定期开展消防安全演练，组织员工学习使用灭火技能，提高员工自防自救能力。针对公共卫生突发事件，对可能出现的保障需求，及时采取措施，提供支持和服务保障。

（5）考核奖惩实行安全管理"一票否决"，严格考核奖惩机制，确保患者和医务人员生命财产安全，实现标准化安全管理目标。

八、医院物资管理趋势——集约化

随着现代医院的快速发展，以及国内外医学科技、工程学、材料学的发展，医院物资品种数量急剧增加，医院在提高质量、改善服务的同时，更加关注运行效率和运行成本。因此，医院物资管理的趋势是医院内建立集约化物流管理系统，并设立成本控制和安全控制岗位，确保系统管理安全可靠；在医院外物资采购中，建立集约化第三方物流平台，由医院联合体或采购联盟搭建第三方物流平台，或由制造商（或总代理）搭建第三方物流平台。在大型医院内建立高效、便捷、准确的智能物流传输装置，可以有效降低医院成本，提高效益，降低差错率，优化流程，提升管理水平，实现医院物流的高效、便捷、准确、安全、可靠。常用物流传输系统有：气动物流传输系统（PTS）、轨道物流传输系统（ETVS）、高载重自动导航车传输系统（AGVS）、垃圾/被服动力收集系统（AWLS）、智能仓储系统等现代化物流传送系统。

第四节　建立现代医院后勤管理体制模式的思路

一、建立现代化医院后勤管理体制模式的必要性

（一）有利于维护医院环境的有条不紊

医院是一个庞大的公共场所，不同类型、不同身份的人都可以进出医院，患者、探病人员、医护人员、后勤人员和各类供应商等，人流量大、身份复杂、流动性大，我们无法预测和判断每一位进出医院人员的目的。可以说，一间医院有条不紊的环境是确保其正常安全经营的重要保障，建立现代化医院后勤管理体制模式就尤为重要。而医院对于人、财、物的安全管理必须引起医院管理者的高度重视。建立现代化医院后勤管理体制模式对进出医院人员进行有效的分流和疏导管理，对医院财产，包括不动产进行分类管理以及定期盘点，进而维护和保障医院的安全有效运营。

（二）有利于实现医院后勤的集约化管理

医院后勤管理体制是否能满足医院当前的实际情况，将会直接体现在医院的运营成本上，也关系到医院在市场经济环境中竞争力的强弱。集约化管理是医院后勤管理体制中的一种管理模式，把目标与过程管理相互联系在一起，借助市场体制，利用市场手段，从而达成人、财、物三者的有机调控，最终实现"以低廉的成本提供高效的服务"的卫生改革总目标。质量管理和成本管理是医院后勤管理的主线，贯穿于整个过程，减低资源浪费，提升服务质量，同时为医院未来的发展总战略提供相关信息资源，从而有利于医院后勤管理的科学性和高效化。

(三) 有利于改善医院过往效率低下的缺点

大型医院的后勤管理部门非常庞大，像是一个样样具备的"小社会"，庞大繁杂的机构模式，较低的工作效率，归根结底是落后生产方式的一种消极表现。在这个信息化时代下，特别是市场经济环境不断发展的阶段，假如一间医院把所有东西都承包了，不懂得如何参与社会分工，不知道如何充分利用社会资源、信息和服务等各方面优势，就有可能很快地在这个激烈的市场竞争中，因为承受过大的压力和风险，而不能灵活自如地发挥医院社会服务的职能，最终遭到社会的淘汰。建立现代医院后勤管理体制模式，是医院参与社会活动的有效条件，也是实现医院后勤社会化的最终目的。具体表现是把医院与社会相互关联，把一些社会可以承担的服务职能还给社会，通过明确有效的分工合作，使医院充分利用市场资源，选择最符合自身实际条件、满足自身发展要求且符合质量标准的服务项目。

二、建立现代医院后勤管理体制需要关注的问题

(一) 运用现代化的企业运营机制办后勤

首先，医院后勤改革的核心在于体制问题。后勤改革肯定不是形式上的翻翻牌，而是应该从体制上着手，从根本上转变医院后勤管理的弊端，充分发挥医院后勤工作的服务和保障功能。现代化的医院后勤管理体制必然是独立核算、自负盈亏、分工明确、责权分立，在落实和推行医院后勤社会化建设中，要积极稳妥地履行后勤部门应当承担的工作职责，办事有规矩，同时建立和完善后勤部门人员的相关绩效考核机制，实现个人报酬与企业效益和个人绩效相挂钩。其次，医院后勤改革的关键在于机制方面。医院作为社会服务的大型机构，在参与市场经济竞争中，只有把精力和资源更多地投入到服务质量上，实现人、财、物的合理配置，才能让医院结合自身发展条件，融合群众社会需求，从而选择最为有利于推动医院稳步发展，且符合质量标准的服务项目，也让后勤管理人员懂得如何配合医院的运营实际，在激烈的市场竞争中，充分发挥自身的创造性和积极性，从而支持医院更好地实现可持续发展。最后，医院后勤改革的保证在于法制问题。建立现代医院后勤管理体制模式，实现医院后勤社会化不仅是一项工作，还是一项政策性强、目的性明确、涉及面广泛的改

革工程。后勤改革一直都不是单一的活动，而是牵一发而动全身的大项目，它需要政府、社会和市场的支持与保证。政府主管部门应当针对医院后勤现代化管理制定一套相关的政策，比如财务政策、人事政策等。与此同时，还要加强对医院后勤管理相关事宜的有效监督和管理。

（二）因地制宜地开展医院后勤体制改革

所有的改革都不是千篇一律、一成不变的，只有因地制宜地进行合理改革才能取得预期的成效。建立现代化的医院后勤管理体制模式，可以尝试采用联合办公、连锁改革、小组项目等多种方式。应当选择哪一种改革方案，还需要结合医院的实际情况，包括现有的服务条件，如医疗设备、医院环境、医护队伍等，也包括现有的服务资源，如可流动资金、固有资产、服务质量和服务水平等。"一刀切"式地直接照搬别人成功的改革经验，生搬硬套地改革肯定不会达成预期的效果。我们应当视情况而定，市场经济条件比较成熟稳定的地区和市场经济条件相对落后匮乏的地区的改革程度和改革模式是不一样的，我们需要正确地认识和处理好具体情况，探索出符合医院自身发展的后勤管理模式。

（三）努力向"大后勤观"的改革目标进发

何为"大后勤观"呢？我们把传统医院后勤管理的概念详细充分地剖析可以得知，"大后勤观"是把医教研主体以外的所有其他服务，都尽可能地归纳到医院后勤的现代化管理范围之内。这样的改革，不再局限于实现医院后勤的社会化，而是分化医院的一些次要服务职责，把医院一些不会做、做不好或者是没有必要由医院承担的工作交还给社会去完成，让医院有更多的时间和精力集中在医、教、研工作上，"大后勤"所覆盖的工作内容又可以让社会上一些更加专业的人员和团队承担。加强统筹规划，精心组织策划，专研改革方案，选择有代表性的医院进行试点，坚持以点带面，先易后难，示范培训，从而实现医院后勤现代化管理体制的逐步有序进行。

三、建立现代医院后勤管理体制模式的思路

（一）实现医院后勤管理的社会化

我国当前医院后勤管理中的一个突出问题是运营成本高，而效益不高。医

院在后勤管理经费开支不断增加的同时，不仅没有带来预期的经营效益，而且后勤事务变得更加繁琐复杂，不利于医院的长期健康发展。为了有效地控制收支平衡，减少医院人力资源成本和服务费用成本，创造更高的效益，就需要不断地提高和完善医院后勤管理水平，实现医院后勤管理的社会化是我们的必然选择。实现医院后勤管理社会化，能有效地控制和节约医院的运营成本，提升医院后勤管理水平，同时也能合理地降低后勤管理的工作难度。现行后勤管理社会化最为常用的一种方式是委托外包服务。比如医院的食堂、电梯、保洁、清洗等服务，可以通过外包给第三方服务公司来进行，从而降低医院后勤人员本身因为工龄增加而不断上涨的人工薪酬，并解决与此同时带来的工作效率下降的问题。当然，医院后勤管理选择外包服务时，必须要对委托企业进行严格的筛选、审核和录用，必须选择社会口碑好、服务质量高的企业，同时还需要进行定期的监督和管理，对服务条件和服务质量不满意的外包商，及时停止与其合作，因为委托企业的服务质量往往直接决定了医院后勤医院的服务水平，必须进行严格的管理与监督。

（二）建立合理的后勤管理制度

当前我国医院后勤管理水平脏乱差的重要原因是缺乏相关的直接管理制度，而后勤管理的服务状态和服务水平对医院的整体服务形象又有非常大的影响。医院后勤管理涉及的范围非常广，覆盖的工作非常多，要有具体可行的规章制度作为标准，进而为医院后勤工作的开展和执行提供重要依据，确保后勤工作有章可循，充分发挥医院的社会服务功能。现代化的医院后勤管理体制，需要强调的一点是必须从医院的实际情况出发，结合社会群众的需求，从而建立制度化、规范化和合理化的管理制度。我们必须重视现代化医院后勤管理体制的建立，因为完善的工作制度是医院后勤管理不断提高服务水平，保持良好服务状态的重要保证。

（三）加强医院后勤管理的成本核算

在现代医院管理中，后勤管理已经不再仅仅是后方勤务，而是需要对医院后勤生活以外的工作负责，包括一些设备管理、设施管理、物流管理、物业管理等，这些具有一定经营性的经济工作，也属于医院后勤管理的工作范畴。伴随我国市场经济改革的不断发展，医疗行业的竞争越发激烈，如何运用最少的成本，提供最优质的服务，从而创造最好的经济和社会效益，是医院运营过程中一直需要思考的问题。而上述四项的经营性管理工作中，就需要考虑到医院财产价值的保值和增值问题，这是成本核算最为直观方便的方法。所以，医院应当结合自身后勤管理工作的实际情况，进行各项活动的成本核算，有效控制企业的运营成本，降低后勤工作的相关开销。运用有效合理的采购、配合和报废制度，以有效的后勤资源最大限度地满足医疗服务的需求，控制成本，降低能耗，实现价值。

第三章 医院后勤服务管理

医院后勤工作是为医院提供各种服务和保障的辅助性工作，其基本职能是从人力、物力、财力和技术等方面保证医院各项工作的正常运转和发展，它是医院不可缺少的十分重要的基础工作。医院后勤工作按内容不同，可以进一步细分为两类：一是后勤管理工作，二是后勤服务工作，后勤管理与后勤服务是两个不同的概念。后勤管理工作是运用科学的方法、手段，通过有目标的组织协调工作搞好后勤各项工作，主要指进行计划、组织、控制等管理活动的后勤部门所从事的工作。后勤服务工作则是为保证医院各项生产、经营和职工生活提供必需的物质条件所做的工作，主要是指能直接地、具体地提供产品和劳务的后勤部门所从事的工作。本章在区分这两种工作的基础上，重点探讨医院后勤服务管理的理论和现实问题。

第一节 后勤服务的职能与要素

一、医院后勤服务的职能

医院后勤是为医疗、教学、科研、预防提供服务保障的系统，是医院整体结构中不可缺少的重要组成部分。医院后勤工作通过各种具体的服务，以及服务的质量和由此产生的效益来体现它存在的价值和重要意义。后勤服务工作涉及医院内部所有的工作、生活和各个方面。它不仅涵盖范围广，门类繁杂，工种多样，而且基础性强，应急性和安全性要求高，大量的保障工作都是医院后勤服务机构的日常工作。这就要求后勤服务保障要努力实现主动服务，完美保障，科学管理，勤俭节约。

为医院全面工作的运行以及职工、患者提供各项劳务和技术服务保障是医院后勤服务工作的基本任务，主要包括：物业管理（园林绿化和环境保洁，设施设备的管理、运行和维修保养，餐饮服务，公寓宿舍管理）；交通通信工具的运行管理；建筑物维修；医用文本印刷；物资供应；被服制作和洗涤；污水污物和医疗废弃物的无害化处理；等等。其具体内容主要表现为以下五个方面：

（一）为医院提供基本建设服务

主要包括对医院的基本建设、基础设施投入，各类房屋的维护、维修及改建、扩建、装修等工程进行组织、实施和管理。工程计划的科学性、合理性、准确性将直接影响医院的资金运作和各个方面工作的正常进行。

（二）为医院提供物资保障服务

医院的供应保障服务内容主要有医疗物资供应，生活、行政物资供应，动力能源供应，给水、供电、蒸汽供应，空调、采暖供应，医用气体供应，交通、通信供应，等等。各种物资供应的及时性、连续性、完整性，将直接关系着医院工作的正常运转，是医院后勤日常工作的基本服务职能。

（三）为医院提供维护、维修保障服务

维护、维修服务工作以及水、电、气、空调、采暖、医用气体、洁净系统、交通通信等运行项目的维修保养为重点。维护、维修服务工作有突发性和不可预见性的特点，同时也具有较强的专业性和技术性。维护、维修保障服务的响应速度和服务质量是关键，关系到医院各项工作的正常运行。

（四）为医院提供环境服务

园林绿化、卫生保洁、四防安全、污水污物处理、被装管理、卫浴条件、餐饮环境及餐饮质量等保障服务强调的是日常性和持续性。

（五）为医院提供医疗辅助性服务

主要有门诊挂号、收费、咨询、导诊服务，各科室护工、专业陪护、保安、保洁人员管理，以及其他商业性服务、商务信息服务、便民服务等。这部分工作是与病人直接接触的一线服务，要特别注重对这部分职工的个人素质培养和要求，加大工作规范和管理力度，他们的服务质量将直接影响医院在社会上的品牌形象和患者对医院的满意度。

二、医院后勤服务的要素

从社会劳动生产力的一般定义及特征出发，社会劳动生产力由劳动者、生产资料、劳动对象、科学技术和管理五大要素构成，医院后勤服务工作的构成同样也包括了这五大要素。

（一）后勤员工（劳动者）

能否成功实现服务取决于后勤员工的智力、体力、技术（工作经验和劳动技能）以及其社会性的一面（劳动态度和人文理念）。后勤工作人员是后勤服务工作要素中最重要和最活跃的因素。在新的历史条件下，后勤劳动者要素的整体发展要求是：全面提高劳动者的素质，包括具有良好的服务理念、价值观念和道德规范，掌握最新的科学知识、技术技能，具有人文理念、科学精神、创新能力和团队意识。

（二）劳动资料

主要包括直接用于后勤服务的设施设备（药品制剂，医疗器械设备，建筑设施，人流、物流、信息流传递系统，交通工具，生产工艺和设备等）、物质环境（门诊部、病房室内外环境及服务保障设施等）和人文环境（以人为本、道德伦理等服务保障理念）、还包括医院辅助部门（如洗涤车间、营养室、消毒供应室、餐厅等）的物资设备。在新的历史条件下，后勤劳动资料要素的发展要求是：物资设备、基础设施、功能环境的配置要与医学服务的需求相适应，能确保医疗服务质量；同时又有合理规划、论证和成本核算，不盲目引进而造成浪费；医院的各种设施要体现"以人为本"的文化理念。

（三）服务对象（劳动对象）

医院后勤服务的对象是医务人员、患者及其他相关人员，这些服务对象既是后勤服务能力得以发挥的物质客体，又是后勤服务本身的必要成分和实际体现，更是推动医院后勤服务能力不断发展的根本依据。服务对象不断增长和扩大的服务需求，是医院后勤服务不断向前发展的内在动力。在新的历史条件下，医院后勤服务对象要素的发展需求是：更全面地了解和掌握基本的医学知识；更及时、便捷地得到高质量的诊断、治疗和后勤服务，更多地感受到医院的人文关怀、权利保障、医疗消费的透明度等。

(四) 科学技术

即医院后勤工作的专业知识和专业技能，将这些专业知识和专业技能转化为现实（直接）生产力，就是将其转化为后勤服务能力的物质实体要素和管理要素。在新的历史条件下，医院后勤科学技术要素的发展要求是：学习、创新；再学习、再创新。

(五) 管理

即通过计划、组织、协调和控制后勤工作各个环节与整个过程，将生产力诸要素按适当的比例结合、配置，把服务工作中所需的人、财、物有机地组合起来，充分发挥资源配置的高效率。以最少的人力、财力、物力的消耗，实施更多更好的后勤服务。在新的历史条件下，医院后勤管理要求是不断引入管理新理念，注重战略管理、目标管理、质量经营、人文关怀、形象建设和市场营销；广开资金渠道，加强经济核算，优化资源配置，提高使用效益。

第二节　后勤服务的管理

一、正确认识后勤服务的地位和作用

从经济和产业分工的角度看，服务是一种产品、一种商品，是服务生产者凭借自己的技能、技术、智慧，运用一定的劳动工具或手段，为满足物资生产和人们生活需要所进行的劳动活动。这种产品虽然是非物质形态的，但同物质形态的产品一样具有价值。服务作为一种产品、一种商品，是生产、交换、分配、消费的统一。作为一种经济活动，服务包含着丰富、多样、复杂的经济和社会关系。医院后勤服务是医院内部的服务生产活动，它既具有与社会服务业相近的性质，又因其服务对象和范围而具有不同于社会服务业的特点。主要表现在服务对象需求高，工作的时限性、随机性大，服务范围、内容广泛复杂等。

伴随着社会的进步，医院后勤服务工作范围将越发广泛，涉及医院内部所有的医疗、生活的各个方面，而服务对象的特殊性又给管理增加了难度。医院后勤服务的对象除了医护人员外，主要是需要诊疗和康复的患者，这是一批身体和心理处于特别需要关照时期的弱势群体，他们更多的是要求服务者富有"人性化关怀"和"救死扶伤"的道德情操。良好的后勤保障是医院一切工作正常安全运转的前提和基础，没有良好的后勤保障，就不会有优良的医疗服务和让人民群众满意的医院。但在医院实际工作中，后勤工作往往被人们所忽视，得不到足够的关怀和重视，这是由于长期以来的历史偏见和对后勤工作的认识不足造成的。正确认识后勤服务工作在医院服务中的地位和作用，主要包括以下四个方面：

（一）　医院领导要充分认识后勤服务工作的重要性

加强后勤队伍建设，选拔有敬业精神和后勤管理经验的人才充实到后勤领导岗位。把关系到后勤职工切身利益的职称、考级等问题纳入医院正常的考核范围，并努力改善后勤职工的工作条件和生活待遇，这是充分调动后勤职工工作积极性的首要条件。同时，还要在医院中营造一种尊重后勤人员劳动的舆论倾向和文化氛围，妥善处理好医务人员与后勤人员以及后勤群体内部的人际关系。和谐的人际关系是影响后勤系统凝聚力的重要因素，也是实现后勤优质服务职能的必要条件。

（二）　要改变后勤工作永远是对"后"的认识

医院后勤工作贯穿于医院各项工作的每一个环节，医院提供给患者的各项医疗服务，无不凝聚着后勤职工的辛勤工作，没有哪个重要和哪个不重要之分。后勤的"后"字仅是一个空间概念，而不是时间上的概念，更不是"先"者重要，"后"者就可有可无的概念。相反地，医院后勤工作都必须先于医院的其他工作，无论在硬件还是软件上都要做好充分准备，并贯穿始终，所谓"兵马未动，粮草先行"讲的就是这个道理。

（三）　要改变对后勤工作技术含量要求不高的认识

医院后勤工作与医疗工作同样具有专业性和技术要求，只是专业学科不同而已。后勤工作涉及的学科非常广泛，主要有管理学、卫生学、热力学、电学、营养学等。日常工作中的物资能源供应、基础设施和仪器设备维修、保养都是技术性很强的工作，非专业人员是不能胜任的。

（四）要为后勤工作提供充分的物质条件

做好医院后勤服务工作必须要有一定的物质基础和经济基础。医院要依据实际工作需要，舍得投入，不断改进和完善必要的服务设施和设备，为后勤做好服务工作创造必不可少的物质条件。

医院的医疗工作离不开后勤服务，医院高层管理者一定要深刻认识到这一点，对后勤工作给予足够的重视和支持。同时，后勤员工也要认识到，后勤服务也是一种创造价值的劳动，并与医疗服务共同形成医疗服务价值，把后勤工作做好同样有作为、有贡献，同样会得到应有的尊重。正确认识后勤工作的作用和地位是提高后勤管理和服务水平的思想保证。

二、提升后勤员工的服务意识

现代医学的发展已由传统的生物学模式转为生理、心理、社会医学模式。医院后勤服务也从物质服务扩大到心理服务，从简单的劳动服务发展到复杂的技术性服务。后勤职工要适应时代的发展要求，改变传统观念，不断提升服务意识和服务理念，在工作中坚持"以病人为中心"的服务意识，以保证病人和医疗的需要为出发点和立足点，勤勤恳恳地做好后勤保障工作；在服务理念上树立"以人为本"的服务理念，要因地制宜、因时制宜，努力为职工、患者及家属创建一个安全、舒适的工作环境和就医、生活环境。并根据医院的要求，提供更多的人性化服务项目和更好的服务内容。在后勤日常工作中，要通过坚持不懈的宣传、教育，弘扬爱岗敬业、无私奉献的精神。建立完善的制度约束，制订强有力的奖惩措施，调动后勤全体员工的积极性，培养员工的主人翁意识，有效地发挥员工的主观能动性和创造力，这是全面提高后勤服务水平的根本要求。

后勤员工应增强"一体化"服务意识。医院后勤工作的"一体化"服务应体现到每一个被服务者的身上，服务质量的评定是通过多次服务给出的，由各个不同内容的具体服务所构成。如果说我们对每一个服务对象提供服务的总和为一个产品，则每次服务的个体效益就是这个产品的组成部分。这种"整体效应"的特殊性，就要求每个职工必须增强"一体化"服务意识，以整体利益为重，顾全大局，服从全局，否则会"一步走错，全盘皆输"。而后勤职工要增强"一体化"服务意识就必须不断树立信心，实现自我加压，在工作中做到八个字：主动、热情、耐心、周到，这是服务工作中最基本的要求。

三、提高后勤员工综合素质

(一) 提高员工文化素质

提高医院后勤员工文化素质可以归纳为三个方面：一是进行必要的思想教育，针对后勤职工的实际情况和心理特点，开展卓有成效的思想政治工作，采取"寓教于文，寓教于乐"等多种形式，提高他们的政治思想素质和品德修养。如定期组织后勤职工外出参观学习，利用报刊橱窗进行有关方面的宣传，举行有关法律、经济、生活等方面的讲座，既提高了员工的文化素质，又达到了教育的目的。二是建立良好的职业道德规范，要在后勤职工特别是医院"窗口"部门后勤职工中建立良好的职业道德规范，缩短与被服务者之间的心理距离，使病人及职工对后勤人员产生信任感和亲切感。三是医疗事业的发展态势告诉我们，仅仅看到医院后勤的服务性保障作用是远远不够的，还要看到后勤服务对促进医疗事业发展的推进作用，因此应当高度认识宣传、教育工作对后勤员工的重要作用。

(二) 提高员工的专业素质

医院各项后勤工作都有其独特的技术要求和科学规范，尤其是现代化程度高的大型综合性医院，科技含量更高，保障系统庞大而复杂，技术密集型和劳动密集型是医院后勤服务工作的一大特点。如今的综合性医院建筑楼层高，面积大，设施齐全，工艺流程复杂，流线立体，智能化程度高；高新医疗设备的迅速发展，要求机房建筑完善，动力保障完备；特殊设备的维护保养要求更高的技术性和专业性；等等。这些变化要求医院不断对后勤员工的专业知识和专业技能加强教育、培训，或对外引进、聘请专业技术人员，加强和充实后勤专业技术队伍建设，提升整体技术服务档次，为医院提供更高的技术性和专业性服务。

近年来，医院后勤社会化改革的步伐正在加快，后勤服务内容也在不断地向深度和广度发展。医院要科学发展就必须加强后勤服务团队建设，提高员工的专业素质，要特别注重培养管理型人才，建立一支有较高的综合素质、较强的决策能力和组织管理能力的领导队伍，一个优秀的后勤专业技术团队是做好后勤服务工作的重要组织保证。伴随着科学技术的发展，一个现代化医院的后勤管理与后勤服务工作需要更多的学科知识和专业技能，服务的形式也由以往的个体服务向团队化服务转变。

四、建立健全各项规章制度

后勤管理部门应在国家和政府有关部门的规范、规程基础上，制定和完善各项切实可行的规章制度，使后勤管理、后勤服务真正走上制度化、规范化的轨道。医院要不断完善后勤工作岗位标准、岗位操作规范和各类人员岗位职责，在熟悉服务对象、服务内容、服务程序的基础上，明确各个岗位的责权利，做到凡事有据可查，凡事有人负责，凡事有人监督，实行岗位责任制，使后勤各项工作有章可循，有据可依；建立健全后勤内部激励机制，逐步打破"大锅饭"，消灭平均主义；建立考核制度，量化考核内容，完善考核体系，真正做到奖优罚劣，奖勤罚懒；要不断优化内部组织结构，合理定岗定编，对后勤各岗位进行岗位责任、风险、劳动强度、技术含量等系统的分析核算，合理确定岗位等级；引进岗位竞争机制，促进岗位流动，逐步实现优质人才优等岗位；建立全员业绩档案，累计年度工作积分，将全年奖金的一定比例与积分挂钩，并将其作为年度考核、晋级、晋职的重要参考。建立健全各项规章制度是提高后勤管理和服务水平的有效手段。

五、实行目标化管理

目标化管理是以重视成果的思想为指导，共同确定组织一定时期的总目标，通过层层分解、自我控制、自我管理手段来达到目标的一种科学管理方法。后勤服务机构引入目标化管理，这是现代医院后勤服务管理的一个有效方法。多年来，医院后勤服务已经积累了宝贵经验，收集了大量资料、数据，后勤服务机构可以根据这些资料，详细制定后勤组织的服务目标体系，各个部门所有成员都要根据组织的总体目标要求，参与设定自己的具体工作目标，然后各就各位，把计划的工作分配下去，在具体目标实施过程中自我控制、自我管理。后勤管理部门通过对目标的调控和考核，对后勤服务工作进行管理，以保证后勤服务总体目标的实现。

实施目标化管理责任制，对每个目标的服务内容，制定具体的服务规章制度，明确响应时间、服务态度、服务质量等数值，从下至上层层负责、责任明确、职责分明。运用目标化管理的意义在于：由于目标管理把握住了目标这个核心问题，因此它既能做到宏观上不失控，保证目标实现，又能做到目标指导下使微观搞活，充分调动职工的积极性，以适应环境的变化，提高组织系统的应变能力。实践证明，医院后勤工作实施目标化管理对于医院后勤服务的顺利开展具有 ·定的保障作用。

第三节　后勤服务质量体系及管理

一、医院提高后勤服务质量的重要性

服务质量是指服务能够满足规定和潜在需求的特征和特性的总和，是指服务工作能满足被服务者需求的程度。所谓规定需求，是指服务的规范标准，它反映了使用的基本需要。所谓潜在需求，是指用户的需要虽然没有在服务标准中做出明确规定，但在接受服务时实际存在，即用户意识到而难以明确表达的需要，以及摸清特殊顾客的需要。可以看出，服务质量大体可以归为两个方面：一是服务生产者所提供的服务本身的效用，二是消费者对服务的满意度。从被服务者的物质需求和精神需求来看，后者往往更重要。

随着市场经济的发展和医疗卫生体制改革的深入，医院切实感受到生存与发展压力的时候，医疗服务质量作为医院核心竞争力的体现，对医院管理显得尤为重要。一些具有远见的医疗机构管理者将国际管理标准理念引入医疗服务领域，帮助机构实现质量管理制度健全化、正规化、合理化。对内，通过工作程序的优化改善了医务人员的工作环境，提高了医院运作效率和运营效益；对外，减少了服务中的差错，全面提高了服务质量。管理的科学化和规范化一直是现代医院管理工作的主要问题，也是医院后勤管理面临的首要问题。利用国际质量管理体系标准来规范医院后勤管理行为，是我们改善后勤服务质量和提高绩效的有效手段。在实施过程中重要的是引进其管理理念、标准要求和操作方法，而是否取得专业机构认证资格并不重要。

二、服务质量管理体系的内涵

ISO9000 族标准是国际标准化组织（ISO）在 1994 年提出的概念，是指由国际标准化组织质量管理和质量保证技术委员会（ISO/TC176）制定的所有国际标准。该族标准可帮助组织实施并有效运行质量管理体系，是质量管理体系通用的要求或指南。它不受具体的行业或经济部门的限制，可广泛使用于各种类型的组织，在国内和国际贸易中促进相互理解和信任。

质量管理体系（Quality Management System，QMS）ISO9001：2005 标准定义为"在质量方面指挥和控制组织的管理体系"，通常包括制定质量方针、目标以及质量策划、质量控制、质量保证和质量改进等活动。实现质量管理的方针目标，有效地开展各项质量管理活动，必须建立相应的管理体系，这个体系就叫质量管理体系。

质量管理体系是相互关联和作用的组合体，包括：一是组织结构。合理的组织结构和明确的职责、权限及其协调的关系。二是程序性文件。规定到位的形成文件的程序和作业指导书，是过程运行和进行活动的依据。三是工作过程。质量管理体系的有效实施，是通过其所需过程的有效运行来实现的。四是必备的资源。必须具备充分且适宜的资源，包括人员、资金、设施以及设备、料件、能源、技术和方法。一个组织要有效开展质量管理，必须设计、建立、实施和保持质量管理体系。质量管理体系是质量管理的核心。

三、医院后勤服务质量管理体系及管理

（一）制定医院后勤服务质量体系
按照《质量管理体系要求》（GB/T19001-2000，ISO9001：2000）标准要求，

医院后勤部门要结合医院的实际情况和自身的行业特点，分别识别需要服务的顾客（员工、患者），确认顾客的要求，规定质量管理体系所必需的全过程，建立起文件化的质量管理体系，由最高管理者推动，加以实施和保持，并通过监视、测量和分析，实施必要的预防纠正措施，持续改进，确保质量管理体系的适应性、充分性和有效性。质量管理体系模式主要分四大过程：管理职责；资源管理；服务和产品实现；测量、分析与改进。

医院后勤部门要分别识别和管理物资供应服务实现过程、维护维修保障服务实现过程、就医环境服务实现过程、医疗辅助性服务实现过程等，采用"流程图"的方法把后勤服务质量管理体系过程关系（即过程的顺序、相互作用和接口）展开，以后勤专业科室为单位，对其过程的输入、输出以及展开服务活动所投入的资源和必要信息进行掌握，明确过程运作与控制的准则和方法，对过程进行管理。为保证后勤服务过程有效运行，对其加以监视和测量。后勤各服务科室获得检测信息，通过对过程检测信息的分析判断，实现对过程中质量特性是否达到规定要求进行监视、测量和分析，以实现过程策划的结果和持续改进。

医院后勤服务质量管理体系是建立后勤服务质量方针和质量目标，并为实现这些目标的所有相关事物的相互联系、相互制约而构成的一个有机整体，它把影响后勤服务质量的技术、管理、人员和资源等因素都综合在一起，使之为了一个共同的目的，在后勤服务质量方针的引导下，达到相互配合、相互促进、协调运转。后勤部门还要对服务质量管理体系中委托其他单位进行的后勤服务的外包过程进行识别和控制。

（二）服务质量体系文件结构

医院后勤部门根据其工作性质、业务范围、服务过程的复杂程度、科室间相互关系及后勤职工的素质能力等情况，建立、实施和保持文件化的质量管理体系。其结构由以下层文件体系组成：质量方针和目标；质量管理手册；质量管理体系要求的程序文件；工作规范；作业指导书；外来文件；质量策划与计划；记录文件。

（三）建立、实施和持续改进服务质量管理体系的原则

医院后勤部门在建立、实施和持续改进质量管理体系的过程中，为确保顾客受益，需要遵循以下原则：以顾客为关注焦点，以顾客满意为主线；以人为本，领导重视，全员参与；后勤服务管理标准化、品牌化；服务质量管理体系可操作，体现预防为主，不断持续改进；服务质量效益最大化，成本最佳化，损失最小化；注重适用、有效、封闭，确保良好后勤服务的连续性和一贯性；追求卓越，互利、共赢。

（四）医院后勤服务质量管理体系管理原则

ISO9001:2000 标准针对组织质量管理的要求，依据现代管理科学不断演变和发展，并通过实践总结和提炼，新推出了质量管理八项原则并得到国际上的确认。一是以顾客为关注焦点。组织应该理解顾客当前和未来的需求，满足顾客要求并争取超越顾客期望。二是领导作用。领导者确立组织统一的宗旨及方向，他们应当创造并保持使员工能够充分参与实现组织目标的内部环境。三是全员参与。各级人员都是组织之本，只有他们的充分参与，才能使他们的才干为组织带来效益。四是过程方法。将活动和相关的资源作为过程进行管理，可以更高效地得到期望的结果。五是管理的系统方法。将相互关联的过程作为系统加以识别、理解和管理，有助于组织提高实现目标的有效性和效率。六是持续改进。持续改进总体业绩应当是组织的一个永恒目标。七是基于事实的决策方法。有效决策是建立在数据和信息分析的基础上的。八是与供方互利关系。组织与供方是相互依存的，互利的关系可增强双方创造价值的能力。

以上内容是基于 ISO9000 质量管理标准理论体系，对医院后勤服务质量管理体系模式的简要论述。伴随现代化医院的发展和医学模式的转变，社会对医院后勤服务的要求日益增高，后勤管理已不再是单纯的事务性管理，更不是经验管理，它必将被科学化管理所取代。目前，在管理领域中有关质量管理的理论依据比较多。如：质量管理标准体系（ISO9000）；环境管理体系（ISO14000）；职业健康安全管理体系（OHSAS18000）；持续质量改进（CQI）；全面质量管理（TQM）；6σ 管理；等等。各类质量管理标准的推出为组织提供了多种实现不同目标的管理手段，医院后勤部门可以根据自身的情况和要求，选择运用适合于实现自身发展目标的理论体系。一些质量管理标准具有许多共性，能否将多个管理标准的要求有机结合，建立和实施一体化的管理体系是众多医院管理工作者需要进一步探讨的课题。

四、后勤服务质量管理导入"顾客满意"战略

伴随着社会的发展和进步,在服务领域内一些更加完善、科学的管理方法和管理理论不断涌现,其中很多行业开始引入顾客满意战略,并取得了很好的效果。在当今人们对服务的需求不断提高的社会背景下,在医院后勤服务导入顾客满意战略,是有效提高医院后勤服务质量和顾客满意度的重要途径和方法之一。

(一)"顾客满意"战略内涵

1. "顾客满意"战略的含义

顾客满意战略,是 20 世纪 90 年代欧美等西方发达国家兴起的一种全新经营战略,其基本指导思想是:企业的整个经营活动都以顾客满意度为指针,要从顾客的角度、用顾客的观点而不是从企业自身的利益和观点来分析考虑顾客的需求,企业要尽可能全面尊重和维护顾客的利益。"顾客"不仅是指企业产品销售和服务的对象,而且包括企业整个经营活动中不可缺少的合作伙伴。

2. 识别后勤服务的顾客

医院后勤服务实施"顾客满意"战略,首先要弄清谁是服务的对象(顾客)。实际上,在医院中能够与后勤工作发生关系的各类人员都可以称为后勤服务的"顾客"。后勤服务的"顾客"可分为外部顾客和内部顾客两大类。内部顾客是指医院的全体员工,提供服务者应让被服务者(员工)满意。外部顾客可以是患者、供应商、合作者、竞争者,而患者是医院后勤服务最终的服务主体(顾客)。医院后勤服务实施"顾客满意"战略不仅要满足内部顾客的需要,而且也要满足外部顾客的需要,并最终要以满足患者的需要为宗旨,以患者满意为目的,不断推出新方式、新技术,创新服务,这是"顾客满意"战略的核心所在。

3. 满足顾客的需求并努力超越顾客的期望

医院后勤服务实施"顾客满意"战略,就是一切工作都要以顾客为关注的焦点,通过自己的服务产品去满足顾客的要求并努力超越顾客的期望。顾客的要求是顾客需求的反映,包括明示的(明确表达的)、通常隐含的(虽然没有提出,但可以理解,双方有默契的)和应履行的(例如,法律、法规规定的)。顾客的期望很大程度上是隐含的,但这与"通常隐含的"要求不同。"通常隐含的"要求往往是不言而喻的。例如,顾客到医院就医,进行诊断、

手术治疗或药品治疗，绝不会希望医院的医疗存在有损身体健康的"性能"。这一点，顾客虽然没有提出，没有明示，却是医院和顾客都能理解的。"顾客的期望"往往高于顾客的要求。达到"顾客的要求"，顾客可能就认可了，如果满足了"顾客的期望"，可能就大大提高了顾客满意度。如果超越了"顾客的期望"，顾客可能喜出望外。医院后勤服务以顾客为关注焦点最鲜明的表现，就是努力超越顾客的期望。

（二）医院落实"顾客满意"战略原则的主要表现

主要表现在以下九个方面：一是领导层在思想意识上真正解决了"以顾客为关注焦点"的认识问题，违背这一原则的错误认识已经得到切实的纠正；二是后勤部门的工作方针和发展战略，特别是质量、环境、安全方针和质量目标，充分体现了"顾客满意"的原则；三是后勤全体员工对"顾客满意"的原则已经理解，并已普遍接受；四是后勤部门设有与顾客沟通的机构，建有与顾客沟通的渠道，并定期或不定期进行沟通；五是后勤部门在调查、识别、分析、评价顾客的需求方面，建立行之有效的制度并经常进行；六是后勤管理能及时获得顾客的意见，并能在内部相关部门之间沟通，包括领导层也能及时得到这方面的信息或报告；七是将顾客满意度纳入医院的管理评审中，定期进行评审，并加以改进；八是顾客的满意率呈上升趋势；九是后勤在满足顾客需求方面经常有新的举措，推出新的服务项目。

"顾客满意"战略的专业性较强，实施过程复杂。因此，在医院后勤管理工作中导入"顾客满意"战略时，应注意审时度势，深入调查研究，最好在专业机构的协助下，精心设计，循序渐进，逐步推行，相信通过"顾客满意"战略在后勤管理中的运用，医院后勤服务工作将再上新台阶。

第四节　竞争机制与医院后勤管理

一、竞争机制的内容及其必要性

后勤管理作为医院管理的重要组成部分，伴随着国家医疗卫生事业的进步而得到发展，医院后勤管理已经从经验型、事务型的业务工作逐步发展成具有科学性、理论性、实用性的专门学科。医院后勤保障服务逐步打破小而全、大而全、自给自足、自我封闭的供给制体制，初步改变了过去后勤服务"吃大锅饭"、不计成本、不讲效益、人员素质低和服务水平低的状况，开始呈现注重后勤管理的社会效益、经济效益、服务水平和人员素质的新局面。在医疗卫生体制改革和医院后勤社会化逐渐深化的过程中，通过引导、建立合理的竞争机制，把医院内部后勤服务项目与社会上的服务行业融为一体，建立起双方对称合理的责权利关系，对于医院后勤工作的顺利开展，优化后勤干部队伍，激励医院后勤职工的工作积极性，更好地为患者和职工提供优质高效工作与生活保障，将发挥越来越积极的作用。

竞争机制是市场经济活动中优胜劣汰的手段和方法。随着我国社会主义市场经济体制的进一步完善和发展，医院后勤服务社会化这个课题就摆在了每一个医院管理者的面前。在市场经济条件下，医院后勤服务突破自我配套的封闭模式，引进竞争机制，使医院后勤与社会上的服务行业融为一体，以商品交换的形式，为医院提供优质高效的后勤服务，最大限度地发挥人、财、物的综合效益。医院后勤服务社会化改革是医院改革的重要组成部分，也是社会化大生产的客观要求，医院后勤服务推向社会，走市场化发展的道路是医院改革的必然趋势，也是医院后勤生存发展的唯一出路，竞争就在所难免了。

医院后勤管理中引入竞争机制应包含两方面的内容：其一是制定医院后勤竞争战略；其二是将各管理环节同竞争手段结合起来，形成一个内部竞争环境。引入竞争机制，首先要制定竞争战略，竞争战略是形成医院后勤内部竞争环境的前提，同时也是提供内部竞争目标的依据，而医院后勤内部的竞争又是后勤实施竞争战略的保证。应当说，内部的竞争问题是引入竞争机制的核心。在医院后勤管理中引入竞争机制，就是要在用人体制、工资制度等基本制度中，体现择优录用、竞争上岗和按能、按劳分配的竞争原则。这是加强医院后勤管理，营造和谐工作氛围的重要切入点，也是推动医院后勤社会化改革深入进行的一项重要内容。竞争机制必须是一种主动行为，没有这种主动性，单位在竞争中必然处于不利的被动地位，甚至有可能被挤出竞争圈，丧失竞争资格。如果没有主动的竞争战略，单位内部的竞争环境也将无法形成。竞争的实现有两个必不可少的因素，即竞争主体和竞争规则。在医院后勤系统竞争机制中，竞争主体是医院后勤工作人员，因此既要进行医院后勤工作人员（即竞争主体）的心态研究，同时还要进行医院后勤系统竞争的制度化研究。

二、医院后勤管理竞争机制的实施

（一）提供竞争目标

要引入竞争机制，关键是要向后勤员工提供一些比较稀有的目标，以促使人们产生竞争这些目标的动机。这些目标必须是大多数人都想达到的，而且如果有人先达到，其他人便失去了达到这一目标的机会。这些目标还必须与后勤整体目标保持一致，以便使人们在追求这些目标的同时，也为实现组织目标创造有利条件。在提供竞争目标以前，后勤管理人员首先必须了解职工在什么条件下才参与竞争，同时还要了解影响竞争质量的因素，以及预先估计团体对竞争目标的反应，等等。如果职工认为某个目标不能与他人分享，他们仍会彼此竞争。反之，如果他们认为某个目标可以同他人分享，或者只有同他人一起努力，才能取得最佳结果，那么，他们就不会进行竞争，而是携手合作。

一般说来，在下列情况下，职工会彼此进行竞争：

（1）目标有限。目标有限时，职工们全力以赴追求这些有限的目标，奋力争先，以免失去达到该目标的机会。

（2）管理人员不希望职工获得等量目标。管理人员有意识地在职工中造成一些差距，也可以促使职工进行竞争。例如，过去的工资奖金制度是"吃大锅饭"，干多干少一个样，职工调资是熬年限，因此没有竞争。现在各企业拉开了工资收入的档次，多劳多得，上不封顶，下不保底。这样就在职工中形成了激烈的竞争。

（3）只有在无法获得等量目标的情况下，职工才会有良好的表现。例如，班组长的职位是无法等量获得的，不可能每个人都当班组长。一个团队只能有一个人当班组长，统一管理，班组内才会有良好秩序，竞争才会正常进行。

（4）在心理和行为上，职工们彼此差距很大。例如，职工甲原来认为在自己的工作生涯中最终能够获得一个中级职称就满足了，无意竞争高级职称，但是当他发现自己认为不如自己的员工乙在竞争高级职称时，也可能会跃跃欲试。

许多目标都是人们一心想达到的，如职位、职称、进修机会、晋升、提资、奖金、赞赏、福利等。总之，只要目标稀少，就足以促使人们产生竞争动机，引起竞争。在各种竞争目标中，有三类目标是主要目标，即职位目标、收入目标和工作目标，其余则为辅助目标。三者之间有着内在的联系，缺一不可。一个企业内部只有同时树立了这三个方面的竞争目标，竞争机制的主体框架才能建立起来。除此之外，还应设立一些辅助目标，如进修机会、分配住房、旅游疗养、荣誉称号等。要使辅助目标发挥作用，也必须以工作目标为基础。

（二）目标的全面考核

如上所述，职位目标、收入目标以及其他辅助目标，都必须以工作目标为基础。因此，工作目标的完成情况，就成为整个问题的关键。所以工作目标制定以后，必须实施全面、严格的考核。如果没有考核，所制定的工作目标就成了一纸空文，不起任何作用。实际上，管理的过程，就是提供岗位目标、制定制度和进行考核的过程。考核对于目标的实现，起着一种督导和促进作用。考核必须层层落实，后勤主管领导考核中层管理人员；中层管理人员考核基层管理人员，如班组长；基层管理人员考核每一个职工，把每个职工的工作情况、工作成绩记录下来，作为升降奖惩的凭证。这样就能有效地对下属的工作进行督导，发现问题及时纠正，至少人们为了自身的名誉也不愿在考核中落在后面，这就起到了促使后勤职工提高工作效率的作用。

（三）制定配套制度

一是考核结果与报酬制度要挂钩。报酬主要包括工资和奖金，报酬是人们物质文化生活的保障，没有钱什么也干不成。所以考核结果与工资、奖金挂起钩来，对人们的触动是非常大的。二是考核结果与晋升制度要挂钩。晋升主要包括职务、职级和职称三项。一般说来，晋升不像发工资和奖金那样经常进行。例如，基层管理人员偶尔几次没有完成工作目标，不一定马上就被撤职，因为这可能是由于一些其本人不能左右的因素造成的，但如果不是这些客观原因导致的工作目标未完成，那就不能再让他继续干下去了，应当根据平时的考核记录，选拔一位更合适的人员接替他的工作。职称晋升也要看考核结果，对于工作目标完成不好的员工，就不应该给予他晋升职称的机会，可以让他改行干其他工作。在职称晋升工作中容易犯的一个错误就是论资排辈，在单位面临着激烈竞争的今天，如果仍然论资排辈，就会极大地挫伤专业技术人员的积极性。职工技术难以进步，后勤的竞争力就会受到影响。所以，职称晋升，必须以考核为依据，即以工作成绩为依据，而不能以年资和人情为依据。晋升工作中比较常见的是职级晋升，例如，从三级工升为四级工，从三级工程师升为二级工程师，等等。职级晋升同样要以考核为依据。

通过考核来加强对后勤人员的管理和激励，把岗位目标考核和绩效工资、岗位津贴挂钩，有奖有罚，奖得理直气壮，罚得有理有据，改变干好干坏一个样的平均主义状况，有效地调动后勤员工的工作积极性，增强职工爱岗敬业意识，由"要我干"转变为"我要干"的工作氛围，对改善后勤职工的服务态度和提高服务质量具有重要作用。

（四）建立科学的评估机制

这里的评估是完善竞争制度必不可少的一个环节。在我们确立了竞争的目标、实施了激励措施之后，竞争的效果如何，必须加以评估。科学评估机制的目的有以下三项：

1. 掌握竞争的度，防止过度竞争

过度竞争是竞争中一个十分常见的问题，可以用四个字来形容：过犹不及。缺乏竞争，会导致死气沉沉的工作局面，但是过度竞争，如损人利己、采取不正当手段等，则会形成不健康的文化环境，最终工作效率同样不会得到提高。通过评估对已得到的优劣结果再检查、再核实，在某种程度上能够减少过度竞争行为的发生。

2. 及时发现目标考核与激励方案中的问题，从而不断修正

特别注意除了正常原因（包括知识、技能及外因）之外，很可能在评估中发现考评目标标准的失当和竞争方案的某些不合理因素导致的竞争主体的消极参与，具体表现为：在本来具备工作能力领域出现骤然的工作效率低下、工作时间的违背、工作过程中的反常等。这时通常要在竞争主体的环境因素中找寻答案，其中很重要的一种环境因素就是制度本身的问题，需要有小幅度的修正。

3. 通过评估找出医院每一位后勤工作人员的优缺点，有针对性地深入开展工作，从而提高其工作效率

评估中要对医院后勤工作人员的工作表现进行分析，找出其行为的原因。通常可以将原因归为两类：一是内因，二是外因。内因是竞争主体缺乏从事某项工作所必需的知识、技能、兴趣、热情等，因此无法满足所期望的行为水

平，在竞争中表现欠佳；外因则是那些影响竞争主体工作能力的相关因素，其中包括诸如进行工作的充足时间、工具、设备、材料、人力资源等，找出原因之后，要有针对性地做出反应。

三、后勤员工的心态调整

（一）心态调整的重要性

竞争会产生竞争心理，它是个体、群体为了自己的正当利益、要求和需要向他人、群体争取胜利的行为特征的心理倾向，是由利益归属矛盾引起的一种个体心理或群体心理现象。在不同的条件下，竞争心理产生的正负效应不同。一方面，在有效的竞争条件下，竞争可以为个人、部门发展提供成功的机遇和强大的精神动力，促进人的积极性，体现人性自我实现的需要；另一方面，竞争与风险并存，竞争的优胜劣汰机制也会导致有人失败，容易产生挫折心理，处理不好，会带来消极的后果。可见，竞争既会让人产生积极的心理，也会带来消极的心理影响。如何引导一种积极健康的竞争心理已成为一个亟待解决的问题。调整竞争心态就是在一定程度上改造人的主观世界的过程，同推动竞争制度建设具有同样重要的地位。通常，竞争心态可以通过组织舆论导向、技能培训等途径来进一步培育、调整和完善。

（二）组织舆论导向

规范和适度的竞争必须建立在健康的竞争心理基础之上，竞争氛围是一种整体的文化心态的外在反映。既然是整体性的心态问题，必然要采取整体性的攻势。就目前而言，组织舆论导向应该是比较好的一种培育竞争心理的方法。所谓组织舆论导向，就是社会组织通过各种方式广泛制造一种竞争的舆论，帮助人们树立正确的竞争观念，既要有争胜、敢为人先的勇气，又要防止无序、损人利己和过度竞争所带来的负面效应。通过组织内部的讨论和灌输，使有限竞争观念深入人心，从而确立竞争的心理规范。当然，这是一种相对微观的环境；而作为大众传媒的广播、电视、报纸、杂志等，由于其传播快、覆盖面广等特点，适合用作广泛的宣传，在无形之中引导、灌输和逐渐地培育全民竞争意识、竞争心态，这将为医院后勤职工培育健康的竞争心态提供有利的宏观社会环境。

（三）技能培训

导致一部分医院后勤工作人员在竞争中处于不利地位的主要原因不可避免地会与其本人能力素质有关。特别是医院后勤服务社会化改革正在深入进行的今天，后勤职工的能力素质很大程度上决定着其竞争的成败，并且决定了在竞争中的不同心态，同处于较有利地位的后勤工作人员对竞争机制的欢迎态度相反，不利者则对竞争内心中怀有不同程度的恐惧。对这部分人而言，消除其恐惧、鼓舞其信心是最有效的方法，是通过各种方式对其进行技能培训。在知识经济的今天，知识总量增加迅猛，知识更新周期加快，因此，对于已在工作岗位上工作的医院后勤职工，特别是在竞争中由于能力的欠缺已处于相对劣势的那部分医院后勤职工，科学技能培训可以有效地提高他们的工作技能，从而有利于其竞争心态的调整，增强其竞争意识。

竞争机制的引入和完善对于打破平均主义，激发后勤职工的工作积极性，提高后勤工作效率和整体素质可以起到比较好的作用。在医院后勤系统建立比较完善的组织结构和比较科学的领导结构的基础上，这种动态竞争机制的建立将发挥巨大的作用，为医院后勤系统的干部队伍建设、职工队伍建设注入新活力，提高后勤工作效率，更好地为人民健康服务。

第四章　医院后勤服务外包管理

　　医院后勤服务是为保障医院的医疗、教学、科研等核心业务正常运行，为医院员工、患者及相关人员提供全方位、多角度保障和支持性服务。医院后勤工作按其从事的内容不同，可细分为后勤管理和后勤服务。后勤管理应与医疗、教学、科研管理同步，并运用现代技术，通过科学管理，有效控制后勤运行成本，提高后勤运行效率，为医院提供优质、便捷和人性化的后勤服务，实现医院安全、高效运行的目标。后勤服务是为医院正常运行所提供的直接具体的各项服务，其特点是具有连续性、技术性、社会性、经济性、服务性和安全性。伴随着我国深化医疗卫生体制改革的步伐，医院后勤服务社会化改革不断推进，医院后勤服务由社会服务企业承担的比例日益提升。同时，也由于现代化医院对后勤服务专业、高效要求不断提高，医院后勤服务质量管理和风险控制更显重要。要将社会服务机构更好地融入被服务医院的管理和文化，需要管理者和服务者双方的共同努力。

第一节　后勤服务外包管理

一、医院后勤服务外包的主要内容

　　2000 年 2 月，国务院体改办等八部委在《关于城镇医疗卫生体制改革的指导意见》中明确提出："为了加强医院的经济管理，成本核算，有效利用人力、物力、财力等资源，提高效率，降低成本，必须实行医院后勤服务社会化。"医院后勤服务社会化是将后勤服务从医院剥离出来，向市场开放，由社会服务机构与医院签订服务合同，并与医院形成供需关系。在服务体系社会化的过程中，更加要求管理体系科学化、精细化，提高整体服务水平和综合效益。

医院后勤职能主要分为六个方面：第一，根据医院整体运行情况和发展规划制定基本建设、房屋设施改造等年度计划、近期规划、中长期规划等，并负责落实；第二，为医院提供保障服务，包括物资保障和水、电、气等能源保障，确保设备设施安全、正常、高效运行，做到绿色节能；第三，为医院提供环境服务，包括卫生保洁、餐饮服务、被服供应和洗涤、绿化养护、消防、安全保卫等；第四，为医院提供医疗辅助性服务，包括病人运送、护工以及医疗便民服务等；第五，推进后勤服务社会化改革，代表医院对外包服务项目进行管理与考核，按照相关法律、法规，督促社会机构合法合理用工；第六，组织对院内后勤相关突发应急事件的处置。随着事业单位劳动人事制度改革的推进，医院后勤服务的很多职能已经由社会服务机构承担，外包后勤人员的技术水准、服务意识、行为规范等直接影响到服务质量与满意度。因此，在后勤服务社会化背景下，对外包公司的规范化、精细化管理和考核已经成为医院后勤管理的主题。根据后勤服务范围，医院后勤服务外包主要有以下内容：

（1）保洁运送：病区保洁、外环境整体保洁、病人检查运送、标本送检、手术室保洁和手术病人运送服务等。

（2）安保：车辆管理、消防管理、治安管理、安全保卫等。

（3）餐饮：职工餐饮、病人饮食。

（4）绿化：绿化养护、美化环境。

（5）物业维修：动力设备操作与维护、建筑单体内房屋设施完好。

（6）护工：病人生活看护。

（7）设备运行：配电、锅炉、冷冻机、电梯、医用气体等安全运行。

（8）专业设备检测、维修保养：电梯、空调、锅炉、冷却塔、水泵等设备的检测、维修保养。

（9）专业设备运行与管理：中央变电站、中央空调机房、污水处理中心等项目的运行与管理。

（10）车辆及驾驶员外包服务。

（11）基本建设项目代建管理。

（12）其他服务：合同能源管理、智能化管理平台运行、太平间服务等。

二、外包管理在医院后勤管理中的意义

自 1990 年 G. Hamel 和 C. K. Prahaoad 提出服务"外包"概念以来，外包一直被认为是降低管理成本、提高管理效率、增强核心竞争力的有力工具。国内于 1999 年率先在高校系统实行后勤服务社会化改革，2000 年国务院体改办等八部委在《关于城镇医疗卫生体制改革的指导意见》中要求医院系统推行后勤服务社会化，全国各地医院结合行政事业单位人事改革制度，开始探索后勤服务社会化模式。2003 年卫生部下发了《关于医疗卫生机构后勤服务社会化改革的指导意见》，此后逐步从以人事改革为导向的后勤服务社会化发展到以提高核心竞争力为导向的业务外包。医院后勤的外包管理模式对于医院发展具有重要意义。

（一）有利于医院推进人事制度改革

公立医院是事业单位，各家医院的人员编制数量无法达到与医疗、教学、科研、预防和保健等任务匹配的要求。后勤服务需要一支庞大的队伍，后勤服务外包能把医院有限的编制腾出，有利于医院引进核心业务人才，推进人事制度改革。

（二）有利于医院更好地关注核心业务，提高核心竞争力

实施医院后勤服务社会化，使医院可以充分利用社会在信息、资源和服务方面的各种优势，把许多可以也应该由社会承担的服务职能还给社会，医院则可通过市场，选择最有利于自身需求的专业化服务。医院管理者可以花更多的精力关注医疗、教学、科研综合发展，关注核心业务和病人需求，提高核心竞争力。

（三）有利于降低后勤服务运营成本

专业公司的介入打破了医院小而全的后勤运行体系，选择最有利于自身需求的服务以减少医院在人员和管理上的支出，降低运营成本。后勤服务外包以后，医院将该部分的经营权与财务分配权通过合同的形式交由企业承担，可以

合理地将员工劳动人事关系和后勤服务经营风险转移外包，医院起到监管作用。

（四）有利于提高医院财力、物力的运作能力

医院后勤服务外包管理，通过成本核算、效率核算、计算医院的投入与产出比例，使医院盘活后勤服务方面的资产，使医院后勤的财力、物力得到更大的利用。医院庞大的后勤服务体系的各项开支、各种闲置的储存物资和经费，都可以省下来用于医疗、教学、科研第一线的发展。

（五）有利于提高医院后勤管理专业化水平

医院后勤服务外包管理，通过市场专业化服务、专业技术人才、专业设备维护等现代化专业管理手段，提高医院后勤管理效率、服务水平，最大限度地减少医院对后勤人力、物力、财力的投入，提高医院后勤管理专业化水平。

三、后勤外包服务存在的问题

（一）后勤管理干部的认识水平及应对能力亟待提高

社会企业成了后勤服务的主体，临床需要后勤提供高素质、规范的服务，后勤管理承担着对外包服务考核、管理、协调的责任，医院从以前小而全办后勤到现阶段全面服务社会化，后勤干部认识水平、应对能力的提高是推进后勤改革成功的关键，临床对后勤服务的认可度也是对后勤管理工作能力的考核。

（二）医疗总需求大于总供给的矛盾非常突出

病人对医疗服务的需求不断增高，医疗总需求大于总供给的矛盾非常突出，广大病人在呼唤健康的同时，也对医院后勤工作提出了更高的要求。病人的医疗需求已经不单是医疗本身，他们对医院的就医场所、休养场所、生活环境、起居、饮食，甚至临终关怀等诸多方面都有非常具体的要求。

（三）只求岗位有人，不求服务质量

目前，社会服务企业发展较快，医院有选择社会服务公司的空间，但在部分区域范围内可能存在社会服务公司不足的问题；同时部分社会服务公司对医院业务、流程不够熟悉，特别是对医院文化背景和服务要求缺乏深入研究。劳动力的紧缺，使人员招聘渠道更加狭窄，所以存在只求岗位有人、不求服务质量的现象。

（四） 应加强中标企业人员针对性培训

由于医院服务人群的特殊性，如手术室运送、病人检查运送等，必须熟悉医院情况、运作模式、工作规律等。一旦确定新的服务公司及人员后，新的公司新的人员需要培训后才能上岗，否则势必会引起医疗服务的质量降低，导致临床科室产生意见。因此，医院后勤管理部门必须充分考虑中标企业的管理人员、技术人员的培训，以及培训机制和内容的针对性。

以上这些问题和矛盾的存在，究其原因，管理粗放是原因之一。有些医院管理者认为服务外包了，管理责任应该由公司承担，风险也由公司承担。但外包服务的主体对象是医院，后勤服务作为医院整体运行不可或缺的部分，其服务质量和安全直接影响到医院的质量、安全与效率。很多医院在内部实行 ISO 认证、JCI 认证、等级医院评审等，对后勤服务质量和要求都有明确的细则。因此，规范化、精细化管理越来越被医院管理者认可和重视。

四、外包服务精细化管理的要点

2011 年版《三级综合医院评审标准实施细则》提出了对外包服务质量与安全实施监督管理的要求，其中 A 级标准要求做到：有年度外包业务管理的质量安全评估报告、有年度外包业务管理的内部审计报告、有改进外包业务质量的机制与案例。因此在对社会企业管理过程中，需要健全分析、评估、遴选、监督、奖惩管理体制，制定标准化管理体系并进行风险控制。精细化管理可进行过程控制，使外包公司按照医院的要求运行。精细化管理的要点如下：

（一） 确定合理的人员编制及劳动力岗位

后勤岗位多、工种多，精细化管理必须对每一个岗位的工作任务、工作量、工作标准、工作时间按医院运行要求设置，因此以量定岗、以岗定人、以满负荷工作量确定服务人员编制是基础工作。在明确人员编制后，明确每个岗位的工作职责与要求，建立管理评审程序和服务控制程序，明确质量保证体系，建立奖惩机制。

（二） 服务能力及技术水准达到专业化要求

在设备运行的精细化管理中，始终以安全、高效、节能运行为宗旨。如果服务是外包的，首先应根据其服务能力、技术水准、以往成功案例等进行招标筛选，明确医院运行标准与要求，设定节能降耗目标，建立督察监管机制，对中标企业进行全面管理。

(三) 医院文化融合于外包企业文化，建立激励机制

在社会机构中开展年度评优活动，公司优秀员工评比与医院服务明星评比相结合，在后勤范围内建立后勤示范岗和星级服务；把后勤示范岗、星级服务的评比与精神文明满意率考核结合起来，制订相关评选条件及奖励措施，企业与医院共同组织表彰，在一定范围内公示，可培养员工的荣誉感和归属感，提高员工服务技能水平和工作积极性。

(四) 规范企业行为，督促企业合法经营

外包企业员工的劳动薪资、福利待遇等直接关系到医院服务质量的好坏，精细化管理应考虑确保企业员工福利。医院在服务项目外包招标时，要求投标单位明确对员工的薪酬、福利等。在平时运行过程中，医院可要求社会机构把每月为员工所缴纳的保险金凭据和员工工资单复印件交给后勤管理部门备案，以确保员工利益。

(五) 提升后勤管理信息化水平，提高效率

在医院后勤管理活动中，由于本身业务的复杂性和易变动性，在部门内部上下之间、部门之间、与供应商之间进行信息交换时，大部分通过人工完成，导致信息交换效率低下，而且无法做到业务流程追踪。信息管理系统的建立，可密切结合临床的实际需要，运用互联网、物联网、移动通信等现代信息技术，整合 HIS 系统相关信息，提高效率，提高后勤保障的时效性，降低运行成本；在医院内根据医联网梳理医疗支持系统运行流程，整合相关性服务，提高效率，使管理精细化。目前用于医院后勤信息管理的系统有：基于 HIS 系统的病人检查运送软件；后勤智能化管理平台——自动化控制、能耗监测、统计分析；物资管理平台；住院病人点餐系统；食堂成本核算系统；被服清点软件；设施设备生命周期全过程管理系统；后勤管理软件系统；一门式后勤报修平台；移动巡检系统。后勤信息管理系统结合已有的 HIS、办公自动化等现代化手段，使医院各个部门之间的信息交流在网络中完成，这样不仅减少了不必要的资源浪费，不再依靠传统方式传递信息，而且减少了操作的环节，为工作人员节省了时间，从而能更好地为病人服务；整个管理更加规范化、科学化，提

高了工作效率，降低了管理成本，从而整体提高了全院的服务质量，使医院综合实力和核心竞争力得到明显增强。

第二节　服务外包的质量管理与质量控制体系

一、服务质量的定义

判断服务外包的成功与否，可以有不同的视野和维度，其中对服务质量的评价是至关重要的。医院后勤服务质量是临床及病人满意的前置因素，满意度形成过程中涵盖对服务态度、服务内容、服务过程、服务形式、服务质量等能感知到的认可度。服务质量是指服务能够满足规定和潜在需求的特征和特性的总和，是服务工作能够满足被服务者需求的程度。服务质量具有感知性、主观性、过程性、时间性、可控性。服务方应遵循医院需要原则设置岗位与提供服务。从理论上说，医院要求越明确、越细化，服务方越容易操作，满意率越高。

（一）构建外包决策体系

为保证服务外包的合适性，医院应构建外包决策体系。外包决策首先要对价值链进行分析与整合，选择医院服务内容中的非核心业务进行外包，或者是社会公司具备更专业服务能力的业务进行外包。外包决策体系包括但不限于确定外包内容和外包模式、分析相关环境、评价与选择外包商、评估外包风险、分析成本与收益等。

（二）选择良好的外包服务商

选择良好的外包服务商是服务外包成功与否的关键。依据服务质量相关理论，为保证满意加惊喜的服务感受，服务商应实施后勤服务创新战略，构建后勤服务质量体系。良好的服务商能提高服务外包的执行力，强有力地保证外包合同的有效履约，进而达到双赢的目标。

（三）推行有效的外包管理模式

外包管理模式有项目全部外包和管理委托外包两种模式。医院可根据服务内容、服务要求和重要性不同选择不同的外包管理模式。项目全部外包由外包公司承担服务项目，医院对结果进行评价与考核，服务过程中发生的人、财、物等方面的内容与风险都由外包公司承担。管理委托外包项目管理由外包公司承担，服务人员的劳动关系属于外包公司，但服务质量、服务模式、服务成本等由医院方面提供决策。

（四）强化外包合作关系管理

外包合作关系的建立只是双方合作的开始。在合作过程中需建立完善的激励机制、约束机制和信息共享机制，以达到防范风险、提高合作绩效的目的，保证外包战略的成功实施。每个医院都有自身的独特性，接包方很难对发包方的所有要求都能理解透彻，也不易全面了解发包方的具体情况，这可能会影响服务外包的实施效果。特别是当接包方的企业文化与医院相冲突时，如果沟通合作不力，可能导致服务外包的失败。因此，有效的反馈和沟通对于服务外包活动的进行格外重要。

（五）实施外包绩效评估系统

市场环境和经营环境的变化给医院和外包方都会带来一定的影响，为防止外包合同的执行异常，医院应建立有效的外包评估体系，及时对已实施的外包行为进行评估。在评估过程中，评估指标的选定是评估成功与否和评估结果有效性的关键。评估指标应以定性化指标为主，定量化指标作参考。绩效评估包括外包服务商的工作评价、外包成本与收益分析、服务质量和满意度反馈等。

二、建立相关质量控制体系考核标准

为提高后勤管理部门的科学管理水平及外包单位服务水平，为医疗、教学、科研提供良好的后勤保障和支持服务，充分发挥后勤管理部门的检查、指导、协调和服务功能，医院可根据实际情况制订相关考核标准，对外包单位进行考核。考核内容与标准：精神文明建设指标、管理考核指标、工作质量指标。

（一）具体考核指标规定

后勤服务机构对医院精神文明办公室及各临床、医技科室反映的问题和提出的要求应及时处理，重大问题应及时上报；后勤服务机构服从后勤管理处的监督管理，做到令行禁止；考核工作有年度计划、月计划并定期总结，考勤与考核记录齐全；每月召开协调会议，分别对考核内容进行通报和回复；严格遵守劳动纪律及医院各项规章制度，坚持制度学习；各部门间应团结协作，顾全大局，工作不推诿；不发生新闻单位披露或院部点名批评事件。考核结果的应用与处置：通过考核检查服务质量，发现问题及时处理；考核结果应每月一次通报给被考核部门；根据考核标准，对考核未达标的部门进行扣罚。

（二）建立月度及年度考核标准

对后勤主要部门的考核标准见表4-1至表4-4，其他岗位考核还包括挂号室考核标准、电梯运行考核标准、电梯维修考核标准、电话总机考核标准、宿舍管理考核标准、驾驶班考核标准、绿化考核标准、太平间考核标准、洗涤质量考核标准、餐饮服务送餐考核标准、设备机房考核标准、锅炉房考核标准、电话维修考核标准、病房卫生考核标准、接送调度考核标准、接送质量考核标准、医技卫生考核标准、外环境卫生考核标准、非医疗用房（辅助楼）卫生考核标准、配电房考核标准。

表4-1 餐饮服务机构考核标准

工作质量标准	扣罚标准
有明确的岗位责任和考查制度并记录在案	缺少1项扣1分
工作人员持有效《健康证》与《食品法卫生知识培训合格证》上岗	违反1人次扣2分
验收制度完整，每天有验收记录并存档备查	违反1次扣2分
做好单品种成本核算，每月上报后勤管理部门并记录在案；按成本价收费，做好日报表、月报表，后勤管理部门随时抽查。月盈亏±<5%，年盈亏±<1%，并记录在案	未做好1项扣10分；超过盈亏率，在合同管理费中按50%扣除
食品加工、烹调及食具清洗严格按规范操作	违反1次扣1分
做好出售食品的48小时留样（留样200克）	违反1次扣1分
个人卫生：严格执行"三白""四勤"，佩戴工号牌上岗	违反1人次扣1分
内环境卫生：窗明地洁，厨房、餐厅清洁无害，泔脚桶上有盖、外清洁、日日清餐厅 环境卫生：整洁	违反1次扣1分

工作质量标准	扣罚标准
服务态度做到"四热""四保"	违反 1 次扣 1 分
供职工用餐价格须经后勤管理处确认，不得随意提价；若因副食品调价，须报后勤管理部门按有关程序审核认定后实施	发现 1 次扣 10 分，并没收调价所得
保证菜肴色、香、味，午餐供应菜肴品种在 15 种以上，晚餐 10 种以上	少 1 种扣 1 分
窗口有明确的菜肴品种及价格标识，准时开饭，并适时调整菜品种	违反 1 次扣 1 分
不得有穿职工制服或病人制服的人员在餐厅内用餐	发现 1 人次扣 1 分

注：（1）发现食物中毒事件，实行一票否决，停业整顿；若情节严重，医院有权终止合同。以上项目若重复发生，则加倍扣罚。

（2）"三白"：服装、口罩、帽子。

（3）"四勤"：理发、洗澡、换衣、剪指甲。

（4）"四热"：热饭、热菜、热汤、热心。

（5）"四保"：保质、保量、保证卫生、保证因抢救病人和手术误餐吃到可口饭菜。

表 4-2　对物业维修考核标准

工作质量标准	扣罚标准
保证水、电、气设施的完好率达 95% 以上	每降低 1% 扣 1 分
门窗等家具完好率达 95% 以上	每降低 1% 扣 1 分
（1）科室报修的小修项目在 8 小时内完成，急修在 10 分钟内到场 （2）同一项目在 2 周内无返修 （3）夜间和节假日修理随叫随到	未做到 1 项扣 2 分
确保用电安全，防止用电浪费；定期检查插座、配电装置，确保完好率达 99%	未达到此项扣 2 分
管道无滴、冒、跑、漏、堵现象，工作完毕及时清理现场	未达到此项扣 1 分
遇到重大手术、抢救、外来媒体采访、拍摄、大型会议等情况，应根据医院通知主动配合并确保完成	未达到此项扣 1 分
院内停电、水、气须上报后勤管理部门并经科室同意，保证维修期间正常的医疗秩序	未达到此项扣 2 分
医院组织大修、中修新改建项目时做好配合工作，在项目结束后配合做好验收工作	未达到此项扣 2 分
各维修项目要有台账记录，每月工作量应有总结	未达到此项扣 2 分
确保不因保养不到位或抢修不及时而导致设施设备损坏，影响医疗秩序	未达到此项扣 2 分

表4-3 对物资供应考核标准

工作质量标准	扣罚标准
严格遵守医院物资管理规定，不得违规采购或发放各类物资	违规1次扣2分
按时完成物资采购，一般物品1周内完成；有特殊情况不能完成的，需在1周内向后勤管理部门说明；特殊物品，按科室要求完成	不能按照科室要求及时完成物资采购，违规1次扣1分
一次性医用消耗品必须三证齐全，保证质量。如有质量问题，必须停止使用，并在2周内整改完毕；如未整改，加倍扣罚	三证不全且有质量问题，发现1次扣4分；自第二次起加倍递增扣罚
同类产品的价格不得高于市场价，特殊情况下可调整价格，须报后勤管理部门核准同意后执行，并由后勤管理部门备案	同类产品价格超过市场价，发现1次扣2分；自第二次起加倍递增扣罚
每月5日上报库存及各科物品消耗情况（节假日顺延）	有延误扣1分
服务态度良好，无投诉；计划物品送货率90%，采购物品送货率95%	有投诉，经核实后1次扣1分，同一事件有再次投诉，加倍扣罚
对报废物品及时销卡、销账，一般不得超过3天	违规1次扣1分
常规物品保证率90%；发现质量问题，必须在48小时内整改，保证质量合格率100%	整改不及时扣1分

表4-4 对门诊急诊卫生考核标准

工作质量标准	扣罚标准
工作人员穿着规范服装，挂牌服务	违规1次扣1分
工作人员必须经过专业保洁培训，持证上岗	违规1次扣1分
地面：每天清扫走廊、地板、楼梯2次，确保无积灰、无垃圾、无积水、无污垢、无死角	违规1次扣1分
厕所：厕所每小时打扫不少于1次，确保无污垢、无锈斑、无漏水、无臭味、无堵塞	违规1次扣1分
玻璃：每月定期擦拭，保持明亮	违规1次扣1分
室内：墙壁、门、灯及其他固定配置物品定时擦拭，确保无积灰、无吊尘、无污迹（每日清洁2次）	违规1次扣1分
阳台：保持干净、整洁、无污垢、无杂物（每日清洁2次）	违规1次扣1分
杂物间：物品按标识有序摆放，地面干净，污物及时倾倒，桶内外清洁干净，无垃圾、无污垢（每日整理1次）	违规1次扣1分
开水间：地面、门窗干净，无积水、无污迹	违规1次扣1分

工作质量标准	扣罚标准
垃圾筒：每天清洁垃圾筒，垃圾袋装化	违规 1 次扣 1 分
公共区域（大厅、电梯厅、走廊通道、楼梯、公共卫生间）：定时清扫，保持清洁，确保无污迹、无积水、无污迹、无异味（每日 4 次，并经常巡查）	违规 1 次扣 1 分
每天负责清点被服（与护士做好交接工作）	差错 1 次扣 1 分
做好各类病人的入院护送、送检、领药等工作	护送不及时扣 2 分，态度不好引起投诉 1 次扣 4 分，不按规定护送 1 次扣 1 分
人员更换必须培训，经后勤管理处同意后方可上岗	违规 1 次扣 1 分
上午 8 时后无长明灯、无长流水，水、电设施损坏应及时报修	长明灯、长流水 1 次扣 1 分，报修不及时扣 1 分
每天保证供应开水 2 次	未做到 1 次扣 1 分

第三节　医院后勤服务外包的风险管理

一、后勤服务管理存在的管理风险

在医院后勤服务管理中需要识别、控制管理服务中的风险，已经是业内普遍的共识。随着经济与社会的发展和医院后勤服务社会化的不断推进，后勤服务的风险管理问题日益突出。在分析医院后勤服务风险管理现状的基础上，将医院后勤服务风险管理分解为风险识别与评价、风险控制与应急、风险管理监测、风险管理评审等子过程。通过对医院后勤服务风险的剖析及对风险管理子过程的管理，配置必要资源，制定过程控制准则，对这些过程进行监视测量，持续改进这些过程的管理，使医院后勤服务管理的风险得以控制与降低，以改进和提升医院后勤服务管理的业绩。医院后勤服务外包以后，由于用工方式的改变、运行模式和管理方式的变化都给医院带来了一定的风险，存在着法律风险、成本控制风险、对于外包公司的依赖性、医院环境不稳定、医院文化冲突等多方面的风险和问题。

（一）后勤服务管理中的法律风险

1. 安全生产方面的法律风险

在医院的后勤服务管理中，医院与服务企业在安全生产管理上存在职责不清、责任难以落实的被动局面。在医院与服务企业的服务合同中，增加了"发生安全事故，由服务企业负全责"条款，以为可以规避自己在安全上的法律风险，其实这是对法律法规的误解。一旦发生安全生产事故，法律赋予医院的监管责任是推卸不了的。

2. 食品安全管理方面的法律风险

不断出现的食品安全问题严重影响着我们的日常饮食，危害着我们的健康。有的医院后勤服务部门已经完全实现食堂的对外承包（餐饮服务外包），有的医院对食品采购上还有完全控制权，医院的后勤管理部门不管采用什么形式上的管理控制方式，在对提供这类服务的企业管理上也会存在系统科学的管理机制的缺乏和法律规范上的严重不足。

3. 医疗废弃物管理方面存在的法律风险

国务院在 2003 年颁布了对医疗废物管理的法规，在国家层面上严格规定了对医疗废物的管理。然而，医院在这方面的法律意识同样不清晰，埋下了法律上的管理风险隐患。例如，医院在对医疗废物处理的日常管理上，包括收集、运送、储存，以及人员培训与感染防护等方面管理不到位，存在安全隐患；医院将医疗废物事故责任推卸给不具备资质的外包服务企业承担。

4. 保护隐私方面存在的法律风险

近些年来，个人信息与隐私的保护引起了社会的强烈反响，这是宪法和相关法规对公民人权的尊重和保护。医院对病人个人信息与隐私的保护责无旁贷。但是存在对病人个人信息的管理意识淡薄，医院对保护病人个人信息未建立有效、适宜的系统管理机制等情况，导致医院在病人个人信息保护责任方面存在法律风险。

5. 社会用工方面存在的法律风险

随着事业单位劳动人事制度的改革，医院后勤不再新招收在编员工，目前在医院工作的有社会公司人员、劳务派遣员工和原有在编员工。《劳动合同法》对劳务派遣工的解释对医院而言仍是模糊的概念，使得因社会机构不规范用工的责任最终转嫁到医院方，如社会公司存在缴纳社保基金不到位、加班超时（超过每月 36 个小时）、辞退员工补偿不到位等问题。服务机构为追求利润最大化，法律意识淡薄；医院无专业人员研究法律法规方面的内容，留下用工风险。

（二）服务成本难以控制的风险

实施后勤服务社会化，成本上升的风险主要来自服务外包的社会公司利益最大化的内在需求。医院后勤服务成本，主要是指医院后勤服务的人力成本、管理费用和各类材料的费用。社会公司作为经济实体，利润最大化是目标，利润是其生存的前提。外包公司都是经公开招标产生，公司之间竞争激烈，为了占领市场，存在低价不合理竞标的可能。医院管理者为了最大限度地降低支出，也往往认可低价者中标，但纠纷或事故也往往由此而生。需要纠正这样的纠纷或事故，医院支出的成本难以控制。

（三）服务质量下降的风险

医院后勤服务外包缺少真正意义上的第三方评价。医院后勤的水、电、气等供应将直接影响到医院的医疗质量，有可能会发生故障，甚至会造成医疗事故。如果这些后勤保障质量不到位，很有可能会埋下发生重大事故的隐患。

（四）医院环境不稳定的风险

医院后勤服务外包以后，社会公司在运行中出现的一些问题会对医院整个就医环境产生影响。医院仍然被认为是一切责任的主体。从理论上讲，外包公司在日常管理上产生的风险，随着后勤业务外包，其风险就随之转移。但在日常业务工作中，仍然有外包单位的员工因工作辞退、劳资薪酬等原因，吵闹到医院管理部门。相关当事人仍然认为医院是最终承担一切责任的主体。

在医院更换社会公司过程中产生的劳动纠纷带来的影响。医院在更换了社会公司以后，肯定会对原社会公司员工的利益产生影响，如原社会公司的管理人员会鼓动原先下属员工就一些经济待遇问题直接与医院进行交涉，对医院的正常工作秩序可能带来不稳定因素。

外包过程中人员的稳定性风险。社会公司之间人员的流动会带来不稳定性。被一个公司辞退的职工往往在另外一个公司上岗，公司之间有少许薪金方面的差异就会引起人员的流动，带来人员的稳定性风险。

社会公司用工不规范的风险。社会公司为获得利润最大化，在用工方面存在不规范现象，如超时不按加班计、加班超过劳动法规定的最大限度、违反国家相关规定少缴社保金等。平时相安无事，一旦员工和公司发生矛盾，往往是新账老账一起算，而公司常常会用各种借口拖延问题的解决，由此可能会引发群体性事件，影响正常医疗秩序，并给医院造成不好的社会影响。

社会公司内部管理上存在的风险。社会公司的管理方式也会在某种程度上影响医院环境稳定，往往是采用人治的方式比较多，一些公司内部的规章制度形同虚设，管理人员可以随意给自己的亲属朋友安排舒适的岗位等，这样的管理方式成为医院后勤服务不稳定的隐患。

（五）发生医疗纠纷的风险

后勤服务在设备维护上的不足，增加了医疗纠纷发生的概率与风险。由于现代医疗服务的发展，医疗设备已经越来越广泛地应用到医疗诊断与治疗服务中。从某种意义上说，医务人员或病人已经对这类智能化、高精尖的医疗设备产生了依赖性。因此，设备的维护与管理就显得越来越重要。医疗设备的维护与管理一般由医院的后勤部门（如设备科）来策划与实施，近些年来由于设备故障导致的医疗纠纷时有发生。

（六）顾客投诉产生的赔偿风险

在后勤服务管理中"危险源控制"不到位，导致顾客投诉，产生赔偿风险。随着社会的发展，消费者的知情权及平等权利日益得到尊重，顾客的维权意识相比过去有了明显增强。在医院的空间环境和医疗服务过程中，病人及家属对医院的就医安全、环境安全、感染防护等越来越关注。许多事故不属于直接的医疗纠纷，但却显现了后勤服务（如清扫的场地湿滑、安全秩序维护、电梯等设施设备故障、护工护理服务等）在管理上对危险源风险控制方面存在错位。此外，控制区域内的车辆通行管理、病人及其家属的私有财产安全等，都会涉及为医院提供服务的供应商对工作场所危险源的识别与控制管理。

（七）招标与实施过程中潜藏的风险

按照招标活动的合同签订流程，投标社会企业策划的供货与服务方案（通常称为"标书"）应作为合同的附件，具备与所签合同同样的法律效力。但是，医院除了在招标评审时关注投标供应商的策划方案外，中标后很难依照社会企业投标时的策划方案对供应商提供的产品与服务进行阶段性评价，导致医院获得的产品或服务遭受贬值，甚至隐藏风险。特别是服务供应商的投标方案存在过程识别上的不足，同样给医院的后勤服务管理带来一定风险。

二、医院后勤服务的风险管理

医院后勤服务的风险管理主要包括风险识别与评价、风险控制与应急管理、风险检测与评审（本书不做讨论）等。

（一）风险识别与评价

风险识别是开展风险管理的源头，应该依据适用的法律法规进行评价。例如，不同的医院可能在膳食服务方式、内容上存在不同，因此在食品安全控制方面的风险也会不尽相同。又如，突发公共卫生事件期间，应该采取不同于平常无突发公共卫生事件期间的风险管理与处置方法。风险识别一般是通过理顺医院的业务服务过程，找到动用资源多、难以控制、以往事故或潜在事故较易发生或对医疗服务存在重大影响的主要问题，作为风险控制的考虑环节。对后勤服务中存在的管理风险应该进行评价，按风险程度进行排序，建立评价准则。风险评价管理是一个动态管理过程。

（二）风险控制与应急管理

对后勤服务管理的风险进行识别与评价，是为了对这些风险进行有效控制。风险控制的重点工作包括以下五个环节：

（1）管理职责的确定。从事任何管理，首要的是管理职责的确定。职责的确定应尽量文件化。文件化的管理可以传载信息，具有可追溯性。

（2）风险识别与评价管理规范。通过对风险进行识别与评价，实施必要的控制措施，以降低风险，达到控制风险的目的。

（3）教育培训。面对专业化较强的风险管理，不断开展培训是必需的，还可以适时外聘专业人士到医院开展对内培训。

（4）监视与测量规范。通过监视和测量过程的实施，能够及时发现风险管理中的问题并及时纠正（包括预防）。

（5）风险管理评审与改进规范。风险管理应该进行阶段性评审，并及时进行总结，有利于风险管理的持续改进，不断提升风险管理的水平。

第四节　医院后勤服务外包的标准化管理体系

一、建立后勤标准化管理体系的思路

标准化是现代管理的重要手段和方法，随着医院后勤社会化改革的不断深入，外包公司提供的服务差异性大，质量、安全、管理上存在一定的隐患。越来越多的医院把推进标准化建设作为推动和深化后勤改革的着力点，外包专业公司也试图通过标准化建设加强自身竞争力，为医院提供更好的服务。通过引入标准化管理体系，不仅可以有效提高后勤管理水平和后勤服务质量，取得显著的社会效益和经济效益，而且可有力地提升后勤综合保障力和市场竞争力。新时期医院后勤保障工作应满足临床医疗发展的新要求，后勤工作由粗放型、经验型管理转变为高质量、高效率、高水平管理，必须进行标准化建设。从目前情况来看，医院对后勤标准化建设重要性的认识在不断提高，越来越多的医院认识到标准化建设是规范工作流程和保证服务质量的有效手段。

后勤管理作为医院管理的一部分，国家卫生计生委、中国医院协会、各地卫生计生委和医院协会对医院管理与后勤管理非常重视，《医院管理学》2003年版和2011年版都有独立的分册论述医院后勤管理的理论、经验和方法；各家专业的服务外包商也出版相关专著，如《医管家——医院后勤作业指导》《公司内部管理手册（医院版）》。上海市第六人民医院在全面推动后勤社会化改革时实行管理与服务的分离，服务方于2000年进行了ISO9002论证，2001年出版了《质量保证手册》《程序文件》《作业指导书》等，都为标准化的建立与实践奠定了前期基础。

建立后勤标准化管理体系，需要考虑以下六个方面：一是形成医院后勤标准化制度和流程；二是形成医院后勤运行方案编制方法；三是形成后勤岗位编制方法（以量定岗、以岗定人原则）；四是确定每一岗位的工作职责与要求，实施目标化管理；五是形成符合实际的标准服务管理模型；六是建立后勤绩效考核体系。以医院现有的后勤管理体系为基础，结合社会服务体系自循环的管理流程、绩效与服务评价等对体系进行完善，使后勤管理体系具有标准化实施科学依据，提高管理效率。

二、建立后勤标准化管理体系的方法

（一）建立体系，形成后勤标准化制度和流程

后勤服务范畴，包括保洁、运送、保安、病人送配餐、职工餐饮、病人膳食、物业维修、动力保障（中央空调、热力系统、电力系统等）、消防安全、被服洗涤、医疗废弃物处置、电梯运行、污水处理、绿化养护等。明确岗位工作职责与要求，建立管理评审程序和服务控制程序，明确质量保证体系，制定作业指导文件。标准化涉及的内容有：服务内容、质量标准、岗位、服务时间、人员编制、人员收入标准、物料费用等。标准化服务文件包括程序文件、作业指导书和质量保证手册。

（二）形成医院后勤运行方案编制的方法及岗位编制方法

根据医院医疗、教学、科研运行的特性，医院地理及环境、建筑物分布情况、后勤设施状况等确定后勤运行方案，确定岗位、编制、人员薪酬与绩效考核体系；按照使用性质，确定面积定额标准（病房、门诊、辅助等）、考核标准（内容、频度、奖惩、满意度、保洁示范病区等）。此外，在编制医院后勤运行方案时，还需要充分考虑后勤智能化管理、先进工具使用、机械化替代人工等各方面的因素，确保医院后勤工作能够符合科学化、规范化、智能化、绿色节能的要求。

（三）实施目标化管理

根据医院服务要求，向服务部门提出管理目标及服务标准化要求，内容包括内部质量体系审核结果、质量目标完成情况、预防措施的实施效果、服务质量的符合性、顾客的投诉和反馈情况。为确保服务质量体系处于受控状态，质量计划包括总体质量计划、分部质量计划、专项工作质量计划。质量计划编制

原则：标准化、相关性、可操作性、协调性，明确任务与要求，明确完成任务所需的条件和因素，明确各类人员的职责和分工、任务完成的起止时间、需达到的质量目标及保证措施。

（四）形成符合实际标准的服务提供商管理模型

通过对标分析，对服务机构提供的服务可进行全方位的评价，管理者可以不断完善管理标准与要求，形成符合实际标准的服务提供商管理模型。

第五章　医院基本建设管理

医院基本建设管理是一个整体、全面的系统过程，它是医学、工程、建筑、设备、安全、环境、社会、管理、经济、信息等方面结合的综合性管理，体现了专业化、规范化、科学化的管理理念和方法，是医院管理的一个重要组成部分。随着社会经济的不断发展和医疗改革的不断深入，人民群众对医疗服务的需求呈现多层次、多样化的趋势和特点。医院建筑是医院开展医疗、教学、科研等工作的重要场所，几乎所有的医院都面临着改善医院就医条件和工作环境、提高诊疗效率和医疗质量的机遇和挑战。按照我国医药卫生体制改革的最新要求，医院建筑管理应着眼于病人，着眼于医务人员，突出整体规划，引入"以人为本"的设计理念和"注重效率"的管理思想，推动新技术、新理念、新装备的广泛应用，建设布局合理、流程便捷、管理智能、设施先进和绿色环保的现代化医院，体现医院文化内涵，提升市级医院的医疗服务能力和综合竞争能力，推进医院健康持续发展。

第一节　医院基本建设的管理原则和程序

一、医院基本建设的管理原则

医院基本建设管理是一项综合性管理工作，具有政策性强、涉及部门多、技术要求高、实施周期长等特点。医院的建筑管理模式包括新医院建设、老医院改建、扩建和零星的大修改造项目等。在基本建设期间，既要保证医院医疗业务的正常开展，又要确保安全和质量，按进度计划完成建设任务。

（一）严格基本建设程序管理的原则

医院建筑管理的关键是程序管理。基本建设程序主要是指从项目决策、设计、施工至竣工验收的各项工作必须遵循先后顺序，主要包括项目建议书、可行性研究、初步设计、开工前准备、建设施工、竣工验收等环节。医院应严格按照国家有关规定和程序，组织实施项目建设，做好基本建设程序执行的监督和管理。根据医院项目的特殊性，建立健全管理制度和工作流程，增强医院基本建设项目管理的科学性、规范性和专业性，使医院建设过程符合政府建设计划和客观规律的要求。

（二）严格工程技术管理的原则

工程技术管理是影响工程质量的重要因素之一，医院对建筑设计和施工进行协调管理，使医院建筑设计满足医院使用功能的要求，使工程质量和安全达到设计预期的目标。医院建筑管理要结合医院总体发展目标，做好整体建设规划，合理确定功能定位和建设规模，强调"以人为本""以病人为中心"的理念。建设项目需进行充分论证和可行性研究，设计方案的确定是保证项目顺利实施的前提条件。既要考虑到按不同功能科学合理地布局，体现医疗流程的便捷，又要考虑到患者隐私保护、环境创造、节能环保等各方面的要素，确保医院的可持续发展。

（三）严格工程经济管理的原则

工程经济管理是项目建设过程中计划、执行、检查和处理的全过程管理。在医院基本建设过程中，应加强对项目经济活动的监督和管理，合理确定项目总投资，做好建设项目成本控制，建立动态的投资控制管理，通过招投标、预决算审查等手段降低工程造价。明确投资控制和施工安全质量控制的责任主体，聘用相关专业人员参与项目管理，充分发挥监理单位的作用；重点抓好投资控制、招投标管理、财务管理、合同管理、进度管理、廉政建设等主要环节，正确处理好进度、质量、成本三大要素之间的关系，达到控制工程成本、提高投资效率的目的。

二、医院基本建设的程序

医院基本建设的基本程序，反映的是工程建设各个阶段、各个环节之间的内在联系，是客观规律性的反映。医院的基本建设程序是指工程项目从策划、立项、评估、决策、设计、施工至竣工验收、投入使用的整个建设过程。医院基本建设管理必须严格按照基本程序，遵循国家和地方有关法规和制度，是建设工程项目科学决策和顺利实施的重要保证。

（一）项目建议书阶段

项目建议书阶段是确定项目有否必要建设、是否具备建设条件的阶段。医院前期应做好充分论证和准备工作，提出拟建项目的设想，分析医院现状、发展方向，确定合理规模。建设项目规划应具有超前性、适应性和可持续发展。医院委托具有相应资质的单位编制项目建议书，项目建议书内容主要包括建设项目的必要性和依据，建设规模和建设地点的初步设想，建设条件的初步分析、投资估算和资金筹措设想，经济效益和社会效益估计等。按照有关规定，项目建议书经上级主管部门批准后方可进行可行性研究工作。

（二）可行性研究阶段

可行性研究是确定建设项目最终决策的重要依据。项目建议书批准后，医院根据项目建设内容，编制项目设计任务书，公开招标选择项目设计单位。委托具有相应资质的单位编制可行性研究报告，编制可行性研究报告主要内容包括项目建设的背景和依据，建设规模，占地面积，建设地点，平面布置方案，配套工程、环保节能、主要设备配置，基础设施条件，抗震，建设工期和实施进度，估算和资金筹措方式，经济效益和社会效益等，并获得项目选址意见、土地预审、环境保护评估等批复。按项目审批权限，可行性研究报告需报上级主管部门批准。可行性研究报告由审批部门委托相关单位组织进行评估和论证，具体包括投资、建设方案、环境保护、节能等内容。可行性研究报告正式批准后，医院不得随意修改和变更。必须更改变动时，需经原审批部门批准。经批准的可行性报告是初步设计的依据。

（三）设计阶段

设计阶段是整个工程建设的决定性环节，是组织施工的依据。按照国家有关工程设计招投标规定，择优选择设计单位。为确保总概算精确性，应大力推行限额设计，减少施工变更，做好投资控制。根据项目的建设情况，一般分为三个阶段，即方案设计（项目建议书批准后）、初步设计（可行性研究报告批准后）、施工图设计（初步设计批准后）。

1. 方案设计阶段

由于医院功能的复杂性和特殊性，医院建设项目强调总体规划，结合医院实际情况，从技术和经济上对项目做出详尽规划。注重医院运行管理与文化理念的整合，以病人为中心，着重体现医疗建筑的功能要求，合理设置流程布局和交通组织，确保各流线畅通、便捷，避免交叉感染和相互干扰。规划设计方案确定后，医院需征询规划、消防、民防办、卫生监督、环保、交警、绿化办等部门意见。

2. 初步设计阶段

根据批准的可行性研究报告，对项目进行初步设计。初步设计的内容主要包括设计依据、建设规模、主要设备选型和配置、占地面积、土地使用情况、配套条件、节能、环保和抗震措施，以及各项技术经济指标、总概算等。医院应仔细审核初步设计图与设计任务书要求是否相符，避免漏项缺项；同时组织医院各部门负责人、各科室主任对相关图纸确认并签字。初步设计完成后，需上报规划、环保、消防、民防、卫生、交警、绿化、抗震、环卫、上水、排水、供电、燃气和通信等部门，由政府相关部门组织评审和审批。初步设计经批准后，项目总平面布置、工艺流程、主要设备、建筑面积和总概算等不得随意修改和变更。

3. 施工图设计阶段

根据批准的初步设计方案进行施工图设计。施工图纸应正确、完整、详尽，必须由施工图设计审查单位加盖审查图章后使用。确认后的施工图是具有法律效力的正式文件，是建筑工程重要的技术档案。设计人员通过施工图，表达设计意图和设计要求；施工人员通过熟悉图纸，理解设计意图，并按图施工。

（四）建设实施阶段

1. 施工准备阶段

建设项目开工之前应做好各项准备工作，主要包括征地、拆迁和场地平整；水、电、道路畅通；组织施工监理、施工总承包等招投标，签订施工合同和廉政协议；办理开工、规划和施工许可证、质量安全监督等手续。医院与勘察设计、施工、监理等单位签订的合同中，应约定双方的建设工程质量、工期和安全责任等。

2. 施工实施阶段

施工实施阶段是医院建筑管理中的关键阶段，对医院起到了至关重要的作用。医院应会同代建单位、监理单位、施工企业等，根据建设项目实际情况，落实责任，明确分工，规范操作，建立健全施工组织管理机构及技术、质量、安全和进度的保障体系，做到组织到位、管理到位、措施到位，实行有目标的组织协调控制，强调统筹协调、相互衔接的动态管理，确保工程项目的安全、质量和工期。同时，做好动态投资管理，严格控制设计变更，控制资金拨付进度；加强廉政建设，制订各项规章制度，规范各类设备材料招投标的流程，争创工程优质、干部优秀的"双优"工程。

（五）竣工验收阶段

竣工验收前，应做好技术资料整理、编制竣工图纸和竣工报告，竣工报告需经施工监理负责人签署。按国家规定，根据项目规模大小和复杂程序，医院建设项目的验收可分为初步验收和竣工验收两个阶段进行。建设项目全部完成后，报有关部门申请验收，成立验收委员会或验收小组，审查各个环节，对建设项目设计、施工和质量等方面做出全面评价。工程竣工验收合格后可交付使用，同时做好工程结算审价、项目审计和财务决算，按决算金额登记固定资产账。

第二节　医院的总体规划和改扩建管理

一、医院的总体规划管理

医院建筑是民用建筑中最为复杂的建筑类型，具有专业技术性强、使用功能复杂等特点。随着我国国民经济的快速发展和医疗改革的不断深入，人民群众对医疗服务的需求呈现多层次、多样化的趋势和特点，做好医院总体规划是建设现代化医院的前提。医院应根据所在区域卫生规划、医疗机构设置规划，以及医院总体发展规划、功能定位、医院文化和专科特色等，立足当前、兼顾发展，适度考虑医疗、教学、科研的可持续发展，制定医院建设发展总体规划，医院附近应同步规划社会公共停车场、银行、邮局、商场、餐饮、旅馆、公交线路站点设置等社会配套设施。医院建设发展总体规划牵涉多学科的知识，并受到政策、经济、管理、服务人群、工程技术水平等多种因素的影响，应体现完整性、科学性、可实施性和可持续性，突出公益性、功能性、实用性的原则；强调"以人为本、以病人为中心"理念，在满足各项医疗需要的同时，注重改善病人的就医条件和员工的工作环境，做到功能合理、便捷舒适、流程科学、规模适宜、装备适度、运行经济、安全卫生。因地制宜合理安排各类用房，功能相对独立，交通便利，营造室内外良好环境，并对医院的经济实力和融资情况，以及建成后的运行成本等作分析比较。医院建设应避免盲目建设、见缝插针的现象，各单体建筑建设应根据总体规划分期、分步骤完成，即"总体规划，分步实施"。

（一）医院选址

医院建筑选址应符合当地区域卫生资源分布规划和城市总体发展规划要求，选择交通方便、环境安静、地形规整、工程水文地质条件较好、市政配套设施较完善的位置，并考虑土地使用的经济性、合理性。医院的首要任务是为病人提供医疗服务，因此，医院建筑选址首先要考虑交通便捷性，方便患者看病和家属探视等，根据医院所在地区的具体条件和交通状况等，结合布局的必要性、可行性，合理确定医院选址，并考虑预留医院发展用地。同时，医院服务的对象多为患者，选址前应充分考虑医疗功能的特殊性，选择避开污染源和易燃、易爆物品的生产、贮存场所，避免外界环境对医院的影响，合理设置医院与周边建筑的间距，根据相关规范要求设置绿化隔离带等，满足医院功能与环境的要求。

原则上医院建设用地宜选择形状比较规则方整的场地，且地势比较平坦、略高，排水较为顺畅的地段。为保证医院安全正常运行，大型综合性医院宜设置两路供电电源、两个供水接口，其他煤气或天然气等市政管网应就近引入。

此外，在选择医院建设用地时，还应听取交通、园林绿化、消防、市政等各个部门的意见。

医院用房一般包括急诊部、门诊部、住院部、医技科室、保障系统、行政管理和院内生活七项设施。医院建筑应根据建设内容、医院特色和当地气候条件，充分利用地形地貌，结合医院需求、学科设置和发展目标定位，在不影响使用功能且满足安全卫生要求的前提下，合理配置用房面积，设置布局与流程，安排设备空间。

为方便病人就医，提高效率，降低成本，节约土地资源，医院建筑总体布局应相对集中设置，充分利用地下空间，适当拓展地下建筑，采用半地下室、地下室等建筑结构形式。根据各个功能科室相关密切的程度，将各建筑单体有机地结合起来，科学地组织人流、车流和物流，既方便病人就医，缩短医疗流程，又提高医务人员工作效率，避免或减少交叉感染，做到功能分区明确、布局紧凑、条理分明。如医技科室宜放在急诊门诊和住院部之间，手术部应与中心供应室、血库和病理科相邻相近，锅炉房、污水处理应设置在下风向靠近污物出口处。尤其是重视具有传染病的诊室的总平面布置，防止病毒和病原体对人群的传染影响。

医院宜采用规整的建筑形体，立面设计应简洁、大方、流畅，体现医院建筑特征，建筑物的朝向、间距、采光应符合节能环保要求，医疗用房宜采用南北向布置，注重空间的色彩、采光、通风、节能，减少交叉感染。同时，根据医院设计规范和消防要求，设置人员和车辆出入口，以及足够停车位，确保医院道路便捷、畅通，营造良好的院区环境，为病人创造整洁、美丽、舒适、温馨的医疗环境，形成可持续发展的理念。

（二）医院的交通组织

据调查，目前许多大型医院平均每日的门急诊流量最高已达近万人次，每个病人平均有两个人陪同前来就诊。医院的交通具有人流量、车流量大，且流程集中等特点。此外，医院还有营养饮食、衣服被单、药品、医疗器械、一次性用品（废弃物）等大量的物流量。

医院内部交通的组织应符合医疗流程的需要，对不同种类的人流、物流给予合理安排，做到各个部门各行其道、各得其所；总体设计上尽量避免迂回与交叉，避免交错混杂，路径要尽量短，避免徒劳往返。如门诊楼前应留出较大的广场集散人流、车流场地，有条件的设出租车、外来车辆的快速进出通道和出租车停车区域，急诊部设独立的紧急出入口等。根据洁污分流和消防要求，医院出入口应不少于三处。人流和物流组织以及相应的空间变化在医院设计中显得极为重要，人流运输可采用电梯、自动扶梯和楼梯，可考虑引入医院主街和交通廊的概念；物流运输可采用货梯、污物梯和物流传输系统等，可大量减少人员的流动，为医院内部交通组织提供更加广阔的思路。

（三）医院建筑空间组合模式

医院建筑的空间组合模式应以满足医疗服务使用功能为主要前提，从医院的内在功能需要，从客观实际出发，不仅体现医疗流程的专业化，还要考虑医院今后的动态发展趋势。从平面上分类，一般医院建筑有工字形、王字形、五字形、指状、田字形、方格形等；从更加宏观模糊的概念划分，医院建筑空间组合形式还包括集中式、分散式和半集中式。

（1）集中式。是指医院规模大，但用地小，只能纵向高空方向发展。采用这种布局会造成对纵向交通的较大压力，医院运行费用较高。

（2）分散式。是指医疗功能单体相对独立或分散，一般在用地相对宽松的地区，医院规模不大，可以分期建设，医院环境较好。缺点是医院交通路线、工程管线比较长，影响运行效率。

（3）半集中式。是指能适应与满足不同规模的医疗机构，医院用地比较节约，内部交通路线相对短捷，也可创造医院优美环境。经过多年实践，目前采用此种形式的布局方式较多。

（四）医院环境和景观规划

医院环境和景观规划是一个系统工程，应与医院建筑设计同步规划、整体考虑。医院是病人诊疗、修养、康复和生活活动的场所，也是医护人员医疗活动的场所。医院环境景观设计应充分体现对病人和医务人员的关怀和尊重，建立温馨、便捷的就医环境，可以让病人保持良好的心境，促进康复，又能使员工保持工作热情。环境景观设计应坚持因地制宜、合理规划的原则，结合医院特点，体现医院文化理念，做到合理安排、有序实施。

室内环境由空间形式、界面形式、色彩搭配、绿化等因素决定。门诊大厅是医院人流最集中、功能较繁杂的区域，是室内环境设计的最重要部门，应重视空间景观和环境的组织。在规划医院内部环境的同时，应综合考虑医院外部环境的设计，根据医院建筑绿化面积和容积率标准，设置不同规模和形式的景观绿化，创造室内外环境自然融合、亲切、舒适的医疗环境。针对建筑密度大、绿化面积有限的医院，可发展立体绿化。例如，根据医院建筑屋顶结构特点，考虑设置屋顶绿化。良好的医院环境，不仅为患者提供了散步、康复锻炼的场所，也有利于提升医院形象，增强医院核心竞争力。

（五）医院建筑设计原则

医院建筑设计应贯彻安全实用、科学合理、技术先进的原则。根据建筑节能的各项规范要求，选用实用、耐磨、防滑、安全、易清洁和环保的材料。外饰面以朴素、简洁、大方为原则，充分考虑安全性、耐久性，原则上玻璃幕墙和石材幕墙应控制在 2 层以下。屋顶设计可结合当地建筑风貌和节能要求；严格控制窗墙面积比例；病房及其他病人活动区域内的窗户应安装限位器；医疗通道扶手以下墙面宜采用耐撞击、易清洗材料；诊室设计应体现以人为本的理念，尊重病人隐私，有条件的应设置单人诊室；住院部每病区宜设置病床 40 张左右，每病室设置床位 3~6 张。为确保医院运行安全，考虑到医院的业务发展，应做好医院后勤系统给排水、供电、消防、弱电等规划设计。手术室、重症监护病房、产房、婴儿室、抢救室、部分医技区域等可独立配置空调系统。医院发热门诊、肠道门急诊，抗震设计，建筑耐火等级和消防设施，医疗废物和污水处理，安全技术防范体系和无障碍设施等均须按照国家或行业有关标准设计。

二、医院的改扩建管理

近年来，随着我国医疗卫生体制改革的不断深入，政府对医疗卫生的资金投入不断增加，老百姓合理的医疗需求不断得到落实，为满足老百姓不断增长的就医需求，医院建设项目得到较快批准。目前，大多数建设项目是以提升服务能力为目的的医院改扩建项目，包括原地改扩建项目、原址旁征地改扩建项目，还有异地重新选址的建设项目。

（一）改扩建特点

1. 改扩建方案设计要求高

医院在改扩建方案设计时，由于是在现有基地基础上增加业务用房，势必造成原有流程的重新调整。新的布局设计要求流程更加合理、科学,服务更加便捷。因此,对改扩建方案的选择一定要适应医院的学科特点、现有建筑布局特点,结合未来业务发展需求实际制定,通过流程的重新优化,达到提高工作效率的目标。新增医院建筑面积往往会有规划地控制指标的变化,如建筑密度增加、容积率增加、绿化面积相对减少,这些都是对规划设计智慧的考验。由于整体建筑面积的增加,也带来配套设施需求的增加,如锅炉、液氧、供电、给排水、污水处理能力等应统筹规划好,确保建设完成后能顺利运行,并体现在总体设计方案中。

2. 医院正常业务受影响

医院改扩建工程的多数模式是与医院现有建筑毗邻而建,而医院需要全天候不间断为病人服务。施工期间对医院正常业务的影响,主要是影响医疗活动的正常秩序,导致门诊、住院量下降,或者病人由此产生较大的怨气和不满情绪,严重的可能还会影响医疗效果。因此,在建设过程中不能影响医院正常业务的开展,要合理做好时间和空间的安排,合理制订切实可行的过渡方案,采取积极有效的文明施工措施来保障,同时尽量缩短建设周期。

(二) 改扩建原则

1. 坚持总体规划原则

医院的改扩建必须充分考虑医院的职能、科室特点及未来的发展等因素,结合当地经济社会发展、疾病谱变化情况,医院的服务半径、服务人群等,制订建设总体规划,在总体规划方案相对稳定的前提下开展建设,才能保障医院未来运行和发展的可持续性。总体规划一方面要具有一定的前瞻性、稳定性和先进性,同时也要为未来建设发展留出足够的空间。

2. 坚持合理布局原则

医院改扩建项目最难解决,也最应该解决好的就是建筑布局问题,建筑布局合理,流程设计科学;反之很难达到提高服务效率、让医生和患者更加满意的建设目标。要根据医院的现有建筑和床位规模、服务容量、学科特点、未来服务重点,合理安排建筑的布局。规模较小的医院可采用集中布局方式,通过新建建筑与原有建筑功能的调整,实现流程的优化;规模大的医院,往往有实力较强的学科,可以将优势学科的门诊、医技、病房整体移出,建设学科大楼。同时,给原有的建筑腾出可利用的空间进行重新规划整合。

3. 坚持节能环保原则

随着全球绿色潮流的到来，以及我国建设资源节约型、环境友好型社会的需求，节能环保的绿色医院建设已成为具有共识的建设理念。因此，在建设中要最大限度地节约资源（节能、节地、节水、节材），保护环境和减少污染，提供健康舒适和高效的空间，建筑要与自然和谐共生。

4. 坚持以人为本原则

医院的改扩建，必须体现以病人和医务人员为中心的建设思想。过去受制于建设资金的限制，当然也有设计理念的原因，在以往的医院建设中，没能很好地体现"以人为本"。即便近年大规模的医院改扩建，也仅仅是在服务患者、改善患者的就诊空间上采取了一定的措施，而在医务人员的生活空间上却考虑不多。因此在未来医院改扩建中，"以人为本"的理念要体现在为所有在医院中活动的人员考虑，而且要贯穿于建设的始终。

（三）改扩建的工作程序

改扩建的基本工作程序是指建设项目从立项、设计、施工到竣工验收整个过程的工作程序。按照国家规定，分为五个阶段，即项目建议书阶段、可行性研究报告阶段、设计阶段、建设实施阶段和竣工验收阶段。此处重点强调施工实施阶段的安全、质量、工期、投资控制和廉政建设的工作程序。

1. 工程安全管理

在签订合同时就明确安全目标，健全安保体系。要求施工单位按规定配备安全员；加强安全教育，教育工人提高自我保护意识，特殊工种严格做到持证上岗。在现场管理中，医院作为项目主体单位，应建立安全巡视制度，充分发挥工程监理和施工安全员作用，加大巡视检查力度和定期安全大检查，发现问题及时整改到位。对临边、洞口等关键部位加强安全防护措施，以临时用电、人货梯及其他大型机械设备作为检查重点，同时做好节假日和极端天气下的安全防范措施。

2. 工程质量管理

工程监理是独立的第三方，受业主的委托对工程项目实施监督和管理，是工程项目现场的监督和质量管理核心。工程监理可独立行使检验权、签认权和否定权。医院建筑涉及专业繁多，建筑工程中很多有特殊要求，需要监理工程师协调各方来控制质量。为此，监理工程师应采取一系列的措施实施全过程、全方位控制；在质量控制中设置质量控制点，针对影响质量控制的因素（人、机、料、方法、环境）采取事前、事中、事后控制。业主在项目实施中必须切实保障工程监理上述各项权利的有效实施。在工程施工中，必须坚持按图施工的原则，规范操作规程，坚持建筑材料和预制构件、配件使用前的检测制度，监督检查每道工序、工种的质量，重点检查隐蔽工程和主要建筑结构，并按施工图纸和评定标准分段验收，上道合格后才能转入下道工序施工。参加给排水、暖通、电气和设备安装的试压、试水、试运转。

3. 工程工期管理

要求施工单位制订科学的、切实可行的总进度计划表，作为整个工程建设周期的目标与参考。为了确保总工期目标实现，需每月制订月计划，每周制订周计划，合理安排工序衔接和施工流程。同时，科学合理地制订配套专业施工计划和时序，包括现场调度、材料安排等。尽可能避免交叉作业的"碰撞"造成工期延误。在项目实施过程中，根据具体施工条件及时进行调整、优化计划，确保总进度计划的实施。预判工期滞后因素，针对性地加强工期滞后部位的作业力量，以达到如期竣工的目标。

4. 工程投资控制

财务监理的投资控制工作应贯穿于项目的始终，协助业主切实做好投资控制工作。财务监理作为投资控制的第一责任人，主要完成资金监管、投资控制、财务管理、绩效评价四个方面的工作。财务监理应严格按照合同规定的比例拨付资金，同时对照施工图预算与项目概算进行动态调整和分析，确保投资控制得到有效落实。

5. 工程廉政建设

在基本建设中必须重视干部队伍廉政建设，开展创"双优"活动（工程优质、干部优秀），制订和完善管理制度和流程，充分发挥医院纪检监察等部门的作用。强化风险预警机制，与有关单位签订勘察设计合同、建筑工程施工合同、材料设备供应合同等的同时应签订廉政协议，把党风廉政建设、工程建设领域突出问题专项治理工作、治理商业贿赂和腐败等相关工作有机结合，齐抓共管，形成合力。通过开展讲座、参观警示教育基地（巡展、监狱等）等多种形式的活动，在项目建设过程中形成以制度建设、思想教育、监督防范为核心的预防腐败机制。

(四) 改扩建的模式

在选择改扩建方案时需反复论证、调研,综合考虑。中心城区很多医院因用地限制,只能因地制宜、就地改造;同时受到投资的限制,不可能在短时期内集中建设,只能是分期、分批逐步改善。为此,只能原地改扩建或在原址附近征地,在改造时特别注意在施工过程中对医院其他部门的干扰影响,或另在中心城区外异地新建分院,通过集团化管理,为病人提供良好医疗环境,提供优质服务。

1. 原址改扩建模式

原址改扩建是在医院现有的用地范围之内建设,主要分为以下两种类型:①整体改造型,即在现有医院的用地范围之内,分期拆除医院现有的建筑,重新规划建设。这种类型通常是一些历史较长、规模较大的医院改扩建项目。"历史长",意味着医院内有些几十年前的建筑,许多已经残旧或不适用于现代医疗功能的需求;"规模大",意味着这些医院已形成良好的品牌,服务的人口多,周边的居民已经形成固定的就医习惯,迁建较为困难。对于这种类型医院的改扩建,计划性是非常重要的,应根据投入资金的情况,有步骤、分阶段地实施改造。②局部加建型,即在现有土地上局部增加一些医院的用房(最为常见的是加建住院综合楼),有效解决医院病房不足的问题,同时增设部分医疗设施。局部的加建要注意新旧建筑之间的有机联系,保持医院的整体性。这是目前绝大部分医院已经采取的建设模式,其主要优势是不需要新增土地。但是否能够实现该改造目标,受到现有地块的建设高度、建设密度、容积率、绿化率等主要规划指标的制约。

2. 在原址附近征地扩建规划

为了满足医院业务量的增加、医疗设施的完善,在医院附近新征土地,增加业务用房,或者在医院周边收购城市现有的楼房,对其进行内部和外部的改造,包括内部结构、非承重的隔断、空调系统、消防系统、给排水、外观等系列改造项目,使之成为功能较为合理的医院建筑。局部的加建要注意新旧部分之间的有机联系,保持医院的整体性,使规划从无序走向有序,逐步完成由老医院向现代化医院的转变。这种方式解决了规划指标的制约。但由于在中心城区,土地资源异常稀缺,出让土地价格高,巨额征地资金成为影响投资决策非常主要的因素。

3. 异地新建模式

由于老医院用地狭小、拥挤，或因技术条件限制无法进行原地扩建，或因城市规划要求，投资、土地、人口导入、医院管理等因素，可考虑异地新建。异地新建需要考量服务人群、医院文化和专科特色等因素，按照区域卫生规划的要求，以及国家和地方的相关建设标准，做好医院发展总体规划，分期实施。这种方式是比较理想的模式，地处郊区，土地费用花费少，而且还可以争取政府的大力支持；并且在一块空白地块上建设，可以完全按照整体规划、分步实施的原则进行。但由于新园区建设往往地处郊区，要分析清楚需求与供给的关系；同时将医院的功能定位和承担的任务很好地结合，才能发挥新建医院的最大社会效益。

医院的建设和改造均应先行做好总体规划，改变"见缝插针""头痛医头"的现象，避免造成功能分区的交叉及流程不畅等局面。规划首先应满足国家和地方规定的标准，根据自身情况，注重整体性和可持续发展，为病人和医务人员创造一个安全、人性化的诊疗和工作环境。为此，应广泛学习国内外医院建设的先进经验，明确医院的发展目标，并结合学科优势和实际，让规划具有前瞻性。

第三节　医院建筑大修管理

一、设计与预算

医院建筑大修主要包括因房屋建筑陈旧、破损，为保证其使用功能进行的修缮与加固工程；因医院医疗业务需求或质控，以及运营标准调整，而改变原建筑使用功能的改建工程、装饰装修工程、后勤相关设备设施改造工程等。

（一）建筑大修的设计

基本建设项目的设计分为三个阶段，即方案设计、扩初设计和施工图设计。医院建筑大修项目相比基本建设项目，其规模较小，一般采用两阶段设计和一阶段设计。

规模较大、较复杂的大修项目，一般采用两阶段设计，分别为方案设计、施工图设计。

方案设计：投资决策之后，在需求分析的基础上提出的具体开展建设的设计文件。

施工图设计：主要内容是绘制正确、完整和尽可能详细的建筑、安装图纸，包括建设项目部分工程的详图、零部件结构明细表、验收标准与方法等。此设计文件应当满足设备材料采购、非标准设备制作和施工的需要，并注明建筑工程合理使用年限。

规模较小、不复杂的大修项目，可以直接进行施工图设计。

（二）建筑大修的预算

两个设计阶段分别对应方案设计投资估算和施工图预算。它们都是项目投资在不同设计阶段的体现，也是今后投资控制的目标值。

二、项目招投标

（一）必须招标项目的范围和规模标准

必须招标的项目，是指在法律规定的范围之内达到一定金额的项目，必须用招标方式进行采购。根据《招标投标法》第三条规定，大型基础设施、公用事业等关系社会公共利益、公共安全的项目属于必须进行招标的范畴。因为医院建筑大修属于公用事业项目，所以是必须招标的项目。按照《工程建设项目招标范围和规模标准规定》第七条规定，医院建筑大修项目设计、施工、监理以及与工程建设有关的重要设备、材料等的采购，达到下列标准之一的，必须进行招标：①施工单项合同估算价在 200 万元人民币以上的；②重要设备、材料等货物的采购，单项合同估算价在 100 万元人民币以上的；③勘察、设计、监理等服务的采购，单项合同估算价在 50 万元人民币以上的；④单项合同估算价低于第①、第②、第③项规定的标准，但项目总投资额在 3000 万元人民币以上的。

按照《工程建设项目招标范围和规模标准规定》第九条规定，医院建筑大修项目符合以上规模标准的，全部使用国有资金投资或者国有资金投资占控股或者主导地位的，应当公开招标。

（二）招标方式

1. 公开招标

医院作为招标人，按照法定程序，在指定的报刊、电子网络和其他媒介上发布招标公告，向社会公众明示其招标项目要求，吸引众多潜在投标人参加投标竞争，招标人按事先规定的程序和办法从中择优选择中标人的招标方式。

2. 邀请招标

医院作为招标人，通过市场调查，根据承包商的资质、业绩等条件，选择一定数量单位（不能少于三家），向其发出投标邀请书，邀请其参加投标竞争，招标人按事先规定的程序和办法从中择优选择中标人的招标方式。

三、施工管理

（一）安全管理

医院建筑大修项目与普通建设项目相似，存在以下通用的安全隐患，包括坍塌、触电、高处坠落、物体打击和机械伤害等；同时，由于医院建筑的特点，大修项目也可能对院内病人造成安全影响。所以一定要重视安全管理。

安全管理首先要制定安全管理目标及计划，其次根据目标和计划落实和实施安全技术措施。其程序一般为：识别危险源；确定项目的安全管理目标；编制项目安全技术措施计划（或施工安全方案）；施工安全技术措施计划的落实和实施；应急准备与响应；施工安全检查。

（二）质量管理

质量管理是指确立和实现质量方针的全部职能及工作内容，并对其实施效果进行评价和改进的一系列活动。质量管理的基本模式是策划、实施、检查和改进。因为医院建筑比较复杂，质量管理不仅包括施工质量管理，还包括设计质量管理。

设计质量管理包括以下工作流程：科学策划项目设计实施方案；组织设计招标，优选设计方案及设计单位；协调设计过程，正确详细地提出自己的需求；控制设计深度，保证各阶段设计符合质量要求；组织施工图图纸会审；控制设计变更。

施工质量管理是医院运用施工全过程的质量监督管理和决策，保证项目达到合同确定的质量目标。医院可以通过施工监理单位监控施工单位的质量行为，协调施工关系，履行工程质量的监督责任。

（三）投资控制

1. 合理确定投资控制目标

大修项目有很大的不确定性，例如：需要大修的建筑一般已经使用了多年，结构条件一定不如新建建筑；同时，大修一般都伴随着要先拆除，较大比例的设备设施经过拆除不能再继续使用；等等。在确定大修范围、工程量时要合理考虑上述因素，正确估算，得到较合理的目标控制值。

2. 实施全过程动态控制

医院建筑大修项目的投资控制工作应从方案阶段开始，到实际造价的确定和项目审价后为止，贯穿项目的整个建设周期。大修项目的建设周期虽然比基本建设项目的要短，但在预计工期内，许多影响工程投资的动态因素会发生变化，使得工程投资在整个建设过程中处于不确定状态，所以要实施动态控制。

四、竣工验收与审价

（一）竣工验收

验收条件包括：第一，施工单位完成工程设计和合同约定的各项内容；第二，监理单位对工程进行质量评估，具有完整的监理资料，并提出工程质量评估报告；第三，设计单位对设计文件及施工过程中由设计单位签署的设计变更通知书进行检查，并提出质量检查报告；第四，具有完整的技术档案和施工管理资料，工程使用的主要建筑材料、建筑构配件和设备的进场试验报告，以及施工单位签署的工程质量保修书；第五，建筑各系统联动调试合格。

验收内容包括：第一，检查工程是否按批准的设计文件建成；第二，检查工程质量是否符合国家相关设计规范及工程施工质量验收标准；第三，检查工程设备配套及设备安装、调试情况；第四，检查联调联试、动态检测、运行试验情况；第五，检查工程竣工文件编制完成情况，竣工文件是否齐全、准确。

（二）审价

工程审价是建设工程全过程造价控制中的最后阶段，亦称为工程造价事后控制阶段。在医院建筑大修项目中，一般由医院聘请有相关资质的第三方按合同约定及时审查施工单位递交的分部分项或整体工程价款结算，公正合理地确定单位工程的造价，并提供审查结果的书面报告（包括供料、设备价款，施工用水、用电的审核抵扣等）及相关汇总表。对应合同约定的结算原则，及时出具工程结算审核意见。

第四节　医院基本建设管理模式

一、医院自行管理模式

随着社会主义市场经济体制的形成与完善，政府加大推进投资管理体制改革力度，积极建立规范的市场经济秩序，各地积极探索医院基本建设管理模式。回顾医院基本建设管理模式的发展，可分为医院自行管理的传统模式、设计总承包模式和代建制管理模式。业主管理模式是传统的基本建设项目管理模式。我国医疗卫生系统基本建设在"十五"规划前实行的是医院自建、自管、自用的非专业化分散型管理模式。

建设单位统揽模式。该模式主要在新中国成立初期得到使用。在设计和施工力量十分薄弱和分散的情况下，建设单位自行组织设计及施工人员，自主招募工人和购置施工机械、材料、设备，自行组织项目工程建设。建设单位根据自身需求，自行完成前期论证工作，并就此向行政管理部门申请财政投资。这种模式缺少约束性机制。

基建处模式。该模式从 20 世纪 80 年代开始至今得到广泛应用。由医院基建处通过各种招标自行选择工程的设计、材料、设备供应、施工、安装、监理等单位，并分别与之签订合同。基建处负责全过程建设管理，通过各类合同管理达到项目管理的目的。这种模式代表部门或单位的利益，缺少专业化管理，而且将承担项目管理中的建设风险，容易造成投资超、工期拖、质量低等现象的发生。

二、设计总承包模式

为减少建设单位自行管理所承担的风险，将包括项目设计（包括概念设计）、设备采购、土建施工、设备安装、技术服务、技术培训直至整个项目建成投产的全过程均委托建设承包商负责，承包商将在固定工期、固定价格及保证性能质量的前提下完成项目的建设任务，即设计总承包模式（EPC），简称"交钥匙"工程。建设单位对建设功能、建设内容、交付时间等有明确要求，一般要严格控制变更。对承包商的监督和管理则通过合同管理来进行。对承包商而言，要求其对医院项目所涉及的工艺要求和技术装备有充分的理解与掌握，对项目施工要有很强的管理能力。承包商在合同范围内有较充分的自主权，建设单位不得干预。这种模式容易造成项目操作随意性较大。建设单位还要承担项目征地、项目报批、缴纳税费、筹措资金等项工作，并按合同支付相应的建设款项。因此，这种管理模式在一定程度上提高了工作效益。

三、代建制模式

随着我国投融资体制改革的不断深入，政府投资项目建设也从"投资、建设、管理、使用"一体化的形式向"投资、建设、管理、使用"四分开的模式转化。2004年7月，国家发改委发布《国务院关于投资体制改革的决定》，指出："对非经营性政府投资项目加快推行'代建制'，即通过招标等方式，选择专业的项目管理单位负责建设实施，严格控制项目投资、质量和工期，竣工验收后移交给使用单位。"其主要宗旨是调整在我国现有行政管理体制下，行政机关直接管理国家投资建设项目所形成的"投资、建设、管理、使用"四权合一的模式。

"代建制"就是以政府为主导，将由政府投资的非经营性项目通过专业化的建设项目管理，使"投资、建设、管理、使用"的职责分离，最终达到控制投资，提高投资效率和项目管理水平，使建设项目达到"双控"（控制建设规模，控制建设投资）、"双优"（工程优质，干部优秀）的目的。"代建制"是以分权和市场化的方式对政府机关的行政权力运行进行一定的限制，建立

"各司其职、各有其权、各安其利"的责、权、利相互制约、相互作用的关系。"代建制"是我国政府投资项目建设管理模式的创新。在实施的效果上，主要表现为节省项目投资和工期、提高质量和预防工程建设领域腐败现象。所以，"代建制"或项目管理承包（PMC）是代表业主对工程项目进行全过程、全方位的项目管理，包括工程的总体规划、项目定义、工程招标，选择设计、采购、施工，并对设计、采购、施工进行全面管理。

EPC、设计—施工总承包（DB）是按照合同的约定承担工程项目设计和施工，并对承包工程的质量、安全、工期、造价等全面负责。工程项目总承包，即按照合同约定对工程项目的勘察、设计采购、施工、试运行（竣工验收）等实行全过程若干阶段的承包，与项目管理模式虽有近似之处，但也有较大差别，这也是其可以独立成为一种管理制度模式的主要原因。

四、基本建设项目绩效评价

（一）基本建设项目绩效评价概念

基本建设项目绩效评价是指按照公共财政要求，对使用财政性资金投资的基本建设项目建设的必要性、合理性及产出绩效进行科学分析和比较，以综合评价政府财政支出基本建设项目的经济性、效率性和效果性的一个系统过程。

（二）基本建设项目绩效评价的目的

基本建设项目的绩效评价是运用绩效评价的方法，综合考评已实施基本建设投资项目的有效性，从中总结经验教训并提出对策建议等。有利于改进现行政府投资资金支出行为和方式，加强各单位部门预算管理，进一步促进各单位完善调整投资结构，加强资金管理，以及相关部门提高决策水平和资金的使用率，最大限度地发挥有限的投资效益。

（三）基本建设项目绩效评价的内容

基本建设项目绩效评价工作的主要内容包括项目实施内容，项目预期目标完成情况，项目完成后产生的社会、生态和经济效益情况，资金管理效率，项目管理的制度化、规范化、程序化建设等。基本建设项目绩效评价贯穿整个项目周期，包括项目前期、项目建设期、项目竣工运营期，其中以项目运营期的运行情况为重点。

1. 项目前期的绩效评价

在安排项目投资预算前,采用科学的方法对项目在社会、经济、财务、生态环境等方面的效益进行全面系统的分析与评估,判断项目是否值得投资,效益及效果如何等。

2. 项目建设期的绩效评价

对建设期项目工程及财务管理等方面进行评估,主要包括建设管理制度执行情况、工程进度及质量、各项合同执行情况、投资概算预算执行情况、财务管理及会计核算、建设资金使用管理情况、建设工期及施工管理水平、洽商变更签证情况、与预期目标的偏差情况、对环境的影响等。

3. 项目竣工运营期的绩效评价

对建设项目建成投产(或交付使用)后实际取得的经济与社会效益及环境影响进行综合评估及评价。主要从是否达到了预期目标或达到目标的程度、完成的情况、成本效益分析评价、对社会经济和环境实际影响、项目可持续性等方面对项目进行评价。

第五节　医疗工艺设计

一、医疗工艺设计的功能

医疗工艺设计是根据医院医疗功能需求,对其医疗业务结构、功能、流程、相关技术条件及建筑、信息、医学装备等各类资源配置所进行的系统性专业设计。现代医院建筑是跨专业的综合建筑,是对医学、医学装备工程学、建筑学、社会学、经济学、信息学等多领域科学技术的整合应用,集居住建筑、商业建筑、工业建筑属性于一体,具有系统综合性、复杂性的特点。而医疗工艺设计是医疗和建筑的桥梁,通过工艺设计将医疗指标和行为空间进行合理匹配,将医院相关的医疗指标转化为建筑设计所需的空间指标和技术指标。

医疗工艺设计为医院建筑设计提供依据，并与建筑设计的深化和完善过程相配合。通过医疗工艺设计，有利于编制既符合客观规律又具有可操作性的设计任务书和可行性研究报告指导建筑设计，减少医院建设在项目规模、功能、流程、投资等方面可能出现的偏差。《综合医院建筑设计规范》（GB51039-2014）特别在原规范的基础上增加了医院工艺设计章节，明确提出"医院建筑设计应满足医疗工艺要求"。

二、医疗工艺设计的阶段划分

医疗工艺设计可分为前期设计和条件设计两个阶段。在目前国内外医疗工艺设计实际工作中，工艺前期设计又分为工艺规划设计和工艺方案设计。

一般民用建筑工程设计工作划分为方案设计、初步设计和施工图设计。医疗工艺是为相应的建筑设计提供依据的，因此其各阶段都早于对应的建筑设计阶段。例如，先进行医疗工艺规划设计，后开始建筑方案设计；先进行医疗工艺方案设计，后开始初步设计；在初步设计进行的同时，完成工艺条件设计内容，并在施工图设计阶段完善工艺条件设计。工艺设计与建筑设计交替进行，直至项目所有设计内容完成。工艺设计的各阶段成果也应在相应的建筑设计阶段开始前提交。例如，医疗工艺规划成果中的建筑设计任务书应在建筑方案设计之前提交，一级、二级流程设计应在方案设计的平面图设计之前提交；而工艺方案阶段的设计成果工艺设计报告和同一阶段的工程可行性研究报告需要在初步设计前提交。

三、医疗工艺设计的内容与要求

医疗工艺前期设计（工艺规划设计和工艺方案设计）必须满足编制可行性研究报告、设计任务书及建筑方案设计的需要，包括医院项目定位、功能规划及医疗流程设计等，其设计成果是医疗工艺设计报告。医疗工艺条件设计是在前期设计的基础上，利用已完成的建筑方案设计图进行详细的医疗工艺图深化设计，并具体明确地提出水、电、空调、医用气体和防护设施等技术条件、技术指标参数，其设计成果是医疗工艺图及技术说明，与建筑初步设计阶段相对应，并为其提供设计依据。医疗工艺设计应提供医疗工艺系统说明、医疗任务量计算书、医疗工艺流程设计（一级、二级流程）、医学装备配置及说明（含技术条件及参数）、医疗用房配置要求（含用房条件）、医疗相关系统配置（医用气体、物流传输系统等）等文件。医疗工艺设计各阶段主要设计内容如表5-1所示。

表5-1　医疗工艺设计各阶段的主要设计内容

工艺设计阶段	主要设计内容	标志性成果
工艺规划设计	医院定位、医疗指标测算、医院学科设置规划、医疗功能单元设置规划与任务量测算、建设规模测算、功能房型研究与面积分配、医学装备配置计划、医疗用房配置计划、医疗交通与物流规划、设计任务书编写	设计任务书
工艺方案设计	医疗任务量细化设定（门诊、住院、手术等）、医疗功能单元设置与任务量优化设计、一级医疗工艺流程设计、二级医疗工艺流程设计、医疗工艺相关专业设计方案（水、电、医用气源、净化等）、医疗交通与物流方案设计、医院信息流方案设计	工程可行性研究报告（包括医疗工艺设计报告）
工艺条件设计	一级与二级医疗工艺流程优化、医学装备选型及技术规格、房间及设备点位布置要求、家具平面图设计、标识系统设计说明	医疗工艺图及技术说明

（一）工艺规划设计的内容与要求

工艺规划设计是对医院功能的规划，目的是确定医院定位、医院学科设置、医疗工作量以及医疗功能单元规模等。需要分析广泛的信息条件，根据项目定位、医疗需求、国家（包含政府各级部门）的相关标准和规范等，通过分析、梳理、测算医院建设相关医疗指标，并最终完成设计任务书的编制，从而正确指导建筑设计。工艺规划设计主要包含以下工作内容：医院定位、学科设置、医疗任务量测算、建设规模测算、医疗功能单元设置规划与任务量测算、功能房型研究及面积分配、医学装备配置计划、医疗用房配置计划和设计任务书。

（二）工艺方案设计的内容与要求

工艺方案设计主要目标是确定符合医院合理有效的功能空间关系。完成空间指标和空间资源的完整结合，为各个医疗功能单元提供医疗功能房间组合方案。工艺方案设计主要是落实医疗策划与功能需求，平衡建筑资源匹配，确保概念性方案能够满足医疗服务功能需求，设计理念与医疗要求不相矛盾。工艺方案设计是将空间指标和条件转化为图幅信息的过程。直接实现医疗流程、医疗设备、医疗资源的配置及匹配的目标。合理的工艺方案对策有助于提高和完善工艺设计体系。工艺方案设计主要与建筑方案设计相对应。该阶段的成果是工艺设计报告。工艺方案设计主要包含以下工作内容：医疗任务量细化设定、医疗功能单元设置与任务量优化设计、一级医疗工艺流程设计、二级医疗工艺流程设计、医疗工艺相关专业设计方案（水、电、医用气源、净化等）、医疗物流方案设计和医院信息流方案设计。

（三）工艺条件设计的内容与要求

工艺条件设计是将医疗要求具体化、详细化的工作。主要是在工艺方案的基础上，确定每个功能房间内部的医疗工作流程，并根据医疗工作开展的要求确立与建筑实现有关的设计条件，最终将这些条件反映在专项图纸中。其他各专业应按照工艺条件对应满足相应的医疗需求。工艺条件设计时间跨度从初步设计开始直到施工图阶段完成。医疗工艺条件设计的工作内容包括：一级与二级医疗工艺流程优化设计、医学装备选型及技术规格、房间及设备点位要求（包括房间、设备所需的医疗净化通风点位、给排水点位、医用气体点位、网络电话点位、功能插座等条件要求）、家具平面设计、标识系统设计说明等。该阶段最终成果是医疗工艺图及技术说明。

四、医疗工艺设计参数

在工艺设计的各个阶段，医疗工艺设计参数应根据不同医院的要求研究确定。当缺乏统计数据时，可根据每诊室日平均门诊次数、每护理单元病床数、医院主要诊断治疗设备日均检查数及分科门诊、住院比例等基础指标，初步估算医院各科室门急诊规模、床位规模、医学装备配置等，并结合区域中长期社会经济发展规划及医院实际情况加以修正。

第六节　基于建筑信息模型技术的项目管理

一、建筑信息模型的推广应用

建筑信息模型（Building Information Modeling，BIM）是建筑行业在信息化进程中备受关注的技术，它是建筑设施数字化、空间化、可视化模型。BIM 模型与其他传统的三维建筑模型有着本质的区别，其兼具物理特性和功能特性。其中，物理特性可以理解为在三维空间的几何特性，功能特性则是指 BIM 模型包含与该建筑设施有关的所有信息。

医院建筑作为特殊的公共建筑，功能复杂，且社会影响性大，其全生命周期管理具有很大的挑战性，建设过程中存在各参建单位之间沟通协调困难、数据共享协同不畅，导致项目出现延误、浪费，甚至错误等现象。在目前项目管理技术中，尚无根本性解决办法。BIM 技术在医院建筑全生命周期中的应用，则顺应了现代医院建筑施工与运行维护管理的需求。医院是医院建筑项目的总组织者、总领导者，基于医院自身的立场，将 BIM 引入项目管理中，对提高院方的项目管理水平具有积极作用。

目前多数情况下，国内医院基本建设 BIM 技术的应用主要还是集中在设计、施工阶段的点式应用，重在解决项目中的某些孤立的技术难点，这一趋势不利于医院建筑 BIM 应用的深入推广，也难以促成 BIM 技术在医疗卫生行业的可持续发展。为充分发挥 BIM 的功能，提升 BIM 应用成熟度，应将 BIM 技术嵌入项目管理（Project Management，PM）的整个过程中，实现医院基本建设领域基于 BIM+PM 的全生命周期精细化管理。

二、建筑信息模型与项目管理的结合

BIM+PM 的应用模式可以解决生产协同和数据协同这两大难题，可以深入到成本管理、进度管理和质量管理等工程管理的各个方面。BIM 技术与 PM 的集成应用可从以下四个方面发挥作用：

（1）BIM 技术为综合项目管理提供数据集成的有效手段。BIM 是基于三维几何模型的应用技术，集成不同阶段、不同信息和不同专业的共享资源，为项目管理过程的数据集成提供了有效的手段。

（2）BIM 技术为综合项目管理提供更加精准有效的分析数据。BIM 技术侧重于工程量的测算、变更算量和方案模拟优化等工程管理过程业务点的应用，为工程管理的流程审批提供了依据，有效提高了工作效率。

（3）BIM 技术可以提高工程管理单元点间的数据协同和共享效率。BIM 技术与项目管理的集成应用，有助于提高各单元间的数据协同，也有助于提高彼此的共享效率。

（4）BIM 技术与综合项目管理的集成信息化平台作为支撑。各参建方以 BIM 模型为中心，并且基于统一模型，完成业务数据与管理过程的高度协同。BIM 技术能够实现工程项目全生命周期的信息交换，实现项目全过程的精细管理，为产业链贯通提供技术保障和有效管理模式，促进建筑领域生产和管理方式的变革，保证工程质量水平的提高，推动建筑产业化和可持续发展。

三、建设单位主导的 BIM 组织模式

随着 BIM 应用范围的扩大和应用深度的增加，全过程、全方位 BIM 应用逐渐成为医院建设项目的实际需求。BIM 最终解决了项目全生命周期所存在的信息管理问题，为项目全过程提供增值服务，而设计和施工单位在客观上无法解决 BIM 的全生命周期应用问题。此外，医院是项目的总组织者、总协调者和总继承者，也只有医院才能洞悉 BIM 的应用需求，整合各方资源和协调 BIM 应用，使 BIM 应用融合于前期决策管理、实施期项目管理和运营期设施管理。因此，建设单位主导的应用模式，能较好地满足医院建设项目管理的现实需求。但是，由于建设单位的专业性和 BIM 应用经验往往不足，需要聘请专业的 BIM 咨询单位提供全过程、全方位的 BIM 应用支撑，建设单位、代建单位、BIM 咨询单位等共同构成了建设单位 BIM 应用团队，开展全生命周期 BIM 应用的策划、实施、组织和协调。

四、BIM 应用实施基础

(一) 明确各参建单位 BIM 要求

在建设单位 BIM 应用主导的基础上采用基于 BIM 的 PM 模式, 意味着需要医院聘请专业 BIM 咨询服务单位进行项目各阶段的 BIM 应用。但是, 并不是 BIM 咨询服务单位单方面来完成 BIM 应用, 而是医院及各参建方共同参与, 形成合力来发挥 BIM 应用的最大价值。因此, 在对各参建方招标时, 需要以合同的形式要求各参建单位进行 BIM 应用。

(二) BIM 咨询单位提前介入

BIM 应用切入越早, 应用价值越大。为了更好地在设计阶段开展 BIM 技术的应用及让 BIM 应用在项目全生命周期中发挥更大的作用, 建设单位最好在方案设计阶段前完成对 BIM 咨询服务单位的招标, 让 BIM 开发与应用贯穿整个设计阶段, 同时更好地延伸到施工阶段、竣工交付阶段以及医院运行和维护阶段。

(三) 做好 BIM 应用的组织保障

组织结构必须依据战略而设计, 想要发挥 BIM 技术在医院建设项目全生命周期运用过程中的最大效益, 从项目一开始就必须进行 BIM 应用的组织设计。同时, 要谨记 BIM 的应用不是 BIM 咨询单位一方就能完成的, 需要项目建设单位和各参建方共同参与, 形成一种合力才能发挥 BIM 应用的最大价值。因此, 在实施阶段有一个强有力的组织进行保障是 BIM 应用实施的关键基础。

五、基于 BIM 的项目管理平台应用

信息管理是实现项目实施全过程集成化管理的重要条件, 基于 BIM 的项目管理平台植入 BIM 模型后, 工程项目信息的种类、数量和关联将变得更为复杂。构建基于 BIM 项目管理平台的重要任务是做好建设过程产生的 BIM 信息的提取、与管理信息的无缝集成、基于权限的项目参与方共享访问。

在基于 BIM 项目管理平台的运行中, 项目参建方上传的信息在平台中集成, 用户向云端服务器发送信息查询、业务处理、模型上传、模型下载等操作

请求，系统根据用户需求提取数据并进行加工，通过可视化界面反馈给用户。在基于 BIM 项目管理平台构建中，模型层将起到核心作用。需要针对全生命周期中不同阶段功能模块的应用需求，关联对应的 BIM 模型，从数据层获取信息，产生相应的子信息模型。在这个过程中，BIM 模型的关联修改、一致性、协同等工作非常重要，这些是实现 BIM 在全生命周期各个阶段集成应用的基础。项目管理平台中的 BIM 模型和信息的应用，是和项目建设过程同步的连续过程。BIM 模型和信息随着项目开展的不断深化和细化，确保全生命周期管理者通过平台获取的数据和信息及时准确。

六、医院建设项目 BIM 应用目标

BIM 的技术核心是在计算机中建立虚拟的建筑工程三维模型，同时利用数字化技术，为该模型提供完整的、与实际情况一致的建筑与设施信息库。BIM 模型中包含的信息还可用于模拟建筑物在真实世界中的状态和变化，使得在建筑物建成之前，项目的相关利益方就能对整个工程项目的建设与运行做出最完整的分析和评估。结合医院建设项目全生命周期管理的挑战，医院建设项目各个阶段的应用目标如下：

（一）前期及策划阶段的 BIM 应用目标

利用 BIM 的三维可视化和数字化技术，以及人流、物流和工艺模拟分析技术，通过方案论证集成会议，可充分吸收医院管理方与各参建单位的意见和建议，通过价值工程和多方案可视化比较，进一步提高医院决策方案的科学性，减少后期重大变更。

（二）设计与施工准备阶段的 BIM 应用目标

进行方案构思，协调建筑外部环境和内部功能布局分析；进行设计效果分析，对设计方案进行深入研究；进行专业管线综合，提高管线综合的设计能力和工作效率；进行造价测算，有效控制施工成本，实现成本控制。

（三）施工阶段的 BIM 应用目标

通过三维建模、四维施工模拟、造价测算、RFID 等射频技术应用、现场安全管理等辅助施工阶段项目管理，能进一步提高医院建设管理的精细化水平。

（四）竣工验收阶段的 BIM 应用目标

通过 BIM 与施工过程记录信息的关联，包括隐蔽工程资料在内的竣工信息集成，以及后续的物业管理及未来进行的改扩建过程，可以为医院及项目团队提供有效的历史信息。

（五）运行维护阶段的 BIM 应用目标

通过和已有的建筑自动化系统进行集成，包括监控系统、门禁系统、能源管理系统、车位管理系统等，形成基于 BIM 的智慧医院后勤管理平台，提升医院可持续发展水平。

第六章　医院设施设备管理

　　医院设施设备管理是一个复杂而庞大的系统工程，我国二级甲等以上医院一般都有几千万元到几亿元的医疗设备固定资产，数量巨大且品种繁多，既有单体价格昂贵的百万元以上的医疗设备，也有单体价格千元以下的医疗设备；有放射类、超声类等检查类设备，也有手术等治疗类医疗设备。有的是直接与病人接触而直接用于病人，有的与病人非直接接触而间接用于临床诊断、检查等。上述因素决定了医疗设备技术管理的复杂性与艰巨性。医院设施设备管理，包括供电系统管理、供热系统管理、空调与通风系统管理、冷热电联供系统管理、给排水系统管理、医用气体管理、电梯管理、通信管理、交通运输管理、停车场管理十个系统。为了确保各个系统设施设备的安全运行，必须制订严格的管理制度、岗位职责、操作规程和应急预案。运用互联网技术建立医院后勤设施设备智能化管理平台，为医疗、教学、科研、保健工作提供安全、可靠、高效的后勤保障服务。

第一节　供电与通信系统管理

一、供电系统管理

　　医院的供电可靠性、安全性对一家医院的正常运行具有十分重要的作用，就如同汽车的燃油，如果没有正常燃油供应，汽车的一切活动将无法进行。因此，医院供电系统的管理是医院后勤设备管理的重中之重。

（一）供电系统组成

医院属于重要电力用户，供电电源一般包括市政供电电源（主供电源和备用电源）和自备应急电源。市政供电电源采用多电源、双电源或双回路电源。大型医院一般采用 35 千伏和 10 千伏两种高压供电直接进入医院总配电房，总配电房内设置变压器，将市电转变成 400 伏低压供应整个院区用电。考虑到供电安全性，现高压供电都设计为单独两路高压供电线路入院。一旦市政电网有波动或者有计划性检修，医院供电系统就能切换到没有故障的那条线路，以确保医院的正常运行。小型医院及社区医院一般由 400 伏低压进行供电。

自备应急电源采用发电机组（柴油、汽油、燃气）、不间断电源（UPS）、应急电源（EPS）、移动发电装置等。配置原则：

（1）电源容量至少应满足全部保安负荷正常供电的要求。医院的保安负荷部门和设备设施包括急诊部、洁净手术部、监护病房、产房、婴儿室、净化病房、血液透析室、治疗室、输血科、CT、MRI、直线加速器、培养箱、标本冰箱、恒温箱，以及其他必须持续供电的精密医疗装备、消防和疏散设施、信息机房、总配电房、各楼层配电房及配电箱、防雷接地系统等。

（2）应依据保安负荷的允许断电时间、容量、停电影响等负荷特性，按照各类应急电源在启动时间、切换方式、容量大小、持续供电时间、电能质量、节能环保、适用场所等方面的技术性能配置。

（3）有特殊供电需求的应配置外部应急电源接入装置（应急联络柜）。

（4）自备应急电源应符合国家有关安全、消防、节能、环保等技术规范和标准要求。

总配电房及各楼层配电房（配电箱）。总配电房是指安装有变压器、医院总供电及分路总开关的配电房间。新建医院把总配电房设置在地下室中的应确保防汛安全。大楼防雷接地系统。新建医院多为高层建筑，该类建筑必然有防雷接地系统。该系统一般由接闪器（如屋面避雷针、避雷带等）、引入线（设计时一般会利用建筑物柱内钢筋做引入线）、接地装置（如建筑物基础下的接地极）三个部分组成。

（二）供电系统的管理要点

（1）市政两路供电应确保真正的双电源，即来源于不同变电站的电源。

（2）应当按照《重要电力用户供电电源及自备应急电源配置技术规范》（GB/Z 29328-2012）等的有关规定、技术规范和标准，合理配置与使用自备应急电源，并制订相关运行操作和维护管理规程。

（3）应当定期对自备应急电源进行安全检查和试验，确保自备应急电源处于良好状态，启动时间应当满足安全要求；需要使用外部应急电源的，应当具备外部应急电源的接入条件。

（4）医院供电设备应根据相应的资质要求配备相关人员，配电房应确保进行安全检查并留有记录。

（5）应当制订处置停电事件应急预案，明确人员职责、处置流程。

二、通信系统管理

医院的通信联络，是医院现代化管理中各种信息传递必不可少的工具。尤其是随着电子网络工业的发展，通信联络的工具愈来愈多，使用的范围也愈来愈广，在医院管理中发挥了重要作用。原来简单的电话通信系统已远远不能满足现代医院的管理需求。

（一）通信设备配置

1. 固定电话

固定电话是常规点对点通信手段，300张床以上的医院建议设电话程控总机，通过各部门的分机形成电话网络系统，也可通过电信运营商建立虚拟电话交换机。

2. 移动电话系统

现代通信技术可实现电话与移动电话内部互拨，有条件的医院可配移动电话，有利于及时召唤所需员工投入工作（尤其是抢救工作）。智能手机APP工具也将为医院内的通信提供更为高效的解决方案。

3. 电子音控对讲机

用于各病区，便于病人治疗及医护联系之用。病房和各护理单元设三联呼唤灯，病室门口和护士站设信号灯。

4. 广播系统

广播系统属于扩声音响系统中的一个分支，通过广播可以实现以下功能：

（1）消防报警。每栋楼的一个楼层作为一个消防分区。当本楼层有消防信号时，自动触发广播系统发出报警声音，传递到本楼层。当本层有报警时，与其相邻的上、下两层也一起报警。

（2）报警时自动强制打开播音器开关。一般诊室的喇叭在有病人就诊时是关闭的。当有消防信号触发系统时，系统发出报警信号的同时会自动用 24 伏电强制打开播音器开关，使播音器发出报警声。

（3）定时定曲目播放环境音乐。不同的环境播放适宜的音乐才能做到环境和谐。康复区绿意盎然的自然环境加上天籁般的乐声，让病人犹如身处大自然的环境中，打造最佳的康复环境。药品超市播放介绍药品的疗效，为购买者提供更人性化的服务。

（二）通信管理制度

（1）科室因工作需要安装电话，须经科室负责人提出申请，报医院相关部门审批；对外业务繁忙的科室可申请安装外线电话；凡需撤销的电话，由院有关部门发出通知，电话维修人员执行。

（2）需要使用长途直拨电话的单位和个人，须经院相关部门批准并进行登记。

（3）各科室电话如发生故障，需通知办公室，任何人不得私自拆修。办公室接到通知后，安排电话维修人员查明原因、排除故障。

（4）安装外线电话的科室实行话费控制制度，超过规定标准的话费原则上由本部门承担。如确属业务繁忙，应向办公室递交书面申请，理由充分的可报销。

（5）凡享受话费补贴的人员，所持移动电话必须保持 24 小时待机，做到随叫随到，保证来电必接。

（三）通信管理的要点

（1）配备总机的单位，总机应有专业人员操作。电话总机操作人员应进行专业培训，持证上岗，以保证设备安全运行。

（2）健全岗位责任制和各项管理制度，如电话总机应设两班或三班值班制，严格执行操作规程。

（3）加强机房维护保养。注意防尘、防潮、防霉、防震，以及恒温、恒湿等。

（四）通信系统发展趋势

随着通信设备的不断改进，医院的通信系统也发生了翻天覆地的变化，主要表现在以下两个方面：一是医院不再设置总机，电话总机呼叫和相关设备都由电信公司承担，并可以和院内无线通信组成群内网络，实现短号联系，充分降低了医院人力成本和场地成本，提高了效率。二是院内的无线通信设备功能将大大拓展，应该和院内门禁系统、支付系统、停车系统和终端医疗数据显示系统合为一体。

第二节　供热、空调与通风系统管理

一、供热系统管理

供热系统包括产热和送热两大部分。前者主要是热源，即热媒的来源，是产生热能的场所。目前，医院内主要采用锅炉集中供应热能的形式，制取具有压力、温度等参数的蒸汽或热水。送热部分包括供热管网和散热设备。输送热媒的室外供热管路系统称为供热管网，主要解决从热源到末端散热设备之间的热能输配问题。还有直接使用或消耗热能的室内用热系统，其组成主要是管路系统、各种散热器等，把热量传送给室内空气及消耗热能的设备。

（一）供热系统组成

锅炉房是供热系统的热源部分，主要由锅炉本体、热力输送系统、水处理系统、智能控制系统、烟风系统、安全附件构成。室外供热管网的铺设方式主要有架空铺设和埋地铺设，埋地铺设比较常见。室内供暖管网主要是指室内的供回水管道、管路上的排气阀、伸缩器阀件等。热能消耗使用系统主要是医疗器具消毒系统、食堂系统、洗浴系统、中央空调供暖系统等。

（二）供暖系统分类和相关设备装置

供暖系统有很多种不同的分类方法，常见的是按照热媒的不同可以分为热水供暖系统、蒸汽供暖系统、热风采暖系统。由于医院内有中心供应室的消毒要求，通常使用蒸汽供暖系统，有的同时使用热水供暖系统和蒸汽供暖系统。

1. 热水采暖系统

以热水作为热媒的采暖系统，称为热水采暖系统。在热水供热系统中，热水管网一般为双管制，既有供水管，又有回水管。供热管网的形式可分成枝状管网和环状管网，其中枝状管网是热水管网最普遍采用的方式，其最大优点是具有良好的后备供热性能，供热可靠性高。即使干线某处发生故障，切除故障管段后，仍可通过另一方向保证供热。热水供热系统主要采用两种形式：闭合式系统和开放式系统。前者热网的循环水全部作为热媒，供给用户的水量不从热网中取出使用，如中央空调供暖系统。在开放式系统中，热网的循环水部分或全部从热网中取出，直接用于供热用户，如洗浴系统。

2. 蒸汽供热系统

以水蒸气为热媒的供热系统，称为蒸汽供热系统。水在锅炉中被加热成具有一定压力和温度的蒸汽，然后靠自身压力进入散热器，以直接或间接的方式向各用户提供热能。蒸汽供热系统通常主要向生产单位和用户供热，同时也可向热水供应、通风、供暖、供热用户供热。

3. 散热器

散热器是利用热水或蒸汽将热量传入房间的一种散热设备。采暖期间房间的失热量主要通过散热器的散热量来补充，从而使房间的温度维持在一定范围内，达到采暖的目的。目前，这种形式采暖多见于北方地区。

4. 排气装置

在热水采暖系统运行前和运行过程中会有各种各样的原因使系统中出现空气，如果系统中积存的空气得不到及时排除，就会形成气塞，破坏系统内热水的正常循环。因此必须及时排除空气，这对于维护热水采暖系统的正常运行是至关重要的。国内常见的排气设备主要有集气罐、自动排气阀和手动放气阀等。

（三）医院供热特点

1. 供热期长

由于医院服务对象特殊，要求医院供暖的时间总长度一般比其他建筑为长。特别是我国北方地区，供暖周期有时要达到 4~6 个月。此外，医院的医疗器具消毒和食堂等区域要求全年供应蒸汽，因此医院内部必须保证全年不间断供热。

2. 供热要求高

医院按照不同用途可划分成门诊、手术、住院、药房等不同的功能区，不同功能区因其职能不同对温度的要求各有不同，因此对供热系统的可控性、安全性、可靠性有较高要求。医院的供热系统和管理需根据自身的特点采用先进设备、先进技术、高素质专业人员和精细规范专业的管理来满足其特殊要求，保证医疗活动的正常运行。

（四）供热系统的管理要点

管理目标：应确保运行人员规范操作、技术人员适时维保、供热设备（锅炉）安全可靠运行。

锅炉的选择：应考虑医院的热能消耗量，并选择可靠品牌。锅炉房必须设置泄爆装置，旧建筑应该加装泄爆装置。例如，在地上为泄爆窗，地下建筑就应当设置泄爆点。

供热系统设备设施操作管理规程制度：应由医院相关专业管理部门与供暖设备设施运行组按照相应规定共同制定。具体的操作由采暖期内的值班人员负责，严格按规程要求操作。医院设立供热系统运行组，由组长负责和监督操作规程的实施。锅炉开炉前，要检查锅炉给水及水压是否正常，系统内的阀门是否均已打开，保证所有阀门处于开启状态；检查系统内的设备、管道、阀门等是否正常工作，检查锅炉房内各有关信号灯是否正常，检查各仪表是否工作正常。如有不正常，不得启动。

（五）供热设备的应急处置预案

发生任何应急事件均应按照应急预案采取相应措施并保护好现场，同时报告主管领导和有关部门。

1. 锅炉房应急处置预案

（1）当天然气发生泄漏时应立即停炉检查，初步判断故障点位，同时通知煤气站值班人员、主管领导及相关人员。

（2）发现锅炉运行异常危及人身及设备安全时，应执行紧急停炉操作，并通知主管领导及相关人员。

（3）遇到突然停电故障，应该关闭天然气开关，关闭总电源、变频泵、给水泵、循环泵出口阀门，并及时通知电工班查找原因，待供电恢复正常后按照操作程序重新启炉。

（4）当锅炉发生重大事故时，当班人员应立即通知主管领导，并保护好现场，同时通知技术监督局特种设备监察科到现场调查及分析。

（5）当发生人员伤亡事故时，应立即组织人员抢救；发生火灾，应立即拨打"119"电话报警，同时报告上级领导技术监督局特种设备监察科、本单位保卫部门（由保卫部门通知公安机关）及设备生产监察机构，同时采取适当自救措施。

2. 水暖维修应急处置预案

（1）当出现跑水事故或因暴雨影响正常工作或交通时，应迅速组织人员进行排涝。

（2）当市政供水双路同时出现故障时，应立即通知自来水公司抢修。

（3）院内水管或蒸汽管道发生破裂时，应立即关闭该路系统管道，并迅速查明原因，组织抢修。

（4）在气焊操作时，如果发生氧气瓶或乙炔瓶爆炸造成人员受伤，应立即通知急救中心抢救伤员；发生火灾，应立即拨打"119"电话报警。

（六）供热系统的节能措施

1. 锅炉烟气余热回收

当前，我国大中城市为提高空气质量，大多淘汰煤锅炉，由天然气锅炉替代，此举对改善空气质量有明显的作用。但是，燃气锅炉的排烟温度达200℃左右，如任由其释放，则存在较多的热能丧失。燃气冷凝式余热回收装置可以吸收锅炉排烟中的显热和水蒸气凝结所释放的潜热，从而达到提高锅炉热效率的目的。

2. 太阳能供热

太阳能技术采用的是"取之不尽，用之不竭"的绿色能源，在节能环保上有非常广阔的应用前景。有些医院已经安装了太阳能系统用于供热，以达到节能减排的目的。太阳能集热器是太阳能利用的核心部分，可分为平板型集热器、聚光型集热器与太阳池。医院可以根据自身实际情况，采用合适的技术来利用太阳能。

3. 使用空气能热泵

空气能热泵热水器也称空气源热泵热水器、热泵热水器、空气能热水器等。空气能热泵热水器中的热泵能把空气中的低温热吸收进来，经过压缩机压缩后转化为高温热能，加热水温。这种热水器具有高效节能的特点，其耗电量是同等容量电热水器的1/4，是燃气热水器的1/3。空气能热泵热水器的初期投资是煤气、天然气、电热水器的3~5倍，但其日常运行成本较低。

4. 改善水质，减少损耗

由于锅炉及管道基本由金属制成，而水中的氯离子是一种活性很强的阴离子，会腐蚀金属。如果锅炉内水中的氯离子浓度过高，就会导致锅炉钢管的晶间腐蚀，以及蒸汽管道和设备内积盐，不仅影响传热，而且会损坏设备，甚至造成事故。通常锅炉运行中通过排出废水，补充新鲜水的方法来对锅炉内水进行稀释，以降低氯离子浓度。但是，该方法不仅增加用水量，而且也放出相当的热量，浪费能源。现在有新技术可以通过添加专用药剂降低锅炉水中氯离子浓度，减少锅炉排水次数，以减少水和能量的损耗，达到节能和节水的目的。

5. 使用分散式蒸汽发生器

蒸汽发生器主要由锅炉本体、水软化器、汽水分离器、分汽缸等组成。按照能源类型可分为电蒸汽发生器、燃油蒸汽发生器、燃气蒸汽发生器等。额定蒸发量一般为0.4~2吨/小时。根据《锅炉安全技术监察规程》规定，水容积小于30升的蒸汽锅炉不在锅炉安全监察范围之内。因此，小型蒸汽发生器不用报批，不需年检。相比传统锅炉，蒸汽发生器具有安全性高、启动快、效率高、节能环保、安装便捷等特点。由于不需专职司炉工操作值班，运行成本也较低；且占地面积小，可在用气设备就近安装，减少管线热力损耗和维护成本。蒸汽发生器还可通过网络实时监测机组运行状况，远程及时排除故障，因此相比传统蒸汽锅炉，蒸汽发生器具有较大优势。

6. 锅炉排污水热回收

锅炉排污水热回收分为水蒸气余热回收和热水余热回收两部分。锅炉排污管道出口处安装膨胀器，膨胀器的上方水蒸气部分通过管道喷射在软水箱表面进行加温，提高锅炉进水温度，从而节约能源。膨胀器下方热水通过板式热交换器与软水箱循环水管道进行水热交换，再次提升软水箱水温，节约能源。

7. 回收蒸汽冷凝水

锅炉蒸汽输送到各用气设备，蒸汽通过输水器冷凝的水不直接排放，而是通过管道，由冷凝水泵助推至锅炉冷凝水箱直接供给锅炉。冷凝水温度一般大于90℃，这种方式既节约燃料，又节约水。

二、空调与通风系统管理

医院的空调及通风系统是为在医院工作中的医护人员提供舒适的工作环境，为在医院就医的患者提供舒适的治疗环境。根据相关统计，空调的能源消耗费用是整个医院能源消耗费用的50%左右。故在日常后勤设备管理中，空调部分的节能工作也是日常节能的重点。

（一）空调与通风系统的常用设备

空调与通风系统的常用设备包括：集中式冷热源；机房设备：各类水泵、冷却水塔、水处理器等；净化空调机组：是指提供手术室等有无菌环境要求的空调机组；其他：楼层新风机组、各类风机盘管、各类暖气片、各类分体式空调，以及车库、卫生间、厨房等使用的送风和排风系统。

（二）空调与通风系统的日常管理和维护

1. 维修保养的依据

《公共场所集中空调通风系统卫生管理办法》；《空调通风系统清洗规范》；按照《压力容器定期检验规则》规定的周期进行定期检测；空调主机等设备的使用维护说明书；按照《三级综合医院评审标准实施细则》中规定的有关要求；《绿色医院建筑评价标准》；《医院空气净化管理规范》；空调与通风系统常用的操作规程；净化空调机组管理规程；空调与通风系统维修管理规程；空调与通风设备巡检规程；空调与通风设备安全管理规程；空调与通风紧急事故处理规程。

2. 空调与通风系统的日常维护保养

日常计划性保养工作一般由物业维修单位或院内员工自行承担；计划性保养设备一般包括空调主机、锅炉、净化空调、新风机组、风机盘管等，一般由专业维修保养公司或生产厂商外包。

（三）空调与通风系统的能耗管理

由于空调与通风系统的能耗较大，在日常后勤能耗管理中应加以重视。以下是一些日常工作中的管理经验。空调节能工作必须保证的条件：不得降低室内空气质量，如温度、湿度、CO_2 浓度、菌落数等指标；不得牺牲医疗设备设施运行的安全稳定性和可靠性；不得影响正常医疗工作需求。

常见空调节能方式包括：

（1）日常管理中的节能工作：如在供冷（供暖）季节时，负责各楼道的窗户开启管理工作，规范相关病房区域的温度设定值。

（2）空调设备维护保养中的节能工作：如定时检查（清洗）各类通风系统和排水系统过滤网，冷却水塔的定期检查（清洗），空调冷却（冷冻、采暖）水质定期检查（清洗）。

（3）空调设备使用管理中的节能工作：充分利用楼宇自控系统，对医院各处温度做好实时监控和调节，使各类设备达到最佳的运行状况，最终达到减少能源消耗的目的。

（4）相关空调设备的节能改造工作：如中央空调整体系统节能改造、各类变频技术的应用、VAV/变风量系统等。

（四）空调与通风系统的管理要点

（1）空调与通风系统管理的正常运行，首先要依赖合理的设计。

（2）空调系统的正常运行依靠良好培训的员工，做到定期维护，及时清洗管道。

（3）空调节能措施的合理到位是保障医院节能工作取得成效的重要措施。

第三节 冷热电联供系统管理

一、分布式冷热电联供系统简介

分布式能源系统（Distributed Energy System）在许多国家和地区已经是一种成熟的能源综合利用技术，具有靠近用户、梯级利用、一次能源利用效率高、环境友好、能源供应安全可靠等特点，受到各国政府、企业界的广泛关注和青睐。分布式能源系统有多种形式，区域性或建筑群或独立的大中型建筑的冷热电三联供是最具实用性和发展活力的系统。

分布式冷热电三联供系统是在热电联产系统上发展起来的一种总能系统，是指以小规模、小容量、模块化、分散式的方式布置在用户附近，集燃气轮机、燃气内燃机、蒸汽轮机、吸收式冷热水机、压缩式冷热水机、热泵、吸收式除湿机和能源综合控制体系等新技术和设备为一体，对输入能量及内部能流根据热能品位进行综合梯级利用，直接面向用户，按用户需求，利用城市燃气、沼气发电供用户使用，同时回收发电过程中产生的余热用于生产蒸汽、热水或冷水，供用户空调制冷、采暖以及生活热水等。

分布式冷热电三联供系统能源总利用率可达 70% 以上，具有节能环保、经济性高、安全可靠等优点。同时，由于建在用户侧，减少输送损失，能实现优势能源的综合梯级利用，通过公用能源供应系统提供支持和补给。由此可见，分布式能源系统与传统的集中发电方式相比具有能效高、传输损耗小、污染少、运行灵活、完全性高、电能质量高等优点，非常符合节能减排政策，是国家节能减排工作重点之一。

典型分布式冷热电三联供系统主要包括动力系统（原动机）、余热利用系统（冷/热水机组、热交换器、热水箱等）和控制及电力并网三个部分。

二、医院分布式冷热电联供系统建设注意事项

（一）方案选择

（1）系统中除了要有稳定的电负荷外，一定要有热（冷）负荷，否则无法达到高的能源利用率。

（2）系统最好有大电网的支持，发电系统提供基本负荷，使用其最佳负荷特性，其他不足部分由大电网补充。

（3）不同种类的发动机有很大差别，如发动机系统的投资、运行水平要求、噪声和烟气排放指标、热电比例等都各不相同。在制订方案时，必须认真核算冷、热、电负荷和变化情况，为合理选择和配置分布式冷热电联供系统设备、准确确定发电能力提供可靠依据。

（4）系统容量的选择应依据以热（冷）定电、热（冷）电平衡的原则，并根据电、热（冷）负荷的特性和大小合理确定。机组的发电量宜自发、自

用、自平衡；并入电网的系统总装机容量不应大于相应电力系统接入点上级变电站单台主变容量的 30%；年总热效率不应小于 70%，热电比年均不应小于 75%。

（5）根据医院规模，一般宜选用燃气内燃机，并选择合理的投资回收年限和把握能源价格趋势。由于机组设备投资较大，有条件可采取合同能源管理方式进行建设。

（二）机组安装和售后服务

（1）应选择适宜的设备和机房安置地点，综合考虑消防、安全生产和环境保护要求。

（2）小型热电联产机组发电通常采取并网但不上网的方式，即电力接入中心变电站的低压侧，但不直接与输电网接通。

（3）因热电联产系统涉及燃气供给和电力接入，需向有关部门申报手续并获得许可方可进行设备安装、调试和投入运行。建议用户按"交钥匙"工程方式签订合同，由设备制造商负责办理所有手续，直至机组正常运行并通过验收。

（4）售后服务主要包括系统维护保养和故障维修响应。维修保养内容包含系统所有主辅机的定期检查保养、常规零配件的更换等。费用一般按单位发电量费用进行计算。

三、分布式冷热电联供系统的运行管理

分布式冷热电联供系统（以下简称"三联供系统"）的运行管理一般委托专业的管理部门负责日常运行管理工作。管理部门的主要任务是保证三联供系统运行可靠和提供给用户稳定、不间断的热能和电能，并制订最佳运行模式，不断改进系统的技术性能和经济指标，实现节能减排的最大化。

（一）运行准备工作

（1）对三联供系统进行系统调试和检验：在三联供系统正式运行之前，要对系统内所有相关设备进行调试和检验，保证系统安全可靠。

（2）建立必要的规章制度：三联供系统的可靠经济运行离不开现代化、正规化、规范化、制度化的管理工作。因此，运行管理部门一定要预先制订一些必要的规章制度，如运行管理规程、现场操作规程、机房管理规程、操作人员职责任务、各类紧急事故处理措施、运行记录表格、定期巡视制度、隐患报告制度等。

（3）熟悉三联供系统供能原理：相关操作人员与管理人员必须了解三联供系统的工作原理和运行特点，如三联供系统的主要组成设备、各个设备的基本工作原理、系统控制逻辑原理、余热利用方式等。

（4）参与三联供系统工程建设：在三联供系统施工期间，应派出有经验的技术管理人员到现场监督施工质量，对使用的材料及设备是否符合设计要求、隐蔽部位的施工质量是否符合设计要求进行监督，并参加系统验收调试工作。

（二）日常运行工作

三联供系统的主机设备集成度、稳定性、可靠性及自动化程度较高，一般情况下设备可根据预设程序自行启停，无须现场操作。需要手动启停时，也可通过一键式按钮进行启停操作，设备中自带的各种保护功能可以有效地防止设备受损，实现真正意义上的无人值守运行模式。

（三）三联供系统机房定时巡视规定

虽然三联供系统可在无人值守下自行运行，但是对系统的定时巡视必不可少。巡视可以及时发现和排除安全隐患。巡视人员需要根据管理部门制订的巡视要求，对三联供系统机房进行定时巡检，并且做好相关数据记录。设备系统出现故障和安全隐患时，及时向有关人员和部门进行汇报。

（四）运行模式调整

为实现三联供系统最优经济性和最佳节能减排效果，管理人员需要根据实际运行情况及时调整运行模式。系统运行数据由系统自动采集和记录，管理人员通过分析数据，制订合理的运行计划。

（五）维护保养

管理人员需要明确设备维护保养周期和注意事项，制订每年的维护保养计划并根据实际运行情况进行调整，及时向用能单位提前告知保养日程和保养计划，用能单位可以根据日程安排预先做好相关准备工作。设备的维护保养必须由专业人员实施，保养人员会根据各设备的保养要求进行保养，并做好保养记录和保养后的设备调试。

四、分布式冷热电联供系统的管理要点

（1）合理有效地利用余热是节能减排的关键。

（2）设备满负荷运行，可保证系统运行效率最优化。

（3）定期进行维护保养，是保证系统运行可靠性、稳定性、高效性的唯一手段。

（4）机组在高电价区间运行，可提高一定的经济效益。

第四节　给排水系统管理

一、给排水系统的分类

医院给排水系统是指医院内的各种冷水、热水供应和污水排放工程设施的总称。

（一）生活给水系统

医院内生活给水系统分为市政给水系统和加压给水系统。市政给水系统是由市政自来水管网主干管接入，在院内形成环状管线，供低区生活给水及室外消火栓给水。加压给水系统是由市政自来水管网主干管接入院内，经水泵加压后供至全院高区给水管道系统，并向设在医院高层屋顶的消防水箱供水。无论是高区供水还是低区供水，进入主楼之前均设置相应阀门，便于控制。

（二）医院热水系统

医院设置集中热水供水系统，热水机房一般集中设置在锅炉房，纵向与生活给水系统相同分区供水。为了防止管道内军团菌繁殖，该系统一般采用热水干管、支干管循环制系统，使其热水供回水温度始终保持在 50~60℃。

（三）医院中水系统

医院结合城市中水供应系统，由市政中水系统引入，在院区内呈枝状布

置，用于院内道路洒水、绿地浇水、垃圾站冲刷垃圾容器和地面、车库洗车以及病房楼大便器冲水。中水系统应合理设置阀门，便于检修维护。中水系统的设置，可减少约25%的自来水用量，对于节约医院用水成本十分有利。中水系统的管道布置方式与生活给水系统相同。要成为独立直供水布置系统，管线外壁要按建筑标识要求涂有专用颜色，与其他管线区分。由于中水系统水质相对较差，并有轻度腐蚀性，不能与生活用水并用或混用。

（四）消防供水系统

医院消防供水系统应该独立设置。消防供水系统可分为手动灭火系统和自动灭火系统两类。手动灭火系统包括室内消防栓系统、室外消防栓系统、消防枪灭火系统、消防炮灭火系统。自动灭火系统包括闭式系统和开放系统两种。闭式系统又可分为湿式、干式自动灭火喷淋系统等；开放系统包括水幕系统、细水雾系统、水喷雾系统等。医院的消防供水系统应配备市政管网双路供水及加压泵供水。供水系统由市政进水管系统、水池、泵组、泵组前后组件、控制检修阀等构件组成。消防水系统管道一般采用镀锌钢管或无缝钢管，管道安装建议以明管安装为宜。消防高位水箱一般采用混凝土浇筑水箱或不锈钢水箱。室外的消防栓可分为地上式和地下式；室内的消防栓品种很多，常见的按拴头数量可分为单栓型和双栓型。室内的消防栓箱一般由箱体、门框、面板、栓头、水带、水枪、自救卷盘、启泵按钮、灭火器组成。灭火器按照药剂，可分为泡沫、干粉、CO_2、水、卤代烷等多种。消火栓系统一般应定期检查消防水泵、水泵接合器、消防水池取水口、室外消火栓及闸阀等主要设备是否方便使用，有无正确的明显标识，有无外观损坏及明显缺陷。检查中，应注意查看系统中各常开或常闭闸阀的启闭状态是否符合原设计要求。

二、医院排水系统的构成

排水系统是将房内卫生器具或化验室、解剖室等设备排出来的污（废）水和降落在屋顶上的雨水，通过室内排水管道排到室外排水管道中去。室内排水系统大致由以下七部分组成：一是卫生器具、医疗设备、雨水斗及地漏；二是器具排水管，如存水弯、P字弯等；三是横管；四是立管；五是排出管；六是通气管；七是清扫设备。医院排水系统通常为分流排水系统，其将不同性质的污水采用不同的排除和处理方式，用各自的沟道系统分别收集。根据排水性质的不同，可分为粪便污水系统、生活废水系统、冷却废水系统、屋面雨水系统和特殊排水系统。

（一）粪便污水系统

粪便污水系统是通过排污立管以贯穿上下的方式排入室外污水管道，再经化粪池初级处理后进入市政排污管道系统排出。

（二）生活废水系统

多层建筑一般不单独设置生活废水系统，大多采用和粪便污水合为一个系统的方式，通过污水立管排出，同样进入化粪池处理后排入市政排污系统。高层建筑的生活废水系统有和污水合流的系统，也有单独排入地下室收集，经处理后用水泵提升至高位水箱供各用户冲洗大便的系统，通常称为中水系统。

（三）冷凝废水系统

用以收集空调机、冷冻机排出的冷凝废水，也是采用立管贯穿上下的方式直接进入室外雨水管道系统和市政雨水管道系统排出。当水量大时，也可以进入中水系统处理后以二次利用的方式进行处置。

（四）屋面雨水系统

收集屋面雨水后，通过雨水管直接排入室外雨水系统，汇集后再排入市政雨水系统。将雨水系统和生活污水系统分流，主要是为防止雨水管道满水后倒灌到生活污水管并破坏水封造成污染并影响污水排出；而且雨水和污水合流还导致化粪池及污水处理厂内设备的污水处理量增加，使处理设施投资加大，造成不必要的浪费。

（五）特殊排水系统

特殊排水系统是指医院内医疗废水的排水系统，包括一般医疗废水、放射性医疗废水、感染性医疗废水等。此类废水与生活污水排水方式类似，单独排出室外，再经局部处理达到排放标准后进入市政污水管道系统排出。

以上各类排水系统的污水和废水，应该各自进行单独处理，不宜混在一起给处理造成困难。特别是含有毒、有害及放射性同位素、重金属的污水，必须经过单独处理。而一般的雨水系统，只要没有被污染，则可不必经任何处理就可以排到市政管道或地面排放。现在也有将医疗废水（放射性除外）和生活、粪便等一起排入污水池进行处理的。给排水系统的管道应根据使用功能、不同区域以及供水要求分为不同的系统，便于运行管理维护。通过合理阀门控制，根据实际需要灵活启闭，不同区域管道需要检修时，可局部关闭该区域控制阀门，而其他区域系统不受影响。这样可以达到管理维护方便，节能降耗的目的。

三、给排水系统管理内容

医院给排水系统的管理与普通民用、商用建筑的管理有明显的不同。给水系统除要求随时能够提供安全、充足的水之外，还需要在部分区域提供符合特殊要求的用水。排水系统不仅要保持通畅，而且能在排出前进行无害化处理，防止医院特有的废弃物污染环境，导致细菌、病毒的传播，以及防止化学物质和放射性物质污染环境。

（一）管理目标

医院或医疗机构排出的污水可能带有病菌、病毒、化学污染物及放射性有害物质，如不加以消毒处理直接排入水体，会引起水体污染或传染病的暴发流行。为防治水域被污染，国家制订了相关标准。目前，医院污水的排放由当地的环保部门进行监测，每年进行不定期的抽查。

（二）污水处理的管理

目前，医院污水处理主要采用氯化法，消毒设备主要有真空加氯机（用于液氯）、二氧化氯发生器、次氯酸钠发生器、氯片消毒器及臭氧发生器等。对放射性污水则采取衰变处理的方式，处理后的污水应符合《电离辐射防护与辐射源安全基本标准》（GB18871-2002）。医院污水处理的量一般为每床每日不少于1000升。净化处理的第一步是设置化粪池或沉淀池，也叫一级处理，一般可去除悬浮物的 40%～70%、有机物的 20%～40%、细菌的 25%～75%、病毒的 3%。第二步是设置沼气池、生物转盘、生物接触氧化池或氧化渠等，使污水中的有机物在好氧性微生物群作用下转化成无机物，使污水得到净化。这一步叫生化处理，也叫二级处理，可去除有机物的 50%～80%、细菌的 90%～95%、病毒的 90%～96%。无论是一级处理还是二级处理，都只是改善了污水的水质，并未达到消灭污水中细菌的目的。经过预处理的污水还必须通过加热、紫外线、氯化物或臭氧等处理以达到污水无害化，称为三级处理。目前较常用的消毒方法有含氯石灰或次氯酸钙消毒、液氯消毒和次氯酸钠消毒。

（三）设备设施管理

给排水设备设施管理的内容很多，主要针对给排水系统中所涉及的各种设备和管道等的日常运行、维护等，包括医院院区内给排水系统的计划性养护、零星返修和改善添装。例如，检查井、污水处理池的定期清掏等，都属于给排水设备设施管理范畴。管理部门必须对给排水系统的设备系统有详尽的了解，然后根据具体的给排水系统及设备种类制订管理方法。但不论是何种系统，在竣工验收前，给排水设备设施都要通过试压、试运行，合格后方可投入使用。以此为基础，在日常管理中建立给排水设备设施管理原始资料档案和设备维修资料档案，建立合理的运行制度和运行操作规定；负责机电设备的运行，建立日常检查巡视制度，对设备进行日常养护和维修更新，处理一般性故障；负责设备房的安全管理工作，保持值班室、设备及水泵房等清洁有序；确保给排水设备设施良好运行；协助维修组人员进行设备设施的维修保养工作；制订并掌握应急处理措施，遇突发事故，采取应急措施，迅速通知相关人员处理；等等。此外，还需要对操作人员进行定期安全作业训练，确保正确、安全地操作给排水设施，同时建立安全责任制。水泵房作为供水系统重要的设备设施，应有严格的水泵房管理制度，主要内容包括保证水泵房整洁安全，确保通风、照明良好及应急灯在停电状态下的正常使用；水泵房内严禁存放有毒、有害物品，严禁吸烟；备齐消防器材并放置在适宜部位；非值班人员不准进入水泵房；水池的观察孔加盖上锁，水泵房随时上锁，钥匙由当班水泵房管理员保管，不得私自配钥匙；等等。

（四）医院给水计量

随着节约型社会的建设，环保理念深入人心，医院内部对用水的管理也不断完善。首先，医院应当定期进行水平衡测试，防止隐蔽处水管存在漏水。其次，医院实行按护理单元、功能科室划分的用水量二级核算制度，会促使使用部门养成节约用水的习惯，是一种良好趋势。在以往的设计中，水管往往是上下连通，无法进行计量，给核算造成较大困难。如采用楼层横向干管系统设计后，计量的问题便迎刃而解，只需在横向干管进户单元或科室前安装水表即可。此外，这样的系统对于维护管理和建筑节能都是较为有利的。

（五）危险物管理

污水处理中使用的稀盐酸和氯酸钠属于危险品，必须设立独立专用库房并分开存储，严禁挪作他用，不得和其他物品混合存放。

四、给排水系统的管理要点

第一，给水系统除了要求随时能够提供安全、充足的水之外，必须充分考虑在部分区域提供符合特殊要求的用水需求。第二，排水系统应根据不同类型的污水分开设置管道，定期检查管道完整性，并抽查水质。第三，特殊类型的污水处理要严格按照国家标准要求处置，并及时关注相关标准的修正，避免因管理导致排放不符合要求。

五、给排水系统的应急处置预案

给排水设备设施在运行过程中会出现一些突发的异常情况，必须有相应的紧急处理措施进行处理。

（一）主供水管爆裂

如果发生此种情况，首先应立即关闭相连的主供水管上的闸阀；若仍控制不住大量泄水，应关停相应的水泵房，通知相应责任部门，同时将停水情况通知用水单位和用户。及时安排维修组进行抢修，维修完毕后先开水试压，看有无漏水和松动现象。如果试压正常，回填土方，恢复原貌。

（二）水泵房火灾

发现火警，应立即就近取用灭火器灭火警，并呼叫邻近人员和消防管理中心主管前来扑救，切断一切电源。消防管理中心根据预先制订的灭火方案组织灭火和对现场进行控制，打"119"电话报警，并派队员到必经路口引导。断开相关电源，开启自动灭火系统、排烟系统，消防水泵保证消防供水。火扑灭后，对消防设备设施进行一次检查和清点，对已损坏的设备设施进行修复或提出补充申请，并向有关部门汇报。

（三）水泵房发生浸水

少量漏水，水泵房管理员应及时采取堵漏措施；若浸水严重，应关掉机房内运行的设备并拉下电源开关，通知维修管理部门，同时尽力阻滞进水，协助维修人员堵住漏水源，然后立即排水。排干水后，对浸水设备进行除湿处理，如用干布擦拭、热风吹干、自然通风、更换相关管线等。确定湿水已消除后，试开机运行，如无异常情况即可投入运行。

（四）市电停电

出现这种情况后，水泵房管理员应立即启动后备电源。从市电停电到正常供水规定时间应不超过 15 分钟。使用后备电源时，应按照规定对电源状况进行常规巡视，发现问题应及时处理。发生异常重大情况，应及时通知主管采取措施。在市电来电时，应该及时切换回市政电网。

二氧化氯发生器爆炸及盐酸泄漏。值班人员应立即关闭二氧化氯发生器，佩戴防毒面具、防护目镜、胶靴、橡胶手套，关闭供酸、供氯酸盐的阀门，开启排风扇，打开房门通风，报告管理部门；用清水冲洗残留物，如有盐酸泄漏，应以大量清水稀释冲洗；如有盐酸进入眼内，应及时用清水冲洗，并请医生处治。如二氧化氯或盐酸泄漏较多，应适当设置隔离区，以防周围人群吸入有害气体；如有伤者，应及时通知急诊救治。

第五节 医用气体管理

一、医用气体输送构成系统

医用气体是指供医疗用的氧气、压缩空气、真空吸引、氧化亚氮（笑气）、氮气、二氧化碳等气体。随着我国医疗事业的发展，医用气体系统越来越得到医院各方的重视，医用气体的供应情况与病人生命直接相关，具有非常重要的作用。医疗单位的医用气体供应的基本模式为医用气体供应中心通过气体管道系统将各类医用气体输送至医院各个用气终端。

（一）中心供氧站

中心供氧站的供氧方式有液氧储罐供氧、瓶装氧气供氧、制氧机供氧等。

1. 液氧储罐供氧

由液氧罐、汽化器、减压装置、管道及安全装置等组成。液氧储罐应放置于室外，液氧罐周围 5 米距离内不应有可燃物和铺设沥青路面，在液氧输送槽车的停车位置不应有下水道井口。

2. 瓶装氧气供氧

由高压氧气瓶、汇流排、减压装置、管道等组成。瓶装氧气供氧汇流排必须设置两组（或多组）以交替供氧，采用手动或自动切换装置。该方式仅适用于较小型医院，而在大型医院，该系统仅作为应急后备系统。

3. 制氧机供氧

制氧机供氧由 PAS 制氧机（分子筛变压力吸附）、空气压缩机、冷却干燥系统及过滤器组成。但其分子筛制氧设备必须获得《医疗器械注册许可证》，同时必须符合《医用分子筛制氧设备通用技术规范》（YY/T0298-1998）的规定要求，经省级药品监管部门备案后方可供临床医疗使用。

为保证上述系统正常供氧，均应装有供氧压力报警装置。当供氧系统压力偏离设定值时，应有声、光同时报警。

（二）负压吸引系统

中心负压泵站由真空泵、控制柜、储污罐、负压罐、细菌过滤器等组成。真空泵必须有备用，并能自动切换。在设有传染病病房的医院内，其负压系统应独立设置，不可与普通病房共用一套系统。排气口应位于室外，不应与医用空气进气口位于同一高度，且与建筑物的门窗、其他开口的距离不应少于 3 米。

（三）压缩空气系统

压缩空气站由空气压缩机、储气罐、空气干燥器及过滤器组成。压缩空气应无菌、干燥、无油。

（四）其他医用气体

氮气、氧化亚氮、二氧化碳气体等由于用量较少，供应区域也较局限，一般由汇流排（至少两组，一用一备）经减压后送至终端供医疗使用。

二、医用气体管理内容

（一）医用气体站的管理

1. 中心供氧站的管理

地区和城市的中心医院，危重病人较多，对氧气的需求量较大，依赖性较强。医院在应付紧急突发事件任务的同时，必须考虑到城市无法正常提供液氧时，医院如何能够保证重要医疗部门的正常运转。因此，合理选择氧气气源，采取多种方式供应氧气，对增加医院氧气供应的可靠性来说非常必要。氧气作为一种助燃气体，确实存在发生火灾的危险性，会对医院液氧贮罐的附近产生影响，但也不同于《建筑设计防火规范》规定的甲类易燃易爆类气体。当前一些医院的液氧贮罐距医院建筑物的距离小于 25 米。为了适应医院整体规划，应该有一个既安全、可靠，又符合实际的安全距离。安全距离的确定，绝不只是一个简单的化学和物理原理确定的，应该考虑各种综合因素，如整体装备制造水平，安全管理水平，压力容器、压力管道制造及安装水平等。所以，真正的安全，源于每个环节的认真组织和严格管理。

2. 中心负压泵站的管理

（1）真空吸引泵站的管理。真空吸引泵站是医院废液、废气较为集中的地方，废液、废气基本来自医院的病人，有可能带有病毒，因此真空吸引泵站就会成为一个潜在的传染源。尤其传染病医院的真空吸引泵站，更应该引起我们的重视。

（2）废液的排放和处理。废液应该集中收集，送至医院污水处理站集中处理后方可排至城市污水系统。不方便由污水处理站集中处理的，也应该在站内就地处理，达到城市污水排放标准后，才能排放至城市污水管网。

（3）废气的排放。真空吸引泵站应将医院病人呼出的废气收集在较为集中的地方。因废气带有病毒，所以废气也应处理后才能排放至大气。特别是含有呼吸道传染病毒的废气，更应该加强处理措施，以减少对大气及周边环境的污染。

（4）废气的处理方式。采用过滤消毒方式，即在集液罐与真空泵之间增设过滤器。该方式以过滤为主，安装方便、维护简单，但杀毒效果不理想，容易发生堵塞。

（5）对清理真空吸引系统污物的管理。医院在清理真空吸引系统的污物时应加强管理，对清理人员应有保护措施。对该部分的污物应该集中处理，它们是潜在传染源，防止污染医院及周边环境。

3. 压缩空气站的管理

医院的压缩空气主要供应医院的要害部门，如手术室、重症监护病房等，而这些部门都要求持续供气。因此，为确保医院压缩空气的供应，压缩空气系统需要高压空气瓶作为应急气源来保证医院的供气。

(二) 医疗气瓶的管理

不同的气源使用不同尺寸的气瓶，绝对不要用特定气源的气瓶装其他种类的气体。不同的气体有不同的最大承压值，氧气、空气、氮气、氦气是 15~20 兆帕 (150~200 巴)，氧化亚氮、二氧化碳是 6 兆帕 (60 巴)，最大承压值打印在瓶体上。每一种气体都有特定的颜色和特定的插口 (螺纹)，不能混合使用，特别是禁用氧气和氧化亚氮来代替压缩空气。

每个气瓶每 5 年要进行一次静水力学测试，测试日期必须压印在瓶体上。气瓶受热会导致瓶内压力增加，产生危险。气瓶必须储藏在室内，使用中的气瓶或储藏中的气瓶必须固定在墙体上。充气后应检测是否泄漏。气瓶和压力调节器连接好后，也应检测是否存在泄漏。测试时应把气瓶转向操作员不易受伤害的一侧。储藏时气瓶阀门应关闭，阀门盖要拧紧。当把气瓶连接到汇流排或压力调节器时，如果阀门没有拧紧，请停止操作。

没有正确的压力调节器，绝对不要使用气体。使用时，只能用手慢慢地打开气瓶阀门。如果气瓶的阀门不易打开，请不要再使用。只有专业人员才可以为便携式气瓶充气和制作混合气体。检修时，为防止不可控的气压喷出，请把气瓶拿到室外空地进行相关操作。医务工作者没有资格修理气瓶或做出任何其他改变。防止异物进入瓶内。

(三) 气体管路的管理

管道应安全接地。凡是供病人使用的医用气体管道，必须安装静电接地装置。两个接地点的距离不大于 25 米，接地电阻不应大于 10 欧姆。当每对法兰或螺纹接头间电阻值超过 0.03 欧姆时，应设跨接导线。

氧气用的铜管必须清洁。管路必须标有气体识别色，喷刷管路，粘贴标志，以显示气体流向和气体类别。定期修整颜色标识和指示条，定期开合单向阀门。

如遇火灾不要惊慌，按照程序操作。把气瓶挪离危险区域，在安全距离外使用水流冷却气瓶，避免草率关闭供气。关闭供气是最后的选择，而且还要确认重症监护病人已经有了替代气源。

(四) 负压系统的安全

医疗负压系统的组件处于生物污染状态，对其提供服务时一定要采取个人防护措施，如手套、面具、专用的服装等。丢弃废弃物时 (滤网等) 要严格按照处理污染物的强制程序执行。

（五）医用气体智能化管理

利用现代工业网络控制技术，采用总线分布式数据采集方式，将各监控现场（包括手术室、ICU、普通病区及各医用气体站房）的主要气体监控参数（如多种气体的压力、氧气纯度、流量等）进行采集，通过数据总路线传输至监控中心计算机中，由计算机对相关运行数据进行采集、控制和处理并做出综合分析，拟订科学的设备供气方案。

监控中心的主要功能包括：实时监测各医用气体的压力、氧气纯度及流量等参数，形成历史数据报表；当各路气体供气压力偏离正常范围可及时发出报警信号；实时测量各科室的氧气流量，为医院的成本统计提供可靠依据；可根据计算机对各监控现场的统计数据，智能判断管路及终端泄漏情况，为医院的维护管理提供理论依据；可根据需要即时打印医用气体的各种数据报表（如历史记录、报警记录等）；可及时发现各科室医用气体的异常情况。

三、医用气体的管理要点

（1）医疗空气供应源在单一故障状态时应能连续供气。因此，在设计和配置上，医疗空气供应源包括控制系统在内的所有元件、部件均应有冗余。

（2）中心供氧站建设场地的大小和位置选择应严格按照国家标准实施，同时顾及医院未来发展增加用气时设备容量添加所需的充足空地，避免后续建设改迁场地带来的不便。

（3）中心负压泵站要确保严格的定期检查，对于并联的真空泵要在设计上充分考虑单泵停机维修时整体运行的安全性。

（4）医院 ICU、手术室使用的特种气体应有固定独立的场所放置，建立完善严格的气瓶更换岗位职责制度，以及查对、登记、签收制度。

四、医用气体管理应急预案

医用气体一旦发生泄漏等故障，将对员工、公众的安全和健康及环境造成不利影响，因此必须制订应急预案。应急预案主要包括紧急情况汇报程序、紧急停气程序、现场紧急撤离程序、发生水灾时紧急情况处理程序、发生地震时紧急处理程序、液罐区域大面积泄漏紧急处理程序、关于氧气管线发生爆裂和火灾情况紧急处理程序。

（一）紧急情况汇报程序

（1）出现任何紧急情况及供氧系统故障，当班班长应及时通知部门负责人及相关部门负责人。各部门负责人要及时到现场处理紧急事故，并将情况及时汇报副院长及院长；如出现重大人员伤亡及设备故障，应上报当地安全管理部门。

（2）出现任何紧急情况及供氧系统故障，应通知供氧管理部门等相关单位并说明情况；情况严重时，应通知医务处、护理部等相关单位做好应急准备。

（3）出现火灾时，应及时使用现场消防器材控制火势，及时拨打"119"。

（4）当现场发生恐怖事件时，应及时拨打"110"。

（5）当现场出现人员伤亡情况时，应及时通知医务室和急救车。

（6）对于操作期间的所有不安全因素，每个人都有责任进行逐级汇报；对于潜在的没有暴露出来的安全因素更要注意，因为这种危险比暴露出来的危险更大。

（二）紧急停气程序

（1）当现场发生紧急情况、确认需要紧急停气的情况下，执行此程序。

（2）在确保人身安全等情况下，可以手动停气。

（3）及时通知供应人员停止供氧，关闭氧阀门。

（4）在发生紧急情况需要隔离某个区域时，可以使用紧急隔离阀。

（三）现场紧急撤离程序

（1）现场发生严重紧急情况、确认有威胁生命安全的情况下，执行此程序。

（2）应首先执行紧急停气程序，减少现场的危险程度。

（3）拉响报警器报警，或用电话通知所有员工紧急撤离现场。

（4）若液态储罐区域发生大面积泄漏，应反风向撤离现场。

（四）液罐区域大面积泄漏紧急处理程序

（1）此程序适用于液罐或主要液体管线发生大面积液体泄漏的情况（通报全院相关区域）。

（2）发现液体泄漏后，迅速判明介质和风向。

（3）根据危险区域图和风向判明影响区域。

（4）打电话通知控制室，通知区域内停止动火并迅速撤离相关人员。

（五）关于氧气管线发生爆裂和火灾情况紧急处理程序

（1）当氧气流量突然增高时，应及时与各用户取得联系，询问氧气使用情况。如用量无明显变化，但该区域压力下降，而调压系统又无故障，应判断为该区域送氧管道发生泄漏。

（2）应立即汇报有关领导，并通知该管段医疗部门停止用氧。

（3）经领导及该管段医疗部门同意，关闭为其供气阀门。

（4）得知某区域内氧气管线发生泄漏或火灾时，应首先要求医疗部门关闭该区域总进氧阀门；如果威胁到全院安全或输气管线安全时，应立即关闭为其送氧的总阀门。

第六节 车辆、停车场和电梯管理

一、交通运输管理的相关制度

医院交通运输是医院后勤服务的重要组成部分，交通运输为医院正常工作提供了必要的交通手段，在医院医疗工作中发挥了不可替代的作用。加强医院交通运输管理，可提高医院交通运输的工作质量和效率，从而更好地为医疗一线服务。医院交通运输管理一般包括交通运输设备（一般是汽车）管理、行车交通道路安全管理、运输设备资产和各项成本费用管理等方面的内容。医院交通运输管理的相关制度包括岗位职责制度、车辆设备管理制度、用车审批管理制度、运输车辆计划管理制度、各类应急状态管理制度、交通运输安全管理制度等。下面举例进行说明。

（一）车辆设备管理制度

车辆是从事运输生产活动的物质基础。车辆管理是指对车辆进行择优选配、正确使用、定期检测、强制维护、视情修理、合理改造、适时更新的一系列活动过程。

（二）运输车辆计划管理制度

车辆运行计划是运输生产计划工作的继续，是有计划、均衡地组织医院日常运输生产活动，建立正常运输生产秩序的重要手段。计划的主要任务是把医院车队与医疗机构的需要有机地结合起来，协调一致地开展工作；不断提高运输效率，保证医院按期完成运输任务，全面地完成各项技术经济指标。长期运行作业计划：主要适用于运输任务、线路和运量比较固定的运输工作，如医院的职工班车、就医班车、医疗用品的供应和医疗废弃物的运输等。编制周期一般以季度或年度计算。短期运行作业计划：对于在特定的短时期内规律性强、运输量相对固定的运输任务可制订短期运行作业计划，如医院进行大型活动、会议、大宗货物的运输等。编制周期一般以周、月计算。日运行计划：适用于客、货多变，临时性运输任务。这种作业计划需要每天编制，即在前一天下午编好第二天的作业计划，使次日运输任务有序进行。

（三）交通运输安全管理制度

交通安全是社会生活安全的重要事件，也是医院安全的重要内容之一。交通事故的发生轻者给医院带来财产损失，重者会危及驾驶人员、乘客和他人的生命安全。特别是在救护车运送急救病人时，如果发生交通事故还会延误病人的治疗或直接造成病人的交通事故死亡。管理制度的任务是：努力学习，认真执行交通法规、规范和标准；坚持"安全第一，预防为主"的方针，按照单位负责、行业管理、群众监督、遵章守纪的原则，建立交通安全管理责任制；采取科学、有效的手段，制订切实可行的措施，把交通事故消灭在萌芽状态；确保乘客和货物的人身与财产安全，最大限度地为医院提供安全、及时、经济、方便、舒适的运输服务。

二、车辆的管理要点

（一）加强车队人员、车辆成本及运行效率考核

评价运输工作的效率必须采用一系列的评价指标，只有这样才能从数量上分析车辆的现有数和运载能力，车辆在时间、速度、行驶、载重量等方面的使用情况，为指挥运输生产编制、检查计划以及人员考核分析，改善和提

高医院运输管理提供可靠的依据。车辆运用效率一般可通过车辆使用率、平均车日行程等指标来考核。运输成本需要考虑工资、职工福利费、燃料、轮胎、材料、修理费、折旧费、养路费、运管费、事故处理费、车队经费及其他费用。

（二）　交通运输人员奖励与补贴

奖励与补贴是医院支付给交通运输人员的报酬部分，是工资外的补充形式。奖励的形式包括精神奖励和物质奖励两种，两者往往相伴相随，但也可分别实施。目前，医院交通运输现行的奖励形式主要有行程补贴、行车安全奖、物资（主要指油料）消耗节约奖等。

（三）　加强特种车辆管理

医院和一般企事业单位车辆管理中最大的不同是拥有各种特种车辆，对于救护车辆除了必须遵守医院用车的要求外，更需要强调司机的出车准点率、行车的安全性，以及警灯使用、道路交通规则遵守情况。救护车辆的停放应该在便于出车的通道上，原则上应该固定驾驶员，并要做到24小时值班。医院内自我管理的其他特种车辆包括院内医疗废弃物转运车、检验标本转运车、消毒物品运输车、营养餐转运车，以及院内特殊检查病人转运车。除了必须遵守一般车辆司机要求、行车安全要求外，还必须遵守医疗物品、食品运送所强制规定的相关制度，包括押运人员要求、消毒隔离要求等。

三、医院交通运输管理的发展趋势

医院交通运输管理的现状是医院运输任务量不大，且连续性不强，所以医院运输人员和运输工具的使用效率不高，造成了运输资源的浪费。随着社会的进步和科学技术的发展，人员对运输服务的管理水平和服务水平要求也越来越高，医院对运输的管理能力不高和投入不足，也造成了医院运输服务落后于社会水平，不能满足医院的需要。社会上专业运输服务机构的建立与发展，也为医院运输服务的社会化提供了条件与保障。现在一般有如下四种做法：

（1）依靠社会力量，缩小医院交通运输规模。保留医院必要的车辆，如救护车、小型公务用车等，其他如货物运输、职工班车等可向社会专业运输机构购买服务。这种方法适用于运输任务量不大的中小医院。

（2）总额承包管理。根据司机班各种费用计算出司机班的年费用额度，向医院申请预算总额，并制订具体的任务合同。司机班仍属于医院的一个机构，在为医院服务的具体任务中不发生具体费用关系。这种做法能够保证医院司机班的稳定和有利于医院运输任务的完成。

（3）成立医院运输经济实体。在厘清人、财、物的基础上，少数医院成立了运输经济实体，由司机班自主管理、自主经营、独立核算，根据具体情况制订发展规划，对医院实行有偿服务并对外经营。这种方法可以减少医院对运输的投入和减轻医院管理者的负担。

（4）取消司机班，完全向社会专业运输机构购买运输服务。

四、停车场管理

随着社会车辆保有率不断提高，停车难渐渐成为医院发展中面临的新课题和新挑战。应充分发挥医院或投资主体的作用和主观能动性，引进专业停车管理团队、先进的管理技术和运营体系，创新服务意识和标准，建立具有医院特色和特点的停车管理体系。

（一）停车场运营管理总目标

（1）为停车者提供便捷、优质的停车系列服务和帮助。

（2）建立一站式服务，最大限度地提高客户满意率。

（3）规范服务，避免纠纷，用科学管理做到有序停车。

（4）停车安全第一，强调"四个到位"，即安全到位、管理到位、服务到位、形象到位。

（5）借助停车场平台，提供延伸服务。

（二）停车引导标志的设置

根据医院现有道路、各停车区域、停车相关设施的现状，依据管理目标进行统一的规划和设计；优化和完善院内、外道路车辆行驶路线、车辆通行标志的设置。同时，结合先进的智能停车管理技术，实现现代停车服务的一体化管理模式，达到就医车辆在最短的时间内找到停车泊位、安全停放的目的。

（1）针对医院的特点，实行停车的专业化、个性化、人性化的服务理念和模式，通过完善的标志，实现人车分流。

（2）设置醒目、统一的停车场（库）标志牌和市交通行政主管部门制订的停放车辆规则、停车场（库）收费标准，公布监督电话。

（3）根据审批通过的设计图，设置交通标线和安全设施，做好停车场（库）和车行道路行车线、停车泊位（分固定和临时）、禁停、转弯、减速、消防通道等标志，主要车行逆转弯处安装凸面镜，必要时设路障和防护栏。

（4）根据医院停车场情况、车辆的特点，合理安排各类车辆的停放区域。设置集装箱车、货车（搬运车除外）、中大型客车、工程车禁行标志，以及易燃、易爆、有毒等危险物品的车辆禁行标志。

（5）车辆进入医院后，将根据驾车的路线和停车泊位停放的状况进行引导入位，包括通过引导标志的自行引导方式、通过传感器的区域引导方式和利用停车诱导系统的车位引导方式。

（三）停车运营管理系统

针对医院内部道路和停车泊位的实际情况，对现有停车场内外的交通、标志、配置、引导和载荷进行整体的规划和设计的优化，并制订相应完善、有效停车的运营方案。同时，引进智能化的停车设施设备、先进的管理技术和软件，采用成熟的非接触式 IC 芯片、视频车辆识别等技术，结合计算机网络技术和数据库在数据检索、通信、采集方面的优势，打造智能化的停车运营管理及使用平台。

（四）停车场营运的管理要点

医院停车场无论是医院直接管理还是委托管理，在具体运行中都应该把握以下八个要点：

（1）按要求编制车库管理计划和运营手册，每天 24 小时对车库实行全天候的监控管理。在醒目位置告示交通行政主管部门制订的停放车辆规则及本停车场（库）管理规定，公布本停车场收费标准、管理机构监督电话等。

（2）根据法律、法规的有关规定，开展各项停车场（库）管理服务活动，确保院内停车管理的协调、顺畅、高效。

（3）确保停车场所属范围公共环境卫生符合国家和地方相关环境卫生标准，保洁率、满意率、客户有效投诉处理率，以及停车设施、设备完好率达到相关规定标准要求。

（4）严格做好停车场进出车辆的引导、停放、安全检查工作，确保车流、人流交叉路口的安全。

（5）管理人员在春夏秋冬四季配备制服，尤其突出班长、巡查员等特别引导员的服装，以示区别，做到醒目、便于识别。

（6）现场管理人员通过停车场运营管理的智能化系统，及时了解各时间段车位的状况，结合就医车辆状况，主动引导车辆至合理的停车区域。通过对各停车区域的满车位、空车位控制，避免车辆无目的迂回，迅速引导车辆找到空车位。

（7）停车场监控中心（中央管理室）应24小时值班，保证闭路电视监控及录像，并对影像资料备份保存。同时，由消防监控中心维护人员负责监控，确保停车场整体的安全和节能。

（8）制订应急措施和预案，配合第一线的管理员做应急响应，以便解决突发事件。一是对高峰期人流、突发事件或自然灾害人流、团体活动人流进行有效的控制；二是保持通信系统的畅通，达到区域与区域沟通、部门间相互沟通、区域与监控中心沟通，保证指令的下达和信息的传递；三是保安在执勤期间严格注意往来车辆，特别是在医院人员密集的场所，更要提高警惕，防止任何危险行为的发生。随时与停车管理员保持联系，协助监督和解决突发状况。严格遵守监控中心的指挥，不能擅自行动。同时，在高峰期协助管理员做好车流疏导或车辆引导。

（五）停车场管理应急预案

安全是车库运营管理的第一要素，安保的目标是风险预防和危机管理，争取事故的发生率降到最低，对于与车库相关的常见突发事件要有充分的预案准备和操作能力。

1. 抢劫事件处置预案

在确保自身安全的前提下，呼叫邻近岗位车管员一同制止犯罪。同时，立即拨打"110"电话通知警方到场处理，第一时间将情况报告管理处负责人。注意观察抢劫嫌疑人的人数、脸型、发式、衣着等特征，收集目击者和被害人反映的情况，以便向警方提供破案详细线索。保护好抢劫犯罪现场，阻止无关人员进入现场，等待警方前来处理。如有伤员，应立即将伤者送急诊室抢救。

2. 爆炸事件处置预案

发生爆炸事件时要立即组织保护现场,迅速向公安机关报案,并向相关部门、院方报告。同时,疏散现场人员,抢救受伤人员,安排力量维护现场秩序。当接到发生爆炸事件报告后,营运管理部门应立即组织有关部门人员赶赴爆炸现场,并迅速向院方通报,协助开展相关工作。营运管理部门会同相关人员,协助公安人员进行现场勘察、查证及了解相关情况,写出翔实的报告。

3. 盗窃或破坏事件应急预案

车管员巡逻时发现有人在实施盗窃或破坏行为的,应保持冷静,尽可能制止一切盗窃和破坏行为。如能处理的可及时处理,否则监视现场,记住犯罪嫌疑人的面貌、体型、服饰和特征,临时关闭所有出入口,暂停车辆停放,防止犯罪嫌疑人逃逸,并及时报警或向相关人员通报请求支援。同时,车管人员应注意保护现场,留下当事人和目击者,阻止任何人员进入或接近现场,并不得触动现场任何物品,等候有关部门前来处理。如在作案现场发现有人受伤,应在保护好现场的基础上,通知救护人员前来救护。车管员在事件中捕获的犯罪嫌疑人,应询问记录后移交警方处理,并根据警方要求提供情况和证据,以及在事件中涉及的财产损失和人员伤害,供警方详细调查以明确责任和落实赔偿。严禁施刑拷打、审讯和扣押,并应劝阻客户和围观人员打骂犯罪嫌疑人。

4. 打架斗殴事件处置预案

立即劝阻打斗,劝离围观者,维护好现场秩序。了解打斗双方的身份,对打斗人,斗殴的时间、地点,现场物品损失情况,收缴打斗用的凶器,做好记录。如双方不听劝告,应根据情况通知警方到场处理,将伤员送急诊室抢救,并将有关情况报告警方。协助警方勘察斗殴现场,收缴各类凶器,辨认为首分子及其他参与斗殴的人员。

5. 意外伤亡应急预案

车场(库)内出现人员意外伤亡事件,车管人员应立即赶赴现场,查明情况,并向营运管理部门负责人报告。应在保护现场的同时,立即通知救护人员组织抢救伤者。若伤亡事故系由设备故障或设施破坏引起,车管员应立即通知相关工程人员到场,共同制定抢救方案。对于出现的各类伤亡事故应及时向管理方通报，必要时应及时报警，并且做好相应记录。系由停车场内车辆交通肇事引起的，应在保护好现场、抢救伤员的同时，记录肇事车辆，留下驾驶员和目击者，保存相关录像。

6. 火警、火灾应急预案

发现火警或接到消防报警的应处变不惊、按序行动，以免误时、误事。接警后维护现场秩序，并做好警戒，按应急预案全力处置事故。同时，第一时间通知消防部门，派员协助消防队做好引领工作。扑救抢险工作结束后，派专人看守现场，查明火灾是否还有余火，防止死灰复燃。配合有关部门或人员查明火灾发生原因，写出调查报告。

7. 水浸应急预案

员工发现停车场（库）范围内出现水浸事故，应立即查清进水地点、水源、水势等情况，并报告运营管理部门负责人。在支援人员到达以前，积极组织力量采用各种手段尽量控制现场水势，防止水浸的范围扩大。事后应分析事故发生原因，总结经验教训并采取措施，防止出现类似事故。如果台风、暴雨来临，应检查停车场（库）下水口、下水道，确保疏通及处于备用状态。

8. 突发停电应急预案

在接到停电通知后，应在停车场入口发布停电通告，并做好停电前的准备工作。车管员在停电前应将停车道闸处于开启状态；收费员做好手工记录车辆进出时间及收费工作。若突发停电正值晚上，车管员应协助维持好秩序，启用应急照明灯、手电等用于照明。一旦恢复供电，车管员应及时检查照明及设备情况，在确认一切正常后，方可恢复停车场（库）机械设备的使用。

9. 机械故障应急处理预案

机械式或自动化车库容易出现机械故障，导致车辆长时间无法出库而影响顾客出行的，操作员应向顾客道歉，说明故障现状，并指定专人填写《顾客车辆保管单》，办理保管登记。同时，与出租车公司取得联系，给顾客发放出租车代金券和车辆保管单据，引导顾客到达出租车待客地点，为顾客提供帮助。故障排除后，依据《顾客车辆保管单》上的记录，分别联系代驾送回。自己来取的顾客，按需随时准备启程送车。

10. 收费系统停电或有故障预案

应通知出入口岗位当值人员，同时使用手动计费。车辆进入车库时，由入口岗位人员手动起杆，并用对讲机通知收银员按该时间、序号设置临时时间卡后，将卡交给停放车辆驾驶员；车辆驾驶员在离场时驾车至收费处打卡缴款，收银员收回计时卡及开出收据或发票；司机驾车到闸口出示收据，车场保安员检视后手动起杆放行；收银员在收到计时卡后应做好详细登记，并核对发出临时卡及收回临时卡的比对情况，移交财务部门登记、备案。

（六）医院停车场管理趋势

随着人们生活水平提高，私家车拥有量越来越多，目前就医停车难已经成为一个众口诟病的大问题。医院在大力增加地面停车场的同时，也在大力发展地下停车场、机械式停车场，甚至专门建造立体式自动停车场。在改善停车硬件条件的同时，如果不加大停车场的人员培训、流程再造及制定服务标准，停车场将成为医院进一步提高顾客满意度的一个瓶颈。

目前，医院的停车场管理多数依靠保安人员进行引导和管理，但是收费不标准、道路引导不专业已经成为越来越严重的问题。特别是医院地下车库、机械式车库和立体车库数量在不断增加，对设备的操作、车库的监控和车辆事故的处理已经不是普通保安能够承担的。因此，要做好车辆管理，必须走医院后勤专业化管理的道路。其优势包括：借助社会资本进行停车场设备投资、标识再造、信息系统重建，让医院把有限的资金用于医疗相关设备；借助专业停车管理公司的成熟经验制定相关制度、人员培训和现场管理，使医院在短时间内提升停车场管理水平；专业的管理队伍还可以提供代客泊车、车辆清洗，乃至验车等系列衍生服务，大大提高顾客的满意度。

五、电梯管理

（一）电梯管理的依据

随着经济的发展，现在新建医院中建筑物单体体量越来越高，电梯正常运行的重要性也越来越凸显。医院内的常用电梯一般有垂直电梯和自动扶梯两种。垂直电梯按用途一般分为医用梯、客梯、液压梯、货梯、升降机等。电梯设备维修保养的依据是《电梯监督检验规程》《特种设备安全监察条例》《三级综合医院评审标准实施细则》（2011 年版）中有关特种设备部分要求。电梯设备常用的操作规程来自电梯运行管理规程、电梯（是指有人驾驶的电梯）

操作规程、电梯安全管理规程、电梯维修养护管理规程、电梯紧急事故处理规程。

(二) 智慧电梯安全管理系统

智慧电梯安全管理系统是通过对物联网和大数据技术的创新融合，将电梯运行监管、紧急事件响应、故障发现和处理、公众信息服务等业务系统集成为统一的服务平台，使其具有事前预警、事中安抚与处置、事后追溯功能，为电梯使用的安全监管提供了有效保障，从根本上减少了电梯事故的发生概率。

1. 事前预警功能

电梯事故的发生原因主要包括电梯老龄化、维修保养不到位以及乘客不文明行为对电梯的损害。智慧电梯可在电梯发生异常时及时发出警告。主要依据包括以下三点：

（1）实现电梯运行数据的采集，包括物理数据和乘梯人行为数据。其中物理数据是通过电梯里的速度、加速度、震动、温度等12个传感器来实现的。同时，通过摄像头来监控门的状态和乘客的不文明行为，降低对电梯的人为破坏。

（2）线上体检，目的是加强维保人员检修电梯的监督和管理，逐渐将定期定人的线下维修保养模式向线上实效智能的维保模式转变。

（3）将电梯易损部件使用次数在云平台上统计，预计使用寿命。一旦零部件有损坏风险，即通知相关部门上门更换，否则电梯不得运行。

2. 事中安抚与处置功能

相比于电梯伤人，电梯困人事件更加频发，因此当场的安抚与处置非常重要。智慧电梯可在电梯困人后，迅速确定是哪一部电梯发生了困人事故，并通过视频、可视对讲等方式实时安抚乘梯人员，有效避免二次伤害。

3. 事后追溯功能

可以通过传感器和摄像头记录事故的整个过程，相当于黑匣子的功能，作为后期事故分析调查的重要依据，及时还原事故现场。

(三) 电梯管理的要点

（1）和电梯维修保养公司签订维修保养合同时，必须重点突出——接到乘客被困报警，维修保养公司完成解困的时间要求。

（2）如果医院内电梯数量较多，且维修保养公司无法配合医院的维修时效性要求，医院可考虑设置一个电梯管理员的岗位。该员工平时巡检电梯，一旦发生电梯困人时，可在第一时间处理放人。

（3）电梯设备的秩序管理是提高电梯使用率的关键，应分层、分时段控制；尽可能安排电梯驾驶员来运行电梯；可通过增加智能电梯控制装置对人员进行控制。

第七章　医院环境保护管理

环境保护是我国可持续发展战略的基本国策和必然要求。医院环境保护是国家环境保护的重要组成部分，做好此项工作意义重大。医院环境保护管理工作必须依据国家法律法规和政策，制订并组织实施环境卫生管理规划和制度，不断提高医院环境质量，主要包括以下八个方面：①加强环境卫生监测，制订严格的消毒隔离、污水污物处理制度，采取积极有效举措，防范医院有害因素对院内外环境造成污染，保护医患和社会人群健康；②做好医疗废弃物处置管理；③做好生活垃圾分类管理；④加强医院辐射防护安全管理；⑤做好光污染防护、噪声污染防护、烟尘污染防护等治理；⑥搞好医院绿化建设和美化环境，满足病人心理和社会需求；⑦因地制宜开展医院环境保护教育宣传，不断提高医院环境保护认识和管理水平；⑧做好医疗作业劳动卫生监督，加强医院全体员工的劳动防护。

第一节　污水处理与垃圾处置

一、污水处理与垃圾处置的目标

(一) 医院污水处理

医院污水是指医院（综合医院、专科医院及其他类型医院）向自然环境或城市管道排放的污水，因其成因不同，具有来源复杂、成分多样、污染严重和危害性大的特点。

因医疗污水主要是从医院的诊疗室、化验室、病房、手术室等排放的污水，污水中含有大量的病原细菌、病毒和化学药剂。针对污水中的病原细菌、病毒需要进行杀菌消毒，以免造成病原细菌、病毒外泄，扼杀病原细菌、病毒传播的隐患。而化学药剂含有放射性物质、同位素等，在处理的过程中需要针对化学试剂的特点，专门设计针对放射性物质、同位素等的处理方式，以避免造成放射性物质、同位素等外泄，对环境造成潜在性的危害和污染。

（二）垃圾处置

垃圾被称为"放错地方的资源"，如能通过综合处理、回收利用，可以减少污染，节省资源。医院的垃圾一般可分为四大类：可回收垃圾、厨余垃圾、有害垃圾（危化废弃物等）、医疗废物和其他垃圾（建筑垃圾等）。如不能妥善处理垃圾，将会造成污染空气、污染水体、火灾隐患、有害生物巢穴、对人体健康及生态的影响等危害。因此，垃圾的处理应遵循减量化、资源化、无害化的原则，目前主要有填埋、堆肥、焚烧三种处理方法。

此外，除了垃圾的无害化处理外，应更多关注如何回收利用。大力进行科普宣传，提供市民环保意识；全面推广分类回收，实现废物利用最大化。

二、医院垃圾的处理原则

（一）医院污水处理的基本原则

1. 整体控制，专项管理

医院对污水产生、分类收集、处理、排放各个过程需专人监管；医院污水处理需纳入医院整体建设、规划及设计，做好建筑体内污水消毒、排放的设计规划；医院污水处理需纳入医院卫生安全管理体系，加强相关人员培训，严格监管控制污水产生源头，确保有害化学品、药剂、抗生素和放射性物质不被弃置或直接排入污水管道；及时了解新兴技术管理方式，并对污水处理设备定期维护，专人负责保养管理，确保处理设施、设备能正常、及时、有效运行工作。

2. 控制排放，严格执法

我国于2008年颁布的《中华人民共和国水污染防治法》中规定："建设

项目的水污染防治设施，应当与主体工程同时设计、同时施工、同时投入使用。水污染防治设施应当经过环境保护主管部门验收。验收不合格的，该建设项目不得投入生产或者使用。"为保障城市水体的安全，各医疗单位应严格执行污水排放相关法令，严格控制排放水质，做到污水排放达标；严格比照国家或地方排放标准，做到定期取样，务必保证排入市政排水管网内的污水是零污染、零危害的安全污水。

3. 源头分类，分别处理

医院内的污水分为病区污水和生活污水。如果病区污水混入生活污水，将造成有害物质污染市政水体；如果生活污水混入了病区污水，又将造成污水过度消毒，形成资源浪费。所以，在污水发生源处应严格分类，执行医院内生活污水与病区污水分类收集、分别处理，做到病区污水严格消毒，生活污水按规定正常排放。

4. 集中收集，专项处理

医院的病区污水又可分为普通病房污水、传染病房污水、含放射性物质、重金属及其他有毒有害物质的污水。对这些污染源不同、污染程度不同的病区废水，其处置应有针对性处理方案，如含放射性物质、重金属及其他有毒有害物质的污水需单独专项处理；同时，为减少污染水体在运输过程中污染危害环境，医院污水必须就地处理。

（二）医院生活垃圾处理的基本原则

生活垃圾处置应以保障公共环境卫生和人体健康、防止环境污染为宗旨。生活垃圾处理的首要基础是无害化处理，并在此基础上加强生活垃圾的分类处理，提高资源的回收利用。在生活垃圾的收集分类过程中，对于危险废弃物或者在处理过程中会产生危险废弃物的生活垃圾，应按国家有关规定单独处理。

由于生活垃圾不具有污染性和危害性，通常不会由医院相关部门集中处理，而是由环卫部门直接处理。但如果未经处理的带菌垃圾，如传染病病人擦拭过鼻涕、吐液、带脓和血的纸巾等混入生活垃圾，将对水体、空气、土壤和人民健康造成潜在危险。因此，医院管理者必须按照国务院、国家卫生计生委发布的《消毒技术规范》《医院废物管理条例》要求，认真做好生活垃圾和医疗性垃圾（指医疗废弃物）的分类收集和管理工作。

三、医院垃圾处理的具体要求

（一）医院污水处理的具体要求

1. 医院污水分类处理

医院污水成分复杂多样，包含办公区域生活污水、病区污水、诊疗污水等。医院污水处理在医院工作中占据重要地位，是衡量医院服务质量、管理水平和社会责任的重要标志，必须按照相关规定严格执行。

（1）生活污水：按照国家相关规定，医院办公区域的生活污水排入自然水体或城市污水管网。

（2）病区污水：病区污水中存在大量细菌、病毒、虫卵等致病病原体，如未处理直接排入市政水体，将会造成水体及土壤污染，更严重的将会引发各种疾病和传染病的流行暴发，或将威胁市民的身体健康。因此，必须借助氯消毒、紫外线杀菌等手段对病区污水进行消毒杀菌处理，水质达到国家污水排放标准后方可排放。

（3）诊疗污水：诊疗污水含有重金属、化学药剂、有机溶剂、消毒剂、酸碱和放射性同位素等，同样需要经过物化或生化消毒处理。但区别于病区污水，诊疗污水的生化处理是以去除水体的重金属、化学药剂、有机溶剂、消毒剂、酸碱和放射性同位素为目的，针对性强，处理方案具有专一性。

2. 污水处理方法

污水处理就是采用各种技术手段，将污水中所含的污染物质分离去除、回收利用或将其转化为无害物质，使水得到净化。按其原理可分为物理处理法、化学处理法、生物处理法。

（1）物理处理法：利用物理作用分离污水中呈悬浮固体状态污染物质的方法。主要方法有格栅截留法、沉淀法、气浮法和过滤法。

（2）化学处理法：利用化学反应的作用分离与回收污水中的各种污染物质（包括悬浮物、胶体和溶解物等）的方法，主要用于处理工业废水。主要方法有中和、混凝、电解、氧化还原、汽提、萃取、吸附和离子交换等。

（3）生物处理法：是利用微生物的代谢作用，使污水中呈溶解、胶体状态的有机污染物转化为稳定的无害物质的方法。主要有好氧法和厌氧法两类。

3. 污水处理基本流程

因医院污水对水体、空气、土壤和人民健康造成潜在危险，为规范医院污水无害化处理，国家颁布了《医院污水处理设计规范》（CECS 07：2004）和《医疗机构水污染物排放标准》（GB18466-2005）作为污水处理的准则，细致和强化制定了污水排放的标准和依据。

医院污水处理流程主要包括污水的预处理、物化或生化处理和消毒三个部分。为了防止病源的二次污染，对污水处理过程中产生的污泥和废气也要进行相应处理。例如，产生较大污泥量时需进行污泥消毒处理，再经脱水、封装处理后作为危险废弃物进行外送焚烧处理。根据排入水体的不同，目前医院污水处理主要有以下两种方式。

（1）一级处理：偏远地区、规模较小医疗卫生机构所产生的污水经过适当生化处理和消毒，达到排放标准后排入自然水体。其基本流程见图 7-1。

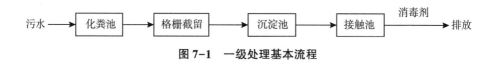

图 7-1　一级处理基本流程

（2）二级处理：在有城市下水道区域（设有二级城镇污水处理厂），大多数规模较大医院的污水通过投加液氯、次氯酸钠和臭氧等消毒物品进行污水消毒后，再排入市政下水道系统。其基本流程见图 7-2。

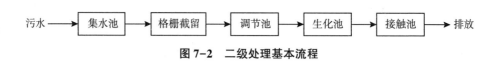

图 7-2　二级处理基本流程

对比上述两种基本处理方式，二级处理中增加了生化池。生化反应对污水中的病原细菌、病毒有显著的净化效果。生化处理主要原理是利用微生物分解氧化有机物这一功能。在生化处理过程中通常采取一定措施，创造有利于微生物的生长、繁殖的环境，使微生物大量增殖，以提高其分解氧化有机物效率、达到废水处理的目的。根据反应器中氧含量，可分为好氧生化处理、兼氧生化处理及厌氧生化处理。其中，好氧生化处理因具有反应速度快、反应时间短、构筑物容积小、处理过程中散发的臭气少的高效处理特点而得到广泛运用。其主要形式有活性污泥法和生物膜法。实验数据表明，这两种生化处理方式能去除污水中95%BOD$_5$的含量，是污水处理经常使用的高效净化方式。

同时，医院污水存在着污染重、危害大的特点，除了上述两种基本处理方式外，医院污水可采用加热、紫外线、氯化物或臭氧等消毒处理，消灭污水中的细菌，以达到污水无害化。目前，较常用的消毒方法有含氯石灰或次氯酸钙、液氯消毒和次氯酸钠消毒。消毒时间为1.5小时。接触池出水口总余氯量，含肠道致病菌污水应为4~5毫升/升，含结核杆菌污水应为6~8毫升/升。

随着科技水平的不断提高，医院污水处理技术正不断得到完善和改进，生物处理工艺和消毒技术也有着多样性。各医院应根据本院特点，针对类型、规模、总污水量和污水性质选择合理、高效的处理工艺，既保证医院污水得到有效处理，使出水水质符合现行有关国家排放标准的规定，也不会过度消毒造成资源浪费。因此，在选择污水处理方案时，应因地制宜，结合对污染源的分析，选择占地少、操作方便、高效处理、运行稳定的方案作为污水处理的首选方案。

此外，医疗过程经常使用到放射性同位素，主要来源包含病人服用放射性同位素药物之后产生的排泄物、与放射性同位素物质接触的医用药具、医用标记化合物配制和倾倒多余剂量的放射性同位素。而医院在诊断和治疗中用到的放射性同位素在衰变过程中会产生α、β和γ放射线，这些放射线在人体内积累会对人体健康造成损害。因此，含有放射性同位素的污水需要密封衰减处理，使其放射性浓度降低到一定标准才可排放。医院诊断及治疗用的放射性同位素的半衰期一般较短，毒性较低，处理方法如下：对于浓度较高、半衰期略长的放射性污水，一般将其贮存在容器中，使其自然衰变；对于浓度较低、半衰期较短的放射性污水，排入地下贮存衰变池贮存一定时间，使其放射性同位素自然衰变，当放射性同位素浓度降低到管理限值时再排放。

4. 污水排放标准

在选择了适用的方案后，排放的水体标准即是检验消毒成果的最佳方式。因此，我国制定了严格的法令、法规，规范医院污水管理。根据2005年发布、2006年实施的《医疗机构水污染排放标准》（GB18466-2005）要求，新建、扩改建医疗机构从本标准实施之日起，按本标准实施管理。医院污水处理与消毒后应达到下列标准。

（1）连续 3 次各取样 500 毫升进行检验，不得检出肠道致病菌和结核杆菌，其中大肠菌群数不得大于每升 500 个。

（2）当采用氯化法消毒时，要求的接触时间和接触池水中的余氯含量见表 7-1。

表 7-1　氯化法消毒接触时间和接触池水中的余氯含量

医院污水类别	基础时间（小时）	总余氯含量（毫升/升）
综合医院污水	不少于 1	4~5
含肠道致病菌污水	不少于 1	4~5
含结核杆菌污水	不少于 1.5	6~8

（3）经过污水处理后的污泥中同样存在大量有害物质，这些污泥也需要进行无害化处理，避免造成二次污染。我国相关法令、法规也对此作了相关数据规定：蛔虫卵死亡率大于 95%；粪大肠杆菌值不小于 10^{-2}；10 克污泥（原检样中）不得检出肠道致病菌和结核杆菌；采用高温堆肥法进行污泥无害化处理的医院，对有传染性的粪便必须进行单独消毒或其他无害化处理；医院污水经处理和消毒后，其所含的污染物与有害物质的含量应符合有关标准的要求。

5. 污水处理人员的安全管理

在医院污水处理过程中，相关工作人员应严格执行管理人员操作手册，做到按规程操作和维修设施设备，避免因污泥、废气等处理不当而对环境及人体产生危害。工作人员应经过技术培训，熟练掌握岗位操作规程及相关国家地方的规章制度，所有污水处理工作人员必须持证上岗。

污水处理人员的安全管理需做到以下五个方面：

（1）提高工作人员岗位责任心，严格按规定比例稀释消毒剂，并根据污水流量调整消毒剂用量。定期对设备进行维护保养，保证设施正常运行，为污水达标排放作保障。

（2）加强工作人员防护措施，对污水处理站需密闭操作的系统可增加必要检测、报警装置，以保证工作环境不被污染。工作人员在接触污水时应穿工作服，戴好口罩、手套等；员工定期进行健康检查，防止受到健康损害。同时，进行个人卫生知识培训，培养个人良好的自我保护意识。

（3）传染病医院污水处理站应制定并实施有针对性的职业操作规范，包括需要的免疫防治、预防过度暴露于有害环境的措施等。

（4）传染病医院（含带传染病房的综合医院）位于室内的污水处理必须设有强制通风设备，并为操作人员配备全套工作服、手套、面罩、护目镜和防毒面具，有效隔离污染源。

（5）工作场所应该备有急救箱，并制订应急预案。

（二）垃圾处置的具体要求

1. **医院垃圾的处理方法**

（1）焚烧法。具有处理设施占地较省、稳定迅速、减量效果明显、生活垃圾臭味控制相对容易、焚烧余热可以利用的特点，因此得到广泛使用。

（2）堆肥法。主要包括生物处理、水泥窑协同处置等技术。对可降解有机垃圾效果显著，主要包括厨余垃圾、餐厨垃圾、园林垃圾等。

（3）填埋法。作业相对简单，但对填埋物的要求较高，如有毒、有害物严禁填埋，以防止土地二次污染。

2. **医院垃圾的分类**

（1）医疗垃圾：分为医疗废物、危化废弃物等。其中，医疗废弃物又包括传染病病人的生活垃圾，病区使用过的医疗器具（如空针、针头、导管等），手术切下的肢体、瘤块、病理取样组织；危化废弃物包括带有重金属、具危害性的化学试剂、放射性物质等医疗废弃物。由于医疗垃圾往往携带病原体或医疗放射性物质，需要进行无害化处理，以免对水体、空气、土壤和人民健康造成潜在危险。

（2）生活垃圾：主要包括可回收垃圾、厨余垃圾、有害垃圾和其他垃圾（建筑垃圾等）。可回收垃圾主要包括废纸、塑料、玻璃、金属和布料五大类。经分类后对其中可直接利用的物质进行再回用；采用垃圾焚烧发电法，使垃圾变成能源。厨余垃圾主要包括菜叶、剩菜、剩饭、果皮、蛋壳、茶渣、骨头等。可采用堆肥法，利用有机垃圾和土壤中的微生物将垃圾转化为有机肥料，用于改良土壤。有害垃圾主要包括废电池、废荧光灯管、废灯泡、废水银温度计、废油漆桶、废家电类、过期药品等。对于含有重金属的垃圾需要进行化学处理，将有毒重金属提取出来后回收利用，以及减少对环境的污染；我们自己不能处理的垃圾如废电池，可回收到可回收利用的垃圾桶，由专业处理单位集中处理，避免电池的有害物质泄漏造成污染。建筑垃圾主要包括各类金属、竹板、木材、砖、石、混凝土等，经分拣、剔除或粉碎后大多可以重新利用。如金属类经分拣、集中重新回炉后，可以制成各种规格的钢材；竹木类可以制造人造木材；砖、石、混凝土等经粉碎可以代砂用于造房铺路；等等。

3. 医院垃圾分类处理的要点

（1）设置三种污物袋，黑色垃圾袋装生活垃圾，黄色垃圾袋装医疗垃圾，利器盒装锋利的垃圾。

（2）收集容器必须密封，防渗漏、防蝇、防鼠，便于搬运及消毒。封扎运送，不得外露外泄。

（3）病房设置小型污物袋，收集果皮、果核、废物等可燃性污物，每日或满袋更新；诊室、治疗室、检验科应备用两个污物桶，分别内套黄色垃圾袋装医疗垃圾，黑色垃圾袋装外包装物品。

（4）生活垃圾定时集中至医院垃圾转运站，由环卫部门直接运输处理；医疗垃圾应及时集中到医疗垃圾暂时存放处，由回收公司运输回收处理。

四、医院污水处理与垃圾处置突发事件应急预案

（一）突发事件应急预案的要求

（1）医院需成立突发事件应急小组（包括院管、医务处、后勤部门、物业、相关外委服务方），明确组员的工作任务，研究讨论应对方案。如条件允许，可定期进行演习，以熟悉对突发事件的处置流程，提高应对能力。

（2）定期排查隐患。在有证据证明传染病传播的事故有可能发生时，应当按照《传染病防治法》及有关规定报告并采取相应措施。

（3）如发现污染物外泄，工作人员应当做好卫生安全防护后，及时采取应对措施；同时，应急小组成员按照指定的工作流程，控制污染源的扩散，并立即上报医院领导。

（4）如事故造成一人以上死亡或者三人以上健康损害，应该立即采取相应紧急处理措施，并按规定逐级向上级主管部门报告。

（5）发生突发事件需明确：确定泄漏、扩散的医院污染物数量、发生时间、影响范围及严重程度。

（6）在控制污染外泄后，应采取适当的安全处置措施，对泄漏及受污染的区域、物品进行消毒或者其他无害化处理，必要时封锁污染区域，以防扩大污染。

（7）对污染区域进行消毒时，应从污染较轻区域向污染严重区域进行，对可能被污染的消毒工具也应该进行消毒或焚毁。

（8）在污染物外泄事件处理结束后，应对事件的起因进行调查，并采取有效的防范措施，预防类似事件发生，并对引起事件的责任人追究法律责任。

（二）常见事故的应急预案

1. 设备故障

设备监控人员发现设备故障，如有备用设备，立即切换备用设备；如无备用设备，应联系相关维修人员，诊断故障原因，进行故障修复，并尽早在设备闲时安排维修；组织技术人员到场勘察故障点，能当场解决的由相关技术人员排除故障，如不能解决应及时联系厂商或设备维保单位，维保单位应在承诺响应时间内到达现场进行维修；在维修结束后，应对整套系统作全面排查，排除设备安全隐患，并将设备故障原因及维修相关记录（如零件磨损更换、元器件短路、监控设备误报等）交给院方相关负责人；相关负责人应针对故障原因，调整日常维护方案，对于常发故障点应增加排查频率并制定相关应急流程及措施。

2. 人员伤害

如发生伤害事故，现场保安人员应立即到场，疏散人群，维持好现场秩序。事故现场相关责任人到场，勘察事故原因。如因有毒有害气体等泄漏，应立即封锁现场，相关救援人员做好防护措施；由操作人员切断污染源，及时将受伤人员送往诊疗室。如为一般伤害事故，应做好伤者的保护措施，移交相关医疗科室。如有需要，应及时通知受伤者的家属，做好后续工作。逐级向上级主管部门报告，同时排查事故原因，做好相关事故报告，并采取有效的防范措施，预防类似事件发生，对引起事件的责任人追究法律责任。

3. 污水排放超标

设备监控人员发现污水排放检测设备报警，应暂停污水排放，查看监控设备后台显示情况，找出故障原因；如生化处理未达标，应立即联系相关厂家，尽快更换填料及活性污泥；同时要求厂家书面报告污泥失效的原因，重新定制维护方案；如消毒设备出现故障，应联系相关厂家维修。维修期间由专业负责人进行人工加药，保证污水正常排放。

4. 垃圾房火灾事故

发现火情应立即汇报应急小组组长和值班长，汇报内容要明确部位及火势大小；按照"先控制、后灭火"的原则，立即组织现场扑救火灾；在灭火结束后，将相关灭火器材恢复至原位，通知保洁公司清理现场。

无论是医院污水还是医院垃圾，因为医疗过程中不可避免地存在与菌、病毒、虫卵等致病病原体和重金属、化学药剂、有机溶剂、消毒剂、酸碱和放射性同位素的接触，而正是这些致病菌和有毒有害物质会对环境和市民的生活和健康造成威胁，因此合理准确的处理变得重要和迫切。总的来说，从源头分类治理，严格区分有毒有害废弃物和普通生活废弃物，有针对性地对有毒有害物废弃物进行集中、准确、彻底的物化或生化处理消毒，达到国家或地方标准，做到无害化排放。避免医疗废弃物混入生活废弃物，以免有毒有害物未经处理直接排放，对环境和市民的生活、健康产生威胁；同时也不能随意将生活废弃物混入医疗废弃物中，会造成处理污染物量增大，处理效率降低，也占用了处理资源，不符合可持续发展的方针策略，造成资源浪费。因此，作为医疗机构，应该具有高尚的职业道德及社会责任感，认真负责地为营造安全健康的和谐社会做出贡献。

第二节 医疗废弃物管理

医疗废弃物是指医疗卫生机构在医疗、预防、保健，以及其他相关活动中产生的具有直接或者间接感染性、毒性和其他危害性的废物。国家卫计委、国家环境保护部将医疗废弃物分为感染性、病理性、损伤性、药物性和化学性废物五类，包含医疗过程中产生的检查标本、换弃的敷料、截除的脏器和肢体、一次性抽血输液制品，以及在医疗过程中接触污染的纸类、布类、塑料类、橡胶类制品等。根据1988年世界卫生组织（WHO）规定，医疗废弃物可分为一般废弃物、病理废弃物（组织、脏器）、感染性废弃物、损伤性废弃物（锋利性物质）、化学性废弃物、药剂废弃物、放射线废弃物、爆炸性废弃物（压缩器）。

一、医疗废弃物管理原则

医疗废弃物（简称医疗废物、医疗垃圾）与一般废弃物或垃圾有着本质区别，医疗废弃物常含有传染性病菌、病毒、化学污染物及放射性有害物质等，被我国《国家危险物名录》列为Ⅰ号危险废物。所以，医院管理者必须高度认识医疗废弃物的严重危害性，牢记历史的经验与教训，严格按照《中华人民共和国固体废物污染环境防治法》《医疗废物管理条例》和有关规定，依法做好医疗机构医疗废弃物的管理、收集和处置工作。分类回收原则：可减少有害有毒医疗废物和带传染性医疗废物的数量，有利于医疗废物的回收利用和处理。回收利用原则：可避免浪费，减少环境污染。减量化原则：通过重复利用、破碎、压缩等手段，减少固体废弃物的体积和数量。无公害原则：医疗废弃物处理必须遵守环保及卫生法规标准要求。分散与集中处理相结合的原则：对分类收集的废物分别进行处理。

二、医疗废弃物回收流程

医疗废弃物从产生到回收包括五个环节，即产生点、处置室、运送、暂存点、回收机构。

（一）产生点

产生点是指在医疗过程中所有会产生医疗废弃物的科室，如住院病区、手术室、病理室、实验室、检验科、门急诊等。产生点产生的医疗废弃物由护工人员回收并送往处置室。在回收过程中应该进行第一次分拣，把生活垃圾、医疗废弃物、锐器等分类收集与放置。

产生点的注意事项：

（1）医疗废弃物分类不准确。有关统计资料显示，医疗废弃物中有80%可以分拣为生活垃圾，20%混入生活垃圾或掩埋，医疗废弃物中混入生活垃坂、生活垃圾中包含医疗废弃物的现象比较严重。分类不准确会导致一系列的问题，比如医疗废弃物混入生活垃圾流失、锐器扎伤工作人员等。医疗废弃物大多存在传染性，一旦分类不清会演变成重大事故，造成严重的社会影响。

（2）在处理被患者血液、体液、排泄物污染的污物时，操作人员必须穿戴防护用具。

（3）对已确诊或怀疑传染性疾病患者所使用过的医疗物品，经初步处理后应单独放入专用包装袋内。

（二）处置室

处置室是指医疗废弃物在运往院内医疗废弃物暂存点之前的临时摆放点。由各科室产生的医疗废弃物应在处置室集中进行分类打包，并对数量、重量做记录，由相关医护人员确认签字。处置室注意事项：

（1）医疗废弃物暂存场所应防渗漏、防污染，规范达标的医疗废弃物设施设备应完好无损。

（2）医疗废弃物送达处置室后，第一时间根据污物的不同类型进行分拣，应根据科室的特性设置不同医疗废弃物丢弃桶。

（3）医疗废弃物丢入装有黄色垃圾袋的垃圾箱，其中感染性医疗废弃物和损伤性医疗废弃物必须分开。黄色垃圾袋或专用锐器盒达 2/3 满时就应密封，并进行称重与记录。

（4）盛放医疗废弃物的包装材质必须达到防水、防渗漏、防刺破，做到存放不暴露，密封符合规定要求。

（5）密封好的黄色垃圾袋或锐器盒必须离地并隔离存放，存放时间不得超过 24 小时。

（6）处置室的容器及场所必须每日（每次）按照规定进行清洁与消毒。

（三）运送

运送是指医疗废弃物从处置室运出，并将其送往医院医疗废弃物暂存点。医疗废弃物收集运送每天由专人、专车、专线路进行。交接由专职收集人员与科室保洁员共同称重、登记、签名确认。运送环节的注意事项：

（1）医疗废弃物在从处置室运出时，必须由处置室工作人员与运送人员双方共同确认运出医疗废弃物的数量并签字。

（2）运送医疗废弃物的转运工具在运送过程中必须做到密封。运送路线必须有规定路线，并在运送路线上设置监控设施，以确保在运送过程中医疗废弃物没有流失。

（3）运送医疗废弃物的工作人员必须根据规定做好个人防护，穿戴防护用品。一旦被医疗废弃物刺伤、擦伤等，应及时采取相应的处理、登记、报告等措施。

（4）运送完毕，对容器和运送工具及场所应及时进行清洁与消毒。

（四）暂存点

暂存点是指院内医疗废弃物在运出医院之前的集中储存处。医院所有产生的医疗废弃物应全部运送到暂存点集中。暂存点为医院回收医疗废弃物的最后一道关口，所有进入暂存点的医疗废弃物都应该经过打包密封。暂存点应清晰记录每天进出的医疗废弃物数量、重量、出处，并按月统计上交，四联单上应注明单位。

暂存点的注意事项：

（1）进入暂存点的医疗废弃物不允许再次开封取出。

（2）送入暂存点的医疗废弃物数量应由运送人员与接收人员双方共同确认并签字。

（3）每日医疗废弃物由回收机构收取之后，应对暂存点进行清洁与消毒。

（4）暂存点必须封闭、防盗、防渗漏、警示标志明确，处置人员的岗位防护设施符合规范要求。

（五）回收机构

按照相关法律、法规的要求，由市级相关专门医疗废弃物处理机构到医院回收、转运、处置，医院不得自行处置，不得出售给个体商贩、废品回收站等，并做好交接签收记录。

回收机构的注意事项：

（1）严格按照有关规定，医疗废弃物必须由市相关专门医疗废弃物处理机构收集转运并集中处理，不得自行处置，做好所有交接签收记录。

（2）回收医疗废弃物的数量必须按实登记，由回收人员与医院负责人双方签字确认。

（3）按月将医疗废弃物数据汇报至相关环保部门，相关数据应属实。

严格监督医疗废弃物处置流程是医疗废弃物管理中最重要的一个环节，通过实施医疗废弃物规范化管理、提高管理层级、建章立制、明确责任和加强监管等措施，确保医疗废物从产生地到最终医疗废物处置全过程紧密衔接，达到符合国家和市级医疗废弃物处置标准与规范要求。

三、医疗废弃物管理要点

医疗废弃物管理过程是一个逐渐被人们认识和重视的过程。同时，医疗废弃物管理具有简单重复、易被忽视和多环节管理的特点。所以，加强教育培训和广泛宣传、提高认识是医疗废弃物管理的重要环节。而且，必须从医疗废弃物产生源头直至终端处置各个环节，实施全过程跟踪管理、定期检测评估和持续改进，以确保医疗废弃物管理符合国家和地方有关医疗废弃物处置的标准和规范，处置医疗废弃物过程中排放的污染物符合国家和地方规定的排放标准。

（一）建立医疗废弃物管理组织机构，制定管理规章制度

医院成立以主管院长为组长，医务部、护理部、感染科、总务科和各临床科室负责人为成员的医疗废弃物管理领导小组，制定医疗废弃物管理规章制度和各部门负责人及工作人员职责，负责医院医疗废弃物考核管理工作。医疗废弃物管理制度主要包括：医疗废弃物分类、收集管理制度；医疗废弃物回收与运送管理制度；医疗废弃物暂存管理制度；医疗废弃物工作人员防护制度；医疗废弃物应急管理制度。

（二）加强教育培训，不断提高认识

根据《医疗废弃物管理条例》和《医疗机构医疗废弃物管理办法》的要求，加强对医院全体人员（包括保洁和护工人员等）进行医疗废弃物管理法律法规知识的宣传和培训力度，制订切实可行培训计划，采取普及培训与上岗培训相结合、培训与考核相结合、专题研讨教育与科普宣传教育相结合等形式进行教育培训，实现全员规范培训目标，促使全体员工更好地树立法律意识、责任意识，提高医患双方环境保护意识，自觉遵守医疗废弃物各项管理制度。

（三）认真落实各类人员工作职责

医院法人代表是医疗废弃物管理第一责任人，切实履行职责，确保医疗废弃物的安全管理；医疗废弃物的收集、处理有专人负责，护理部负责监督检查，各科室主任和护士长为科室医疗废弃物的管理责任人，负责本科室医疗废

弃物的管理；各科室医务人员对污物的收集、处理要按无害化处理和分类收集的原则进行，医疗废弃物放置于防渗漏的黄色塑料袋（桶）内，损伤性医疗废弃物应放置于不易穿透的有警示标识的黄色专用容器内，少量药物性医疗废弃物可以混入感染性医疗废弃物放置；医疗废弃物的运送要密封袋口，防止发生流失、泄漏和扩散，防止直接接触工作人员身体；禁止丢弃医疗废弃物，禁止在非贮存场所倾倒、堆放医疗废弃物，或者与生活垃圾混放，医疗废弃物不得露天存放；医疗废弃物在各科室存放时间不得超过 24 小时，工作人员每天（每次）运送结束时，应对容器和运送工具及时进行清洁与消毒；传染病病人或疑似传染病病人产生的生活垃圾，应按照医疗废弃物管理和处置，各科室产生的污水、传染病病人或者疑似传染病病人的排泄物，应按照国家规定进行严格消毒，达到国家规定的标准后方可排入污水处理系统；医疗废弃物收集人员在收集、运送医疗废弃物过程中要做好个人防护，防止医疗废弃物对人体的伤害。一旦被医疗废弃物刺伤、擦伤等，应及时采取相应的处理、登记、报告等措施。

（四）健全制度，督查到位

在工作时间中，应不断健全和完善医院医疗废弃物管理制度。根据医疗废弃物管理要求，严肃认真地做好定期督查和不定期抽查工作，切实落实各级各类人员的岗位责任制，发现问题必须整改到位。

四、医疗废弃物管理新技术

资料表明，我国医院平均每张床位每天产生 1 公斤医疗废弃物，一个中型三甲医院平均每天产生的医疗废物约为 1 吨。医疗废物在院内的收集、处理过程成为医疗废弃物管理的重中之重。目前，我国医院在医疗废弃物收集过程中，所有的信息交接、登记采用人工手写的模式。使用人工模式容易产生以下问题：信息采集误差、信息登记不清、交接信息不完整、缺乏信息追溯等。因此，实际产生的情况与记录在案的信息差异非常之大。一旦出现医疗废弃物流失，难以追溯源头。工勤人员的不稳定性与随意性已经成为医疗废弃物管控中的"疑难杂症"。如今，新的趋势是使用电子化系统对医疗废弃物进行监管，综合应用计算机和 RFID 技术记录和分析医疗废弃物在院内流转的过程，实现对医疗废弃物前端收集、中端转运、末端贮存的全流程管理，提高医院对医疗废弃物的管理水平，预防医疗废弃物流失、泄露、扩散和意外事故。该系统应用客户端主要分为电子秤、PC管理平台、APP业务管理。

（一）电子秤

在各个医疗废弃物的产生点设置带触控屏的电子秤，可实现打包称重、交接、查询等功能。所有医废处理人员全部以指纹或者扫码的形式进行个人认证登录，可以清晰地查询每一包医疗废弃物经过几个人处理，方便追溯。同时，在医疗废弃物暂存点也设置电子秤，对医疗废弃物的末端入库、出库进行全面管理，实现医疗废弃物的入库核查、出库记录，保障医废前端产生、后端入库、末端出库信息一致，避免医疗废弃物流失现象发生。

（二）PC管理平台

每台电子秤所收集的数据通过网络储存于医院信息中心服务器，所有医疗废弃物的管理报表全部通过电子化保存留档。改变现有的人工计算出报表的形式，大大降低医废管理者的工作量，提升医废业务相关数据的真实性和准确性，同时提高管理效率和管理水平。

（三）APP业务管理

管理者可通过移动设备安装配套APP，进行有关医疗废弃物的管理，随时随地对医疗废弃物收集情况进行监控。同时，通过APP快速对各类表单进行查询和追溯，还可通过APP实现紧急情况报警、提醒、通知等功能。

使用电子化系统对医疗废弃物进行监管会明显减低医疗废弃物管控风险，杜绝因人为因素所产生的信息数据不全面、不完整等问题。同时解决了人员流失、人员交接和培训不足的问题，大幅减低了人员使用成本。在未来，使用电子化管理系统对医疗废弃物进行管理是一种趋势。

五、医疗废弃物处置突发事件应急预案

（一）建立医疗废弃物突发事件应急管理组织机构

医院成立医疗废弃物处置突发事件应急管理领导小组，应急小组由院领导牵头，院内感染防控部门、护理部门、医务部门、后勤部门、物业部门、应急专家组等组成。负责突发事件处理指挥、协调，医疗救治和现场消毒等工作。

（二）建立医院医疗废弃物处置突发事件应急报告制度

一旦发生医疗废弃物处置突发事件，应立即报告有关医院领导。医院根据具体情况，按有关规定要求报告所在地卫生行政部门和环保部门。若发生医疗废弃物管理不当，导致一人以上死亡或者三人以上伤害，根据《医疗废弃物管理条例》的规定，需要对病人提供医疗救护和现场救援等，应当在 2 小时内向所在地卫生行政部门和环保部门报告，并采取相应紧急处理措施。

（三）完善医疗废弃物处置突发事件应急处理程序和措施

医院接到医疗废弃物处置突发事件报告后，应迅速组织相关人员调查与确定流失、泄漏、扩散的医疗废弃物类数量、发生时间、影响范围及严重程度；立即启动应急预案，对发生医疗废弃物泄漏、扩散现场进行处理，对泄漏及受污染的区域、物品进行消毒或者无害化处置，必要时封锁污染区域，以防扩大污染；工作人员做好卫生安全防护后方可进行应急处置和救援工作；如果有人员被艾滋病病毒污染的医疗废弃物伤害，应根据损伤程度进行评估，决定是否进行艾滋病抗病毒治疗；处理工作结束后，领导小组应对事件的起因进行调查，并采取有效的防范措施，预防类似事件再次发生。

第三节　辐射防护安全管理

一、辐射防护安全管理的范围

医院所有涉及放射性同位素与射线装置的人员和诊断、治疗场所，以及相关活动的安全监督与管理，包括购买、运输、存贮、使用、生产、放射性废物处理等过程，都要有严格的辐射防护安全管理办法。辐射防护安全管理主要包括以下范围：

（1）放射性同位素，是指某种发生放射性衰变的元素中具有相同原子序数但质量不同的核素。

（2）射线装置，是指 X 线机、加速器、中子发生器以及含放射源的装置。

（3）放射源，是指除研究堆和动力堆核燃料循环范畴的材料以外，永久密封在容器中或者有严密包层并呈固态的放射性材料。

（4）非密封放射性物质，是指非永久密封在包壳里或者紧密地固结在覆盖层的放射性物质。

（5）放射性废物，是指来自实践或干预、预期不会再利用的废弃物（不管其物理状态如何），它含有放射性物质或被放射性物质污染，并且其活度或浓度大于审管部门规定的清洁解控水平。

二、辐射防护安全管理的原则

（一）日常管理原则

（1）实践的正当性：辐射照射的实践，除非为受照个人或社会带来的利益足以弥补其可能引起的辐射危害（包括健康与非健康危害），否则就不得采取此种实践。

（2）辐射防护水平的最优化：对于来自一项实践中的任一特定源的照射，应使防护与安全最优化，在考虑经济和社会因素之后，个人受照剂量的大小、受照射的人数以及受照射的可能性均保持在可合理达到的尽量低的水平。

（3）个人剂量限值：在放射实践中，不产生过高的个体照射量，保证个人所受的放射性剂量不超过国家规定的限值。

（二）应急事件处置原则

迅速报告；主动抢救；生命第一；科学施救，控制危险源，防止事故扩大；保护现场，收集证据。

三、辐射防护安全管理要求

（一）建立组织管理机构

医院应设"辐射安全管理委员会"。可根据医院实际情况，下设辐射安全管理办公室（以下简称"辐射办"），或至少设一位辐射安全管理员，具体负责医院辐射安全与防护工作的管理、监督，并督促有关科室实施。委员会由分管领导负责，分级管理。科主任为本科辐射安全第一责任人，指定本科辐射安全兼职管理人员，负责日常事务的管理。

对委员会的要求如下：

（1）委员会成员应由熟悉放射相关工作的专业人员担任或兼任。

（2）委员会负责制订本院辐射安全与放射防护工作的计划，定期召开例会，总结、通报一段时间内的工作情况，布置下一工作时段的计划及要求；制订放射事件应急预案并组织演练；定期对辐射事故应急预案、辐射安全与防护的制度和流程进行修订；编制辐射安全年度预算。

（3）委员会定期与主管行政部门联系，积极配合上级行政部门的检查。根据规定报告放射性同位素与射线装置台账、辐射安全和防护措施的运行与维护、辐射安全和防护制度及措施的建立和落实、事故和应急预案以及档案管理等方面的内容。

（4）委员会负责对全院辐射安全与防护工作进行监督，定期检查放疗科、放射诊断科、核医学科各种制度以及防护措施的贯彻落实情况。

（二）辐射安全许可登记

按照国家对放射工作的有关规定实行许可登记制度，医院辐射安全管理委员会负责向政府环境辐射主管部门申请《辐射安全许可证》，辐射安全许可项目（内容）与实际一致。生产、销售、使用放射性同位素和射线装置的单位，应当按规定取得许可证。生产放射性同位素、销售和使用Ⅰ类放射源、销售和使用Ⅰ类射线装置单位的许可证，由环保部颁发；其他单位的许可证由省级环保部门审批颁发。使用放射性同位素和射线装置进行放射诊疗的医疗卫生机构，还应当获得放射源诊疗技术和医用辐射机构许可。医院取得许可登记后方能开展工作，其制度建设、人员培训、安全防护等纳入医院辐射安全管理委员会统一管理。

凡申请许可、登记的放射工作科室，必须具备下列基本条件：具有与所从事的放射工作相适应的场所、设施和装备，并提供相应的资料；从事放射工作的人员必须具备相应的专业及防护知识和健康条件，并提供相应的证明材料；有完善的放射防护管理机构、管理人员以及必要的防护用品和监测设备，并提交人员名单和设备清单；提交严格的有关安全防护管理规章制度的文件。

（三）放射工作人员管理要点

（1）放射工作人员必须经过放射性基础知识、辐射防护相关法律法规、放射性同位素操作培训，经考核合格，持有上级主管部门颁发的辐射安全与防护培训证书，方可上岗。

（2）辐射安全培训分为高级、中级和初级三个级别。从事下列活动的辐射工作人员，应当接受中级或者高级辐射安全培训：生产、销售、使用Ⅰ类放射源的；在甲级非密封放射性物质工作场所操作放射性同位素的；使用Ⅰ类射线装置的；使用伽马线移动探伤设备的。从事前述所列活动单位的辐射防护负责人，以及从事前述所列装置、设备和场所设计、安装、调试、倒源、维修和其他与辐射安全相关技术服务活动的人员，应当接受中级或者高级辐射安全培训。上述规定以外的其他辐射工作人员，应当接受初级辐射安全培训。

（3）放射工作人员于上岗前、在岗中、离岗后需到卫生行政部门认可的职业健康检查机构进行职业健康检查，其中在岗期间两次职业健康检查的时间间隔不超过两年。放射工作人员应积极配合，安排好工作参加体检，完成体检的全部项目。

（4）辐射安全管理员应当在收到职业健康检查报告的七日内，如实告知放射工作人员体检结果，并将检查结论记录在放射工作人员档案中。

（5）对职业健康检查中发现不宜继续从事放射工作的人员，应及时调整工作岗位；对需要复查和医学随访观察的放射工作人员，应当及时予以安排，并将需要医学随访观察的放射工作人员暂时调离放射工作岗位。

（6）对于暂时调整工作的放射工作人员，如经健康体检达到继续从事放射工作岗位条件的，将恢复或另行安排放射工作岗位。如经脱离放射工作岗位一年后仍不能达到体检要求的，将不能继续从事放射工作。

（7）女性放射工作人员发觉自己怀孕后要及时通知医院，医院应保证为胚胎和胎儿提供与公众成员相同的防护水平。医院不得安排怀孕和哺乳的女性放射工作人员从事可能受到内照射的工作。

（8）个人剂量监测。辐射安全管理员负责放射工作人员剂量监测。及时安排放射工作人员个人剂量计的发放、收取、检测及个人剂量档案的建立与更新。放射工作人员应遵守有关辐射安全与防护规定，正确使用监测仪表与防护设备。放射工作人员在上岗时必须佩戴个人剂量计，个人剂量计的佩戴部位一般为左侧胸前。放射工作人员个人剂量检测结果异常时，应积极配合委员会调查原因。如调查结果是放射工作人员故意行为所致的虚假结果，经核实后对该放射工作人员进行全院通报批评；如调查结果是因为放射工作人员工作量过大，接触射线时间或强度增加，应调整工作时间或采取相应的防护措施。委员会每年进行年度剂量评估，对放射工作人员超过年有效剂量管理限值 5 毫希弗的人员进行调查，填写原因分析报告，提出整改建议。

（9）保健与休假：根据国家规定，医院为放射工作人员提供保健与休假。

（10）档案管理：辐射安全管理员负责为每位放射工作人员建立职业健康监护档案。放射工作人员在离开本院时，如有需求应为其复印档案。放射工作人员的职业健康监护档案保存到放射工作人员 75 岁（或终止辐射工作30 年）。

四、放射性同位素和射线装置的购置与管理要点

（一）购置要求

放射性同位素和射线类装置的购置实行归口管理。使用科室必须认真填写"同位素（射线类装置）使用申请表"（包括使用人、适用场所、用途、用量、简单操作步骤和废弃物处理等），提出申请，书面说明购置理由、打算开展的放射诊疗项目及安全防护管理措施，由负责人签字后报辐射安全委员会论证、审核、批准后方可进入后续工作程序。购置放射源和射线类装置由设备科负责，购置非密闭放射性物质由使用相关科室负责向政府环保部门办理准购证。进口装备有放射性同位素和射线类装置，必须向当地卫生、公安、环保部门登记备案。放射性同位素转让须具备下列条件：转出、转入单位有许可证；转入单位有废源处理方案；双方签订转让协议。

从事放射性同位素和射线类装置的订购、转让、调换和借用的单位，必须持有许可登记证并只限于在许可登记的范围内从事上述活动，同时向公安部门备案。严禁非经许可或者在许可登记范围之外从事上述活动购买、处置放射性同位素（新购源、同位素试剂）和射线装置。

（二）管理要点

（1）接收放射源之日起 20 日内，向当地环保相关部门办理备案登记手续。

（2）辐射安全管理员及使用科室共同负责对新购放射源进行现场确认、核对和验收。

（3）放射源的包装容器上应当设置明显的放射性标识和中文警示说明。

（4）放射源应当单独贮存，不得与易燃、易爆、腐蚀性物品等一起存放；储存场所应当采取防火、防水、防盗、防丢失、防破坏、防射线泄漏的安全措施，并安装必要的监控和报警装置。

（5）放射源实行严格的安全保卫制度，双人双锁保管；放射源库入口处设置电离辐射警示标志。

（6）建立放射源管理台账。贮存、领取、归还、回收放射源时均应进行登记和检查，做到账物相符。辐射安全管理员每年至少一次对放射源库进行检查，核实台账与实物是否相符。

（7）各科室需要使用放射源时，向辐射安全管理员申请，辐射安全管理员与使用科室工作人员共同将放射源取出，由使用科室填写放射源出入库记录。

（8）使用完放射源后应及时将放射源送回放射源库，并填写放射源出入库记录。

（9）放射源若不打算用于初始目的，应在闲置或废弃三个月内将废旧放射源包装整备，交回生产放射源的单位或者送交有相应资质的放射性废弃物集中贮存单位贮存。

（10）废旧放射源在交回或者送交活动完成之日起 20 日内，应向当地环保相关部门办理备案登记手续。

五、放射性废弃物管理要点

（1）产生放射性废物的工作部门应委派熟悉放射性废弃物管理原则和掌握放射防护监测技术的人员专人负责放射性废弃物收集、分类、存放和处理。

（2）放射性废物根据放射性废弃物的物理状态及放射性核素的种类、半衰期、活度进行分类收集和分别处置。

（3）放射性废弃物的处理设施应与主体项目同时设计、施工，同时投入使用。放射性污水池应做到防泄漏。

（4）放射性废弃物应有专门的贮存场所，存放场所的出入口应当设置电离辐射警告标记和必要的文字说明。放射性废弃物贮存场所不得放置易燃、易爆、腐蚀性物品。放射性废弃物贮存场所必须上锁并执行双人双锁制度。

（5）收集放射性废弃物的专用容器应具有外保护层和电离辐射标记，放置点应避开人员经常走动的区域。

（6）接触放射性废弃物的工作人员必须使用个人防护用具或屏蔽防护设施。

（7）医院应为使用放射性药物病人提供专用厕所，对病人排泄物实施统一收集和管理。专用厕所出入口应设置电离辐射标记。

（8）液态放射性废弃物的排放不应超过审管部门批准的排放限值。

（9）放射性废弃物、废源的处置应交由环保部门规定的处置单位进行集中处置，或者由厂方进行回收处置。

（10）放射性废弃物在入库前应写明年、月、日，分类存封、编号登记。每袋废弃物的表面剂量率不超过每小时0.1毫希弗。对注射器和碎玻璃等含尖刺及棱角的放射性废弃物，应先装入硬纸盒或其他利器盒中，然后再装入专用容器内。

六、辐射事故应急管理要点

（一）成立辐射事故应急处理机构

成立由分管领导担任组长的辐射安全事件应急小组，小组成员根据医院实际情况，由放射性物质使用科室、医务部、物资采购、后勤保障等部门人员参加，负责组织、开展辐射安全事件的应急处理救援工作。

（二）明确职责

定期组织对放射诊疗场所、设备和人员的放射防护情况进行自查和监测，发现事故隐患及时上报并落实整改措施；定期组织从事放射诊疗的医务人员进行辐射安全事件应急演练；发生人员受超剂量照射事故，应启动应急预案；判断事故等级，启动相关反应程序；组织有关部门及人员实施应急处理工作；负责向环保、卫生、公安行政主管部门及时报告事故情况；事故发生后，负责总结经验教训，杜绝同类事故再发生的可能性。

（三）应急培训和演练

定期组织相关人员进行辐射应急培训；培训内容包括辐射安全法律法规、辐射防护知识、辐射事故应急流程；每年至少进行 1 次辐射安全事件应急演练，并对演练情况进行总结。

（四）辐射事故分级

根据辐射事故的性质、严重程度、可控性和影响范围等因素，将辐射事故分为特别重大辐射事故（Ⅰ级）、重大辐射事故（Ⅱ级）、较大辐射事故（Ⅲ级）和一般辐射事故（Ⅳ级）四级。凡符合下列情形之一的，为特别重大辐射事故：①Ⅰ、Ⅱ类放射源丢失、被盗、失控并造成大范围严重辐射污染后果；②放射性同位素和射线装置失控导致 3 人以上（含 3 人）急性死亡。凡符合下列情形之一的，为重大辐射事故：①Ⅰ、Ⅱ类放射源丢失、被盗或失控；②放射性同位素和射线装置失控导致 2 人以下（含 2 人）急性死亡，或者 10 人以上（含 10 人）急性重度放射病、局部器官残疾；③放射性物质泄漏，造成局部环境放射性污染事故。凡符合下列情形之一的，为较大辐射事故：①Ⅲ类放射源丢失、被盗或失控；②放射性同位素和射线装置失控导致 9 人以下（含 9 人）急性重度放射病、局部器官残疾。凡符合下列情形之一的，为一般辐射事故：①Ⅳ、Ⅴ类放射源丢失、被盗或失控；②放射性同位素和射线装置失控导致人员受到超过年剂量限值的照射。

（五）做好应急准备和保障工作

各辐射相关科室要充分发挥各自的职能作用，根据工作需要和职责要求，配备相应的自身防护装备、仪器设备和装备物资，不断提高应急处置能力。辐射事故应急准备和救援工作所需资金由辐射安全管理委员会提出预算，经财务部门审核，报医院批准后执行，预算资金必须专款专用。物资储备充足，主要有：一是辐射检测仪器，包括个人剂量计、报警式剂量计、辐射巡测仪、表面污染仪等。二是急救箱及个人防护用品，按照有关标准和要求，配备足够数量并有效的放射损伤防治药物、放射性核素阻吸收和促排药物、工作服、防护面具、防护靴、防护手套等。三是其他物资，如警戒线、警示牌、担架等。

（六）安排好应急响应措施

射线装置造成意外受照时，受照人员或发现事故人员应采取的应急措施：

按下射线装置紧急停止按钮；通知所有人员离开危险区域，同时控制现场，禁止人员进入；立刻向辐射安全事件应急小组汇报；将受照人员个人剂量计送交检测机构检测，并分析检测结果；安排专车送受照人员到卫生行政部门认可的职业健康检查机构进行应急体检。大面积表面污染应采取的应急措施如下：工作人员立即启动应急预案，通知所有人员立刻离开现场，并控制现场，禁止人员进入；工作人员立即通知本科室领导及辐射安全事件应急小组；辐射安全管理员到达现场后划定控制区，并对相关人员进行污染检测；5个半衰期后开始对污染区域进行辐射检测，当区域辐射剂量小于每小时2.5微希弗时，可进行表面污染去除，将相关被污染的废弃物集中贮存，送交放射性废弃物库。如果造成污染的放射性同位素半衰期较短，且污染区域可关闭停用，应采用衰变的方法，等放射性污染衰变至本底后重新启用该区域；安排专车送受照人员到卫生行政部门认可的职业健康检查机构进行应急体检。放射源被盗丢失的应急措施如下：立即通知辐射安全事件应急小组；辐射安全事件应急小组成员携带检测设备到相关区域寻找；寻找无果后立即向辐射安全事件应急小组组长报告；辐射安全事件应急小组按要求向本地区公安、环保、卫生部门上报。

（七）做好辐射事故调查工作

发生重大辐射事故后，辐射安全事件应急小组应立即组织事故调查、善后处理和恢复正常医疗秩序。调查要遵循实事求是的原则，对事故的发生时间、地点、起因、过程和人员伤害情况及财产损失情况进行细致的调查分析，并认真做好调查记录，记录要妥善保管。

（八）建立辐射事故报告制度

发生辐射事故时应当立即启动辐射事故应急方案，采取必要的防范措施，并在2小时内填写《辐射事故初始报告表》，向环保和公安部门报告。造成或可能造成人员超剂量照射的，还应同时向当地卫生部门报告。报告内容包括：事故单位和人员的事故报告；调查事故的证明材料和取证材料；处理事故的技术资料；事故的危害影响评价；受辐射人员的健康检查和疾病治疗有关资料。

应急事故处理及报告流程详见图7-3。

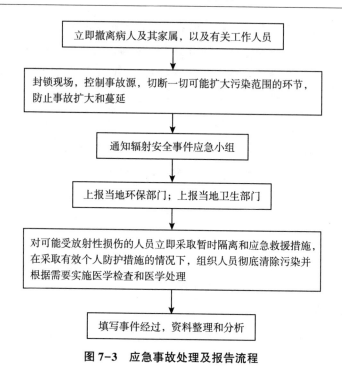

图7-3　应急事故处理及报告流程

第四节　光、噪声和烟尘污染的防护管理

一、光、噪声和烟尘污染的危害

（一）光污染的危害

光污染主要包括白亮污染、人工白昼污染和彩光污染。在日常生活中，人们常见的光污染状况多为由镜面建筑反光所导致的行人和司机产生的眩晕感，以及夜晚不合理灯光给人体造成的不适感。在医院中，建筑物的玻璃幕墙、釉面砖墙、磨光大理石和各种涂料等装饰会在光的照射下反射明亮的光线，不仅会出现心烦、失眠、记忆力减退等类似神经衰弱的症状，眼部视网膜和虹膜也

可能受到不同程度的刺激，造成视力下降，白内障发病率增高。此外，过度接触各种人造光如灯泡、电脑屏幕、显示屏等，也会导致如肠胃疾病、情绪恶化、心血管疾病等。

（二）噪声污染的危害

通常所说的噪声污染是人为造成的，凡是干扰人们休息、学习和工作以及对你所要听的声音产生干扰的声音统称为噪声。当噪声对人及周围环境造成不良影响时，就形成噪声污染。噪声不但会对听力造成损伤，还能诱发多种致癌致命疾病，也对人们的生活和工作产生干扰。

（三）烟尘污染的危害

烟尘污染是指因空气中颗粒污染物而导致的空气质量下降，多为油性烟尘，这主要来自于奔流在马路上的机动车尾气排放物以及工厂排放的废气。烟尘污染所造成的影响和危害是多方面的，大气中直径在 5 微米以下的粒子能进入人体支气管，乃至肺的深部，危害人体健康。

二、光、噪声和烟尘污染防护管理原则

（一）光污染防护管理原则

（1）严格管理，控制污染。加强医院建设的规划与管理，改善照明条件，减少光源集中布置，从而减少光污染的来源。

（2）加强监控，做好防护。对有红外光、紫外光污染的场所采取必要的安全防护措施，积极采取个人防护措施。

（二）噪声污染防护管理原则

（1）加强医院内噪声污染控制，强化噪声源的监督管理，切实解决噪声扰民突出问题，不断改善医院声环境质量，努力建设安静舒适的医疗环境，从而保护就诊病人及工作人员的身体健康。

（2）坚持防治相结合，促进噪声达标控制，减轻噪声污染对周围环境的影响。同时，坚持环境噪声污染防治和环境质量管理相结合。

（三）烟尘污染防护管理原则

（1）技术措施与管理控制相结合。运用管理手段，加强排放源的登记、检测、防控等管理制度。

（2）源头控制与全程控制相结合推行节能减排，利用适宜能源，减少能耗，提高能源利用率，在工作过程中最大限度地减少污染物排放量。

（3）严格控制排放浓度。污染源排放浓度是检测该区域污染是否超标的重要指标之一，因此，必须严格按照国家规定控制污染源浓度。

三、光、噪声和烟尘污染防护管理要求

（一）光污染防护管理要求

1. 减少玻璃幕墙使用

要从城市的气候、功能、规划要求出发，做好玻璃幕墙的使用规划，对玻璃幕墙实施总量控制和管理；通过选用光透射比高的低辐射玻璃，减少玻璃幕墙的定向反射光，或对建筑立面进行合理设计，完善建筑立面处理技术，通过将玻璃幕墙和钢、铝、合金等材质进行有机组合，或选用铝板、石材、陶土板等装饰材料代替玻璃或与玻璃相组合应用，使玻璃幕墙发挥特有的建筑环境艺术效果。

2. 加强规划管理

要减少光污染的危害，首先需要合理布置光源、从根本上减少光污染的产生。如合理布置光源，加强对照明类设施设备的管理，控制大功率激光装置，禁止使用大功率光源，限制使用反射系数较大的材料等。从普通人群角度出发，不要在光污染较大的地点长时间停留，采取在室内安装百叶窗等设施，根据光线强弱相应调节。在建筑群周围栽种树木花草，广泛种植草皮，以改善和调节采光环境。

3. 推广新型节能光源

虽然有多数地方会自觉使用节能光源，但还有一些场所未能做到自觉使用节能光源照明。

4. 改善与调整照明系统

尽量使用封闭式的固定光源，使得光线不会被散射。改善光源的发射方法及方向，尽量减少照明系统的开启。不同照明系统有不同的特性及效能，但经常出现的情况是照明系统错配，造成光损害。通过重新选取恰当的照明系统，尽量减少光损害的影响。

（二）噪声污染防护管理要求

1. 控制声源

控制声源的有效方法是降低辐射声源的声功率，各种噪声源产生的原理各不相同，所采用的声源控制技术也各不相同。振动和噪声也有着密切的联系，对声源进行控制也需要考虑隔振，其目的在于消除振动所产生的噪声，也可消除其本身对周围环境造成的有害影响。

2. 控制传播途径

（1）有源降噪：利用电子线路和扩音设备产生的噪声波形相同但相位相反的声音来抵消原有的噪声。

（2）消声降噪：消声器可使气体通过又能有效降低噪声，还可降低各种空气动力设备的进出口及沿管道传递的噪声。

（3）绿化降噪：通过栽植树木和草皮以达到降噪的目的。一般来说，绿化降噪效果不是特别明显，但对于心理可起到一定作用，如在办公室、公共场所等区域使用草木点缀，能给人以宁静的感觉。

（4）隔声降噪：对于空气传声的场合，其噪声在传播途径中，利用墙体、各种板材及构件将接受者分隔开来，使噪声在空气中的传播受阻而不能顺利通过，以减少噪声对环境的影响。对于固体传声，可以用弹簧、隔振器及阻尼隔振材料进行减噪处理。

（5）吸声降噪：这是一种在传播途径上控制噪声强度的方法。当声波入射到物体表面时，部分入射声能被物体表面吸收而转化为其他能量。通过铺设玻璃棉、海绵、毛毡、泡沫塑料、吸声砖等材料，可以有效降低室内的噪声强度。

（三）烟尘污染防护管理要求

1. 加强重点部门管理，控制烟尘污染排放

医院主要烟尘排放部门有锅炉房、餐厅厨房、营养厨房及柴油发电机房，医院应配备相应的过滤、净化设备，确保废弃物排放标准符合法律法规要求。在日常管理过程中应做好设施设备的维护保养，定期进行废弃物排放检测。

2. 改善能源结构，大力推进节能减排

目前，我国每单位国内生产总值对于能源、原材料和水资源的消耗水平都显著高于世界平均水平，生产、建设、流通、消费领域浪费资源的现象相当严

重。不仅造成资源供求矛盾日益尖锐，煤、电、油运营紧张，而且造成环境污染加重。因此，国家相继推出新政策和投入专项资金将燃煤锅炉淘汰，更新为更环保的燃油、燃气锅炉。氮氧化物是燃煤锅炉排放的主要污染物，国家对于氮氧化物排放标准日趋严格是将来的趋势。医院需要引进新技术改造传统锅炉，通过新技术的改造，可使不达标锅炉的排放符合新标准，减少对环境的影响。

3. 加强扬尘管理，完善绿化系统

加强环卫工作、开展施工保护，尽可能降低施工过程中的扬尘对环境的污染。同时完善城市系统，提高水循环，增大环境容量，净化有害气体。

第五节　绿化环境管理

一、医院绿化环境管理的作用

环境是人类赖以生存的基础。医院是病人诊疗、救治、康复的场所，也是医务人员医疗活动场所。美好的绿化环境不仅为患者提供了散步、康复锻炼的好去处，体现医院"以人为本"，致力于为病人创造人文、温馨、舒适的就医环境，而且有利于医院在改革和发展进行中进一步塑造和提升医院形象，增强医院核心竞争力。所以，搞好医院绿化环境管理有着重要意义。

（一）有利于病人诊疗和康复

医院园林绿地具有净化空气、减少噪声、调节气候、美化环境、增进身心健康的作用。绿色植物的枝叶能吸收声波，降低噪声水平，可平静情绪、促进血液循环，有利于疾病的治疗与康复。

（二）有利于预防院内感染

绿地和植物可产生某些挥发性物质，具有杀灭细菌、净化空气的作用。研究发现，桉树、肉桂、柠檬等树体内含有较强杀菌作用的芳香油，紫薇、木槿、广玉兰、枇杷等具有杀灭细菌、真菌的作用。而且，一些树木还能帮助清除大气环境中的放射性物质，有利于预防院内感染。

（三）有利于提高工作效率

医院常使人感到情绪紧张，选用不同色彩、不同形状的植物并合理搭配为多种组合，可营造景色宜人、气味芬芳的优美环境，使人保持心境平和、心情爽朗，可消疲解乏，促进人的身心健康，提高工作效率。

二、医院绿化环境的管理原则

医院环境绿化应坚持"以人为本"，与医院建筑使用功能、布局保持协调一致。按照因地制宜、系统规划、立体设计和不断完善原则统筹考虑。

（一）充分体现"以人为本"原则

医院绿化环境应充分体现"以人为本"原则，建立"以病人为中心"的温馨便捷就医环境，使医疗环境与医疗功能相适应，充分体现对病人的关怀和尊重。医院绿化环境是病人对医院的第一印象，直接影响病人对医院的感受，有助于树立医院品牌形象和建立病人对医院的信任感。通常，门诊部靠近医院出入口，人流量较集中，需要较大面积缓冲区。因此，为方便人流、车流通行，一般以草坪、低矮灌木为主，适当点缀花木，烘托门诊主题建筑，以给人清新、明快和开阔视野为目标。同时，在场地和周边道路两侧设置花瓶、花坛和花径，组合成若干小型景观。住院部除了病人室外活动场地外，绿化一般以给人安静、亲切感的自然式庭院布置为主。同时，常绿树和开花灌木一般按1∶3种植，保证医院绿化环境具有显著季节性变化特征，使住院病人容易感受到大自然的季节变化。

（二）因地制宜、合理种植原则

由于各家医院地理位置不同和绿化基础不同，绿化环境建设应坚持因地制宜、合理种植原则，重点关注如何合理利用医院土地条件特点、种植树种及其总量控制问题。因地制宜就是要仔细分析医院地形地貌、建筑功能和所处环境的生态特点，给予最大限度的利用。种植品种及种植重量必须符合医院特殊环境和可持续发展的要求。植物要选用病虫害少、无污染环境、低刺激性气味的安全物种，且以本土植物为主。有些植物因含有人体有害物质，不易在医院环境种植，如含有毒酶的万年青，可散发刺激性气味的丁香、夜来香和夹竹桃等，以保证病人的生活环境安全、可靠。

（三）系统规划、分步实施和不断完善原则

医院具有功能全、规模大、发展快等特点。同时，占地面积较大，建设周期较长。在历史发展进程中，医院形成自身独特的历史沿革及文化特色。所以，在医院绿化环境设计时必须体现重要文化传承。系统规划就是要坚持建筑与绿化同步设计，整体考虑，避免发生重建筑设计、轻绿化布置问题，保证建筑功能与绿化环境两者取得统筹兼顾、相得益彰效果。例如，医院无障碍设施不仅限于为残疾人建设坡道、盲道、扶手和扶栏等，在绿化环境设计时也要给予充分考虑。分步实施是指在医院绿化系统设计基础上，应根据医院基本建设进度、医院财力和季节特点等，做到合理安排、有序实施。加强绿地维护与改造，保证绿化环境和医院建筑特征、医疗功能特点融为一体，做到既美观又实用，努力营造广泛兼容性、高度亲和力、满足病人特殊心理需求的生态环境。

三、绿化环境管理要求

医院合理规划设计绿化是现代辅助医疗功能的重要举措，应充分发挥绿化所特有的环境效益和理疗作用，旨在形成舒适、温馨、美好的就医环境，成为有助于患者身心健康的生态环境。在规划设计时重点关注以下五个问题：

（一）绿化环境面积符合标准要求

绿地具有调节温度、释放氧气、防尘、消声、过滤细菌和净化空气、改善微气候的作用。同时，具备户外休息活动的功能，对患者的心理平衡、身心健康等均可起到积极的功效。根据《上海市城市绿化条例》规定，新建设工程项目按照规定配套绿地，医院绿化用地面积与工程项目用地面积的比例不得低于35%。

（二）栽植适宜不同环境的植物

栽植树木、灌木应结合季节变化、树木特性和医院建筑物特征，满足绿化规划设计要求。选择本土、优良树种为主，以确保树木、灌木栽植成活率，降低工程成本，减少树木、灌木养护费用。可以适量栽植樱花、桂花、合欢、广玉兰、龙柏、雪松、罗汉松等树种，构建院区矮墙或绿篱，引导人流、车流行进，使医院绿化空间比较恰当、合理，总体环境整齐有序。

（三）设置适宜景观

医院景观、小景观设计应满足医疗服务功能分区要求，通过植物、连廊和卵石小径等点缀与布置，积极营造有景、有草、有木的绿色公共空间和轻松优雅的氛围，达到构建医疗服务功能的分区和自然隔离等目的。

（四）重视室内环境

室内绿化泛指适合室内栽培和应用的绿色植物，设计师应注意与室外绿化相互渗透。室内绿化可增加室内自然气氛，可改善环境、净化空气和调节人的情绪。室内绿化常选用常绿、耐阴观叶植物，如光照条件较好，也可栽植开花植物。保持适当室内温度、湿度和良好通风是做好室内绿化养护的关键。但是，院内有一些区域是禁止使用室内绿化的，如感染科室、手术室、DSA、ICU 等区域。

（五）发展立体绿化

立体绿化是指平面绿化以外的所有绿化，最具代表性的是垂直绿化和屋顶绿化。垂直绿化是指利用不同立地条件，主要种植并利用攀缘植物依附、贴敷于医院各种建筑物及孔洞结构（如建筑物墙面、连廊和棚架）向上生长的绿化方式。屋顶绿化的实施应根据建筑屋顶结构特点、载荷和屋顶生态环境条件，种植生长习性与之相适应的植物。一般来说，医院建筑密度大，绿化面积有限，立体绿化能丰富医院绿化空间结构层次和立体景观效果，有效增加医院绿化面积，减少热岛效应，并具有吸尘、降低噪声和减少有害气体作用，进一步改善医院生态环境，现已成为现代医院绿化建设发展的新亮点。

四、绿化环境管理要点

（一）绿化施工建设管理

1. 办理绿化施工报批手续

医院绿化工程应向绿化主管部门申请施工许可证，由绿化主管部门审查设计单位资质和设计方案的可行性，包括设计方案的景观性、功能性和与周边环境的协调性等。

2. 坚持绿化施工准入制

必须严格按照政府规定与要求，达到一定规模的绿化工程实行招投标制。

即使是规模较小的绿化施工，绿化施工单位的选择也应坚持优胜劣汰原则，无资质者不准参与绿化施工。

3. 做好绿化施工全过程的监管

绿化施工涉及建筑、水电和标识标志等多方面问题。因此，管理者不能轻视绿化施工的复杂性和重要性，认真做好绿化施工全过程的监管工作。

4. 落实绿化设计交底和图纸会审工作

重视施工质量环节的管理，如做好土壤处理、把好苗木质量关和栽植后处理。认真组织绿化工程验收，验收工作一般由绿化主管部门、施工单位及医院和监理共同组织完成。

（二）环境维护质量管理

依据医院特点可以委托社会专业化公司管理，是现代医院后勤服务社会化发展的必然趋势。因此，医院绿化委托社会专业化公司管理已成为一种普遍选择。

1. 选定绿化环境维护专业服务公司

按照医院后勤服务社会化的总体要求，可以选择多家有资质、有规模、有经验的绿化专业公司进行招标录用，充分合理利用市场竞争机制选择绿化管理服务。

2. 加强医院绿化环境日常养护工作

应加强绿化看管、巡查工作，完成院区林木、花丛除草、灌溉和排涝。加强树木支撑保护，关注防止风害、冷害或日灼和病虫害等问题。及时做好绿化补种植、合理施肥和修剪工作，做到日有维护、月有变样。及时杀病虫害，选择对人体影响小或无影响的药剂，并与医院管理部门协调确定合理的时间进行喷施，以免产生不良后果。

3. 建立绿化环境管理工作制度

医院应当成立绿化管理委员会，由分管院长担任主任。遵守国家和本市城市绿化法律法规和规章制度，保证绿化面积达到医院用地面积的 35% 以上。施工苗木砍伐、移栽或占用绿地，必须征得绿化管理委员会批准同意。落实院区大树和古树名木的登记建档制度，认真做好古树名木养护工作，并符合政府有关规定与要求。制定年度医院绿化管理计划，根据实事求是、量力而行原则，科学编制医院绿化年度预算，做到资金落实到位。不断创新和健全医院绿化管理规章制度，如保安巡逻检查制度和机关干部、志愿者值班巡视制度等；强化医院绿化监督检查力度，严格落实绿化管理制度，定期、按时完成医院检查考评。通过多种形式进行爱护绿化宣传教育，增强爱护绿化意识，人人加入爱绿护绿行列。对攀折花草树木、践踏草坪等不良行为应及时指出、及时进行批评教育，情节严重者报请上级市容和绿化管理部门处理。

五、绿地环境突发事件应急预案

建立绿化环境突发事件应急管理组织机构。医院成立绿化环境突发事件应急管理领导小组，由院领导牵头，由工作机构、地方机构、现场指挥机构、应急专家组等组成。负责突发事件信息的接收、核实、处理、传递、通告、报告，同时负责现场处理的指挥、协调。

（1）暴风、暴雨、暴雪等天气的应急措施：根据天气预报，在恶劣天气来临前对绿化养护区域进行巡查，如发现有倾斜或不稳固的林木应立即采取加固措施，以防因天气原因造成树木倒伏。在恶劣天气结束后也应对养护区域进行巡查，察看是否有倒树、断枝等现象发生。

（2）植物倒塌的应急措施：如有树木倒塌事故发生，应立即进行抢险和排险。第一时间控制现场，划出警戒区域，放置警示牌提醒人员避开。认真做好事故现场的调查与分析，寻找倒树的原因，排除险情的同时检查倒树周边区域是否存在其他倒塌风险。

（3）火灾的应急措施：如果绿化区域发生火灾，应迅速组织人员奔赴现场进行火灾的扑救和抢险。火势较大的立即向上级主管部门汇报，拨打"119"和"110"报警电话，控制好现场，尽量扑救，控制火势蔓延速度。等消防部门到场，配合一起进行灭火救援行动。事后对火灾事故现场做好调查与分析，寻找起火原因，针对问题进行整改，避免再次发生火灾。

（4）虫害的应急措施：成立虫害应急防治技术专家小组，快速提供解决方案，或向上级政府部门汇报，申请物资与技术等方面的支持；寻找虫害产生的原因，对症下药，确保彻底根除，以免再次复发。

第八章　医院餐饮管理

医院餐饮服务是医院生活服务的重要内容，医院餐饮工作往往是医院后勤管理中受到关注度最高的部分，是医务人员和病人对后勤服务最直接的接触点，也是医务人员和病人对后勤管理满意度影响最大的内容。有道是"众口难调"，部分医院的工作人员和病人往往来自全国各地，饮食习惯各有不同，加之住院病人因身体健康原因和治疗因素往往需要低脂、低盐、低糖饮食，使得医院餐饮更加成为后勤管理的难点之一。在国家卫生计生委于 2018 年 1 月出台的《进一步改善医疗服务计划（2018~2020 年）》中特别将提升膳食质量作为加强后勤服务管理两个重点之一，所以医院餐饮服务是医院后勤工作管理者必须重点关注的内容之一。医院餐饮服务包括员工餐饮和病人餐饮两个主要部分。本章主要探讨医院员工餐饮（即职工食堂）的管理。

第一节　职工食堂管理

一、医院食堂管理的任务

医院职工食堂的职责是为医院职工及其在医院工作的其他工作人员提供卫生干净、价格合理、口味丰富、方便快捷、营养搭配合适的餐饮服务。医院职工食堂往往还承担着医院院务接待、各类学习班用餐等餐饮任务。除此之外，部分医院还在自身条件允许的情况下开设院内咖啡馆、茶座、饮料吧、面包房、家属餐厅等延伸餐饮服务，主要目的是丰富医务人员饮食品种，为医务人员提供相互交流研讨的空间，同时方便病人家属的在院生活。随着医院后勤社会化的深入，越来越多的医院职工餐饮服务以外包形式，由专业餐饮服务企业提供，医院从直接经营和管理餐饮服务转变为对餐饮服务提供者的监督及管理，包括对食堂的安全生产及食品卫生安全方面的监督管理，对餐饮服务质量的监督和管理，还要对餐饮的成本、价格等进行监督和管理。无论是医院直接经营，还是外包服务，根据《中华人民共和国食品安全法》《中华人民共和国行政许可法》《中华人民共和国食品安全法实施条例》《餐饮服务许可管理办法》，职工食堂必须具有《餐饮服务许可证》。职工食堂的管理从五个方面进行：食品安全管理、安全生产管理、服务质量管理、成本管理和应急管理。

二、医院食堂建筑布局

（一）功能分区

医院食堂一般包括用餐区域、厨房区域、公共区域。用餐区域：餐厅为主要区域，包房为辅助区域。厨房区域：是食品加工和出售区域。厨房区域包括仓库区、冷藏区、切配区、白案（面点）区、蒸饭区、红案（热菜）区、熟食区、备餐区、消洗区、更衣区等。公共区域：包括公共通道、电梯间、卫生间等。

（二）布局要求

第一，用餐区域与厨房区域要相对独立，用餐人员的行走路线和工作人员的行走路线尽量避免交叉。第二，厨房面积与餐厅面积比例一般为 $1:1 \sim$ $0.8:1$。一般厨房面积设定：餐厅设置 250 座，则厨房面积为每座 1.7 平方米；餐厅设置 251~500 座，则厨房面积为每座 1.5 平方米；餐厅设置 500 座以上，则厨房面积为每座 1.3 平方米。餐厅餐位的设置一般不能低于就餐人数的1/3。第三，医院食堂尽可能设置在建筑物底层，并且方便与各单体的连接。厨房与餐厅不在一个层面时，备餐区与餐厅要尽量设置在同一层面。

（三）厨房设计要点

厨房包括进货储存、原料切配、食品烹饪、菜品出售等部分，做到生进熟出，避免出现交叉；厨房不同功能的布局应尽量优化员工的行走路线，避免回旋和交叉；厨房吊顶不低于 3 米，一般不做吊顶，若有吊顶，应防潮、防积尘，表面不易脱落；厨房应设置排水明沟，上设盖板，排水口处应设网罩；地面材质要防滑和便于清洗，为防止积水，地面应有 1%~2% 的坡度，低处连接排水明沟；食品仓库应能够容纳食堂 1 个月的消耗（按照 1 吨占地 1 平方米计算），尽量设置自然通风；有条件食堂要设置固定冷库，冷库容量按照就餐人数确定；洗涤池分设素菜池、荤菜池、浸泡池、污洗池。

（四）餐厅设计要点

食堂餐厅布局要考虑整个环境的协调性，以宽敞舒适为原则；同时注意挖掘医院内在的文化特征，在食堂餐厅装潢布置中加以应用；食堂餐厅布局还要考虑经营的实用性，要考虑售卖窗口区、就餐通道、就餐区、餐盘回收区、洗手区域和卫生间等空间的合理布局；餐厅的颜色尽量以明快的淡暖色调为主；餐厅地面材料要防滑和便于清洁，内墙应选用易清洁材料做成裙墙，高度不低于 1.5 米；餐厅应尽量使用自然采光，同时要有良好的自然或人工通风条件；餐厅应配置音响装置；空调尽量不用落地柜式空调，以减少空间的浪费。

三、医院食堂的人员配备

医院厨房人员配备按照餐位比例确定。一般的比例为：100：（9~11），200：（12~18），300：（15~20），400：（20~26）。以上所列人员均为熟练技术人员，不包括脱产的厨师长等管理人员，也不包括帮工或学徒、清洁工和勤杂工。如果厨房配备人数为 30 人，基本安排如下：厨师长 1 名（不脱产），后锅厨师 5 名，打荷厨师 5 名，冷菜厨师 2 名，冷菜厨工 2 名，站板厨师 4名，面点厨师 2 名，站板厨工 2 名，面点厨工 2 名，上什厨师 2 名，水台厨师 1 名，杂工 2 名。

四、医院食堂的设备配置

食堂厨房区域的主要设备分为加工设备、加热设备、冷藏设备、包饼制备设备、排风设施、清洗设备等；餐厅区域的主要设备为就餐及辅助设备。主要根据医院食堂（餐饮）规模的大小、餐饮供应的特点进行配置。加工设备：绞肉机、切片机、去皮机、搅拌机、蒸饭车、加工台、存货架等。加热设备：炉灶、汤灶、油炸炉、开水炉、烤箱、保温柜等。冷藏设备：冷冻柜、冷藏柜等。包饼制备设备：和面机、压面机、面团分割机、包饺子机等。排风设施：排风管道、排油烟罩等。清洗设备：洗碗机、消毒柜、滤水台、洗涤池等。就餐及辅助设备：餐桌、餐椅、刷卡机、电风扇、空调等。其他设备：各种工具橱柜、各种食品橱柜、工作台等。

五、医院食堂的运行管理模式

无论是医院自行管理职工食堂，还是委托社会企业经营，首先必须要对食堂运行模式进行设计。医院职工食堂的经营模式按价格水平，可分为市场型餐饮服务、福利型餐饮服务和介于两者之间的半福利型餐饮服务；按外包服务程度，可分为全承包、半承包和劳动力外包（清包）模式。各种模式之间各有优缺点，医院管理者应根据自身的现状、需求和餐饮提供者的能力选择最适合的管理模式。一般而言，医院职工食堂和病人餐饮均不以盈利为目的，而社会餐饮服务企业都是营利性的。因此，医院常常通过对食堂的补贴，或减免其部分成本，或提供面向社会的盈利资源，满足餐饮服务企业的盈利需求。因此，科学合理地设计补贴方案，对医院餐饮服务质量的提升至关重要。

六、医院食堂的服务质量管理

（一）提供餐饮食物管理
餐饮服务提供者必须按照约定的餐饮标准（餐饮品种规格、数量、价格）提供食品，明码标价售卖。不得擅自更改餐饮标准和随意提高价格。

（二）餐饮时间管理
一般医院职工食堂都设定早、中、晚三餐供应时段。由于医院工作的特殊性，根据医院需求，有时会为因工作错过就餐时间的职工提供餐饮服务，比如因手术、门诊、抢救等而错过用餐时间的职工。有些还提供夜点心服务，在提供餐饮服务时间上做到人性化、个体化服务。

（三）售卖窗口服务管理

窗口工作人员应做到准时上岗，严格遵守操作规范，做好个人卫生，工作服整洁并穿戴整齐，语言文明，分装售卖食品时公平。

（四）餐厅卫生环境管理

良好的卫生环境能给就餐职工提供清洁、卫生、舒适的就餐环境，让职工在愉悦的心情下用餐。按照餐厅卫生管理制度，售餐前对就餐区和操作区进行清洁消毒，保持餐厅内的卫生，保持地面、天花板、墙面、玻璃、桌椅的整洁、无油腻，保证餐具洁净卫生。

七、医院食堂的成本管理

职工食堂成本管理是一项十分重要的工作，首先需要根据所提供餐饮的标准，计算所需成本，而后在不降低餐饮标准的同时，加强管理，达到降低采购、储存、加工、管理（包括人员管理）过程中的成本。食堂经营成本包括：一是原料成本：主料、辅料、调料和一次性餐具。二是人力成本：餐饮员工和管理人员工资、奖金、社保费用、培训费用。三是能耗成本：水费、电费、燃油费、燃气费、蒸汽费等。四是维修成本：设备大修、检测、常规维护等。五是其他成本：低值易耗品、场地租金、设备折旧费、布草洗涤费、管理费。原材料对于食堂经营成本有较大影响，对于原材料的管理，应做好以下三点：

（1）建立原材料采购计划和审批流程。厨师长或食堂的部门负责人要定期根据食堂的经营收支、物质储备情况确定物资采购量，并填制采购单报送采购计划人员。采购计划人员根据采购需求，结合采购计划制订采购订单，并报送采购部门负责人批准后，向供应商采购。主要原料要设定最高储备量和订货点量。最高储备量设定要考虑仓库面积、流动资金、订货周期、原料的日均消耗量、供应商规定的订货批量等因素。订货点量是指定期订货中安全库存的最小需存量。

（2）建立严格的采购询价报价体系。要定期对日常消耗的原料、辅料、调料进行广泛的市场价格咨询。坚持货比三家的原则，对物资采购的报价进行分析反馈，发现差异应及时督促纠正。对于每天使用的蔬菜、肉、禽、蛋、水果等原材料，要根据市场行情，定期由使用部门负责人、采购员、物价员、库管人员组织供应商进行公开报价比选，公开、公平地选择性价比高的供应商提供服务。

（3）建立严格的采购验货制度。仓库管理人员要对物资采购实际执行过程中的数量、质量、标准与计划、报价进行严格的验收把关。拒收不需要的超量进货、质量低劣、规格不符及未经批准采购的物品，对于价格和数量与采购单上不一致的应及时进行纠正。

八、员工用餐管理

职工不能穿工作服（白大褂等）进入食堂用餐，应当把工作服脱下后挂在食堂门口的衣架上；职工用餐时须保持良好的用餐秩序及餐厅卫生；职工用餐时必须保持安静，不得大声喧哗影响他人用餐；职工用餐后须将残物倒入垃圾桶内，并把餐具按指定位置分类放置整齐。

第二节 厨房安全管理

一、建立健全食品安全管理制度

依据《中华人民共和国食品安全法》《中华人民共和国食品安全法实施条例》《餐饮服务食品安全监督管理办法》，国家市场监督管理总局主管全国餐饮服务监督管理工作，地方各级市场监督管理部门负责本行政区域的餐饮服务监督管理工作。医院对餐饮服务提供者进行监管，餐饮服务提供者必须具有《餐饮服务许可证》。按照许可范围依法经营，在就餐场所醒目位置悬挂或者摆放《餐饮服务许可证》。要求餐饮服务提供者，从食品采购、储存、加工烹调、留样、餐具清洗消毒、设备管理、人员管理、病媒生物预防控制制度等各方面制订相应制度，配备专职或者兼职食品安全管理人员。食品安全管理制度涉及内容主要包括以下几个方面：

（一）食品和食品添加剂采购索证验收管理制度

（1）餐饮服务提供者应建立食品、食品原料、食品添加剂和食品相关产品（食品容器、包装材料和食品用工具、设备、洗涤剂、消毒剂等）的采购查验和索证索票制度，确保所购原料符合食品安全标准，并能方便追溯相关产品来源。各种来源的采购，均须索取留存有效购物凭证（发票、收据、进货清单等）。必须到许可证照齐全有效、有相对固定场所的食品生产经营单位采购。在固定供货商处采购食品的，须签订采购供货合同。

（2）餐饮服务提供者从食品生产单位、批发市场采购的，须查验留存供货商资质证明（许可证、营业执照）和产品检验合格证明（生肉禽类应有检验合格证明）；从固定供货商采购的，应查验留存供货商的资质证明、每笔供货清单等；从合法超市、农贸市场采购的，须留存购物清单；使用集中消毒式餐饮具的，应索取供货厂家营业执照及消毒合格证明。证明资料为复印件者，应有供应者盖章或签字确认。

（3）应当建立台账（采购记录），按格式如实记录产品名称、规格、数量、生产批号、保质期、供货者名称及联系方式、进货日期等内容，或者保留载有上述信息的进货清单或票据。应当按照产品品种、进货时间先后次序有序整理、保存采购记录及相关资料，记录、票据的保存期限不得少于规定年限，一般为两年。

（4）采购食品和验收环节应进行感观检查，不得采购腐败变质、掺杂掺假、霉变生虫、污染不洁、有毒有害、有异味、超过保质期限的食品及原料，以及外观不洁、破损、包装标签不符合要求或不清楚、来源不明、病死或死因不明的畜禽、水产及其制品加工食品。预包装食品及食品添加剂标签要求应符合《中华人民共和国食品安全法》第四十二、第四十七、第四十八和第六十六条的规定。

（二）食品贮存管理制度

（1）食品与非食品不能混放，食品仓库内不得存放有毒有害物质（如杀鼠剂、杀虫剂、洗涤剂、消毒剂等），不得存放个人物品和杂物。

（2）设专人负责管理，并建立健全采购、验收、发放登记管理制度。做好食品数量和质量出入库登记，做到先进先出，易坏先用。腐败变质、发霉生虫等异常食品和无有效票证的食品不得验收入库。及时检查和清理变质、超过保质期限的食品。

（3）各类食品按类别、品种分类、分架摆放整齐，做到离地 10 厘米、离墙 10 厘米存放于货柜或货架上。宜设主食、副食分区（或分库房）存放。散装食品应盛装于容器内，并在贮存位置标明食品的名称、生产日期、保质期、生产者名称及联系方式等内容（供应商提供）。

（4）肉类、水产、蛋品等易腐食品需冷冻或冷藏储存。用于保存食品的制冷设备，须贴有明显标志（原料、半成品、成品、留样等）。肉类、水产类分柜存放，生食品、半成品、熟食品分柜存放，不得生熟混放、堆积或挤压存放。

（5）仓库内要用机械通风或空调设备通风、防潮、防腐，保持通风干燥。定期清扫，保持仓库清洁卫生。设置纱窗、排风扇、防鼠网、挡鼠板等有效防鼠、防虫、防蝇、防蟑螂设施，不得在仓库内抽烟。

（6）应有满足生熟分开存放数量的冷藏设备，并定期除霜、清洁和保养，保证设施正常运转。贮存、运输和装卸食品的容器、工具和设备应当安全、无害，保持清洁，防止食品污染，并符合保证食品安全所需的保温和冷藏设施，不得将食品与有毒、有害物品一同运输。

（三）食品添加剂使用管理制度

（1）食品添加剂的使用必须符合《食品添加剂使用卫生标准》（GB2760-2011）或卫生部公告名单规定的品种及其使用范围、使用量，杜绝使用《食品中可能违法添加非食用物质和易滥用的食品添加剂品种名单》中物品的现象。

（2）餐饮服务提供者应和医院签订《餐饮服务食品添加剂安全承诺书》和《食品质量安全承诺书》。认真履行食品安全主体责任，严格执行食品安全法律法规和标准，严格落实餐饮服务食品采购索证索票规定，严格规范食品添加剂采购、储存和使用行为，依法诚信经营，不采购和使用食品添加剂以外的任何可能危害人体健康的物质，不采购和使用标识不规范的、来源不明的食品添加剂。严格遵守食品安全法，严格执行食品安全管理制度，确保食品质量安全。

（3）不得以掩盖食品腐败变质或掺杂、掺假、伪造为目的使用食品添加剂，不得由于使用食品添加剂而降低了食品质量和安全要求。餐饮经营单位加工经营食品为现制现售模式，尽可能不用食品添加剂，确须使用的，应在限量范围内使用。采购使用的明矾、泡打粉、小苏打、臭粉等食品添加剂包装标签上应注明中文"食品添加剂"字样，食品添加剂的具体标签要求应符合《中华人民共和国食品安全法》第四十七、第四十八和第六十六条的规定。

（4）购入食品添加剂时须索证索票并登记台账。应索取生产许可证明和产品检验合格证明，食品添加剂生产企业须取得省级卫生行政部门发放的《食品生产许可证》。严禁违法使用硼酸、硼砂、罂粟壳、废弃食用油脂、工业用料等非食用物质和滥用食品添加剂。禁止餐饮业服务单位（包括食堂、食品摊贩等）及个人购买、储存、使用亚硝酸盐。含柠檬黄、日落黄等合成色素的吉士粉、油性色素等不可用于面点、糕点、肉类加工。常用的泡打粉含铝膨松剂，应严格控制用量，以防止铝含量超标；应首选不含铝的酵母粉、塔塔粉等食品添加剂。糕点禁用苯甲酸、苯甲酸钠等防腐剂。

（5）严格落实食品添加剂专人采购、专人保管、专人领用、专人登记、专柜保存"五专"管理制度，并做出食品添加剂安全承诺。餐饮业使用食品添加剂的人员需经过专业培训。使用食品添加剂应配备专用称量工具，严格按限量标准使用。存放食品添加剂，必须做到专柜、专架，定位存放并上锁，标示"食品添加剂"字样，不得与非食用产品或有毒有害物品混放。

（四）从业人员食品安全知识培训管理制度

餐饮服务提供者必须组织从业人员参加食品安全培训，学习食品安全法律、法规、标准和食品安全知识，明确食品安全责任，并建立培训档案；加强专（兼）职食品安全管理人员食品安全法律法规和相关食品安全管理知识的培训。

（五）从业人员健康卫生管理制度

餐饮服务提供者须建立并执行从业人员健康管理制度，建立从业人员健康档案。每年进行健康检查，取得健康合格证明后方可参加工作。操作人员应当保持良好的个人卫生。

（六）设施设备卫生管理制度

用于餐饮加工操作的工具、设备必须无毒无害，标志或者区分明显，并做到分开使用，定位存放，用后洗净，保持清洁；接触直接入口食品的工具、设备应当在使用前进行消毒；应当保持运输食品原料的工具与设备设施的清洁，必要时应当消毒。运输保温、冷藏（冻）食品应当有必要的且与提供的食品品种、数量相适应的保温、冷藏（冻）设备设施。所有设备设施须有运行状况、定期维护记录和故障维修记录。

（七）餐饮具清洗消毒保洁管理制度

应当按照要求对餐具、饮具进行清洗、消毒，并在专用保洁设施内备用，不得使用未经清洗和消毒的餐具、饮具；购置、使用集中消毒企业供应的餐具、饮具，应当查验其经营资质，索取消毒合格凭证。

（八）食品安全综合检查管理制度

定期对餐饮服务提供者进行食品安全综合检查（自查和接受上级部门检查），检查一般包含下列内容：餐饮服务许可及其经营范围；从业人员健康证明、食品安全知识培训和建立档案情况；环境卫生、个人卫生、食品用工具及设备、食品容器及包装材料、卫生设施、工艺流程情况；餐饮加工制作、销售、服务过程的食品安全情况；食品、食品添加剂、食品相关产品进货查验和索票索证制度及执行情况、制定食品安全事故应急处置制度及执行情况；食品原料、半成品、成品、食品添加剂等的感官性状、产品标签、说明书及储存条件；餐具、饮具、食品用工具及盛放直接入口食品的容器的清洗、消毒和保洁情况；用水的卫生情况。

（九）其他管理制度

食品安全管理制度中还包括粗加工管理制度、烹调加工管理制度、专间食品安全管理制度、食品留样制度、餐厨废弃物管理制度、食品及相关物品定位存放制度、病媒生物预防控制制度、餐厅卫生管理制度、面食糕点制作管理制度、预防食品安全事故制度等。医院管理部门根据相应的制度规定进行管理监督。

二、医院食堂安全生产管理

（一）消防安全管理

食堂是医院消防安全管理的重点部门之一。首先，因为食堂是医院燃气和明火使用部门，应定期检查灶具燃气泄漏情况，并且应安装燃气泄漏报警装置；其次，食堂大功率电器具较多，一旦线路老化极易引发火情；最后，中式餐饮的油烟脱排装置易集聚油垢，若疏于日常清洗，遇灶台明火常易引燃管道内部油垢，有条件的单位应安装油烟净化前置处理装置。此外，煎炸食物油锅若温度控制不善起火也是常见事故。医院应加强管理，配置相应的消防灭火设施设备，员工必须掌握应对各种火情发生时的处置方法。

（二）安全操作制度

制定食堂安全操作制度和操作流程规范，工作人员在工作中要严格执行操作规范，合理使用各种设备、工具，不能违规使用和强行操作。食堂的一切设备、设施、餐具、厨具均要建立物品台账，专物专用，注重设备维护保养，保持安全装置的可靠性。定期对食堂排烟管道进行清洗，消除火灾隐患。排烟管道风机应定期保养，出现故障时及时修理，保障食堂油烟的排出。食堂地面易沾染油水，存在跌倒风险，防滑措施和清洗地面非常重要。医院安全部门定期对食堂进行安全生产检查，及时发现安全问题，及时整改，避免发生人员伤亡事故和重大财产损失事故。

（三）卫生安全制度

严格执行食品卫生制度，按照操作规范工作，在食品采购、加工、烹调、储存、厨余处理各个环节把好食品卫生关。每个工作段落后，洗菜池、工作台、案板、砧板等必须打扫干净，机械和刀具必须清洗干净并放到指定位置，货架、售卖台、箱柜及时清洗，保持整洁。库房物品堆码整齐，一物一签，能加盖的要加盖。门窗、玻璃、天花板、墙面保持整洁，无积尘，无蛛网。地面整洁无油腻，桌面整洁无残留物、无油腻。冰箱冰柜保持清洁，无霉烂臭等异味。食堂内外下水管道通畅，隔油池和污物池及时打扫，保持周围整洁。食堂工作人员严格执行个人卫生制度，上班时工作服穿戴整洁，配备必要的防护用具，每年体检。做好防鼠、防蝇、防盗、防潮、防食物中毒的五防工作。

（四）安全保卫制度

加强对食堂人员进入的管理，在重点部位按规定安装摄像头。非工作人员不得随意进入食堂工作区，必须出示有效证件或经批准及由食堂工作人员陪同方能进入，并做好访问登记。定期做好食堂水电气管线的检修维护工作，保证能源供应。做好食堂值班保卫工作，做到防火、防盗、防破坏。

三、职工食堂的应急管理

制定各类应急预案，明确应急处置流程和操作规范，公布各类应急通信联络方式。

(一) 群体性食物中毒的应急处理

一旦出现食品中毒的征兆，炊管人员无论谁先发现，应立即停止可疑中毒食品的食用和销售，防止中毒面扩大，并立即上报公司及医院，然后向区卫生执法监督所报告，简要说明中毒地点、发生食物中毒的时间、人数、有无死亡、引起中毒的可疑食品。如果有中毒人员死亡，应立即报告公安机关。同时，组织人员协助抢救和安置中毒病人，将中毒病人尽快送往医院进行抢救治疗，以减轻病人的痛苦和控制局势。食物中毒的现场处理：在卫生部门未到达之前，应保护好中毒现场或可疑食物，对剩余的可疑中毒食品不要急于销毁或倒掉，应妥善保管，接触或盛放食品的工具、容器，如刀、墩子、抹布、菜筐、盆等不要急于清洗消毒。若有病人呕吐或排泄物应保留，以供采样检验，查找中毒原因。食物中毒的原因调查：在卫生部门到达现场进行调查时，有关人员有责任协助卫生部门人员调查，如实反映与本次食物中毒有关的情况，详细说明供应食品的种类、品种、病人进餐的食物、进餐时间、就餐人数、已知发病人数、可疑中毒食品的来源、食品质量情况、保藏条件、烹调操作方法、回执温度与时间、食品是否烧熟、烧好后用何容器盛放、容器的卫生状况、是否专用、吃前存放多长时间、食品烧好后有无经过改刀、改刀时的操作卫生状况，必要时由当时操作的有关人员按可疑中毒食品的实际操作方法进行模拟操作，共同分析判断可能造成食物中毒的原因。

(二) 不慎被热汤烫伤的应急处理

餐饮公司及食堂工作人员无论谁在现场，都应立即采取措施，迅速用冷水冲洗。若烫伤严重，应立即安排人员送往医院治疗。

(三) 炊管人员意外事故的应急处理

主要是指炊管人员在操作时遇到手指被刀切伤，开合开关时触电，被蒸汽、开水灼、烫伤，油锅起火，触电引起失火的应急处理。若刀伤轻微，应及时采取止血、救治措施，同时提醒该职工8小时内伤口处不能沾水，伤口未痊愈不得从事直接入口食品工作岗位；若刀伤较重，需立即到医院处理，同时报告上级主管部门。发生触电时，发现者应立即关掉电闸，或用干木棍等绝缘体分开导体与人的导电接触部位，对触电者进行急救或送往医院救治，报告主管部门。对引起触电的设备设施进行安全检查。发生烫伤后，如果可能，马上将贴在身上的衣物掀开或脱下，及时到医院治疗，同时报告主管部门。油锅起火时，立即用锅盖或灭火毯覆盖油锅，再将火源灭掉，进行自救。切不可用水灭火。如火势不能控制，立即报警，并立即报告相关主管部门。电器失火时，立即关闭电源，取下灭火器进行灭火。如火势不能控制，立即报警，并立即报告相应主管部门。

第三节　餐饮外包管理

一、餐饮服务公司的选择

对于餐饮服务公司的选择，要注意三个环节，即质量认证环节、招标评选环节、日常管理环节。被选择的餐饮服务公司必须具有《餐饮服务许可证》、从业人员《健康证》和《卫生知识培训证》，同时还需经环保审批（噪声、排污），检验合格后方可承接医院餐饮服务项目。

（一）质量认证环节

对于餐饮服务招标，至少要有半年以上的充分准备时间，应对所在区域的餐饮服务公司（尤其有为医院服务经验的）进行评估，包括该服务公司的专业化程度、服务的客户群，以及该公司的品牌、信誉、质量等；要广泛动员职工参与，请职工福利小组成员等对参与竞争的公司进行实地明察暗访，包括该公司在实际服务中的人员配备、服务质量、菜品特色等，同时听取就餐人员的满意度评价。

（二）招标评选环节

此类项目的评标专家一般由少量外请专家与医院相关人员共同构成，医院内部一般有财务、护理、审计、工会、后勤等部门人员参加，纪委全程参与见证。主要针对招标文件设定的要求进行评价，如成本控制、采购配送管理、食谱管理、人员配备、员工培训、食品卫生、服务质量和满意度承诺、设备维保等。招标不能一味追求低价竞标，要选择合理的性价比。在招标过程中，尤其要注意所配厨师长的选择。因厨师长是烹饪生产的主要管理者,是厨房各项方针政策的决定者。厨师长配备得好坏,直接影响到厨房生产质量的好坏和厨房生产效益的高低。要从所配备厨师长的思想品质、业务精通程度、人际交往能力、开创精神等方面进行考核。

（三）日常管理环节

选择好餐饮服务公司以后,要及时跟踪食品安全和作业安全管理、采购价格和支出成本的控制、人员配备,以及各类满意度（相关职能部门、一线医务人员）等数据和问题,并通过分级的会议制度对该餐饮服务公司进行管理。如由一线管理人员召开的周会,由中层管理干部组织召开的月度会议,由主管院领导参加召开的季度分析会,就日常管理过程中出现的问题进行及时分析和有效解决,以使得服务公司获得不断纠偏的机会,服务达到持续改进。

二、满意度评价

从服务、环境、菜品三个方面进行评价,主要包括员工服务是否态度亲切、员工仪容是否整洁、菜品价格是否合理、菜品是否美味可口、菜品是否花样多且经常更新、菜品是否安全卫生、餐具是否破损、出菜速度是否及时、结账是否快速、就餐环境是否宽敞舒适、餐厅是否清洁卫生、营业时间是否合理、标识是否显而易见、菜单说明是否通俗易懂等。在设定奖惩约束时,评价指标和评价分数的设置尽量要客观、合理。

三、餐饮外包服务日常管理的要素控制

（一）绩效导向

医院应当允许餐饮外包服务企业有适当的盈利,盈利的多少应与营业额和满意度挂钩,防止餐饮外包企业以单纯利润为导向,发生损害就餐者利益的情况。在保证基本餐饮服务需求的前提下,鼓励餐饮服务企业大胆创新,提供更优质、更多样化的服务。

（二）价格约束

首先对采购价格按照双方约定的方法进行比对；其次按照合同约定的利润

空间，计算菜品出售价格的合理性。

（三）满意度约束

尽量由餐饮服务公司和医院部门管理代表共同采集满意度测评表，比照合同约定的分值进行奖惩，或将餐饮服务人员的绩效奖金与满意度挂钩。这种做法能够促使餐饮服务公司不断加强与医院员工和工会的沟通，不断主动提高服务质量。

（四）食品安全约束

对每日进货质量进行抽检，抽检内容包括原料产地、等级、性能、色泽等；对库存物品有效期等进行抽检；对留样食品进行抽检，对餐盘、熟食砧板和配餐员的手进行大肠杆菌检测培养，出现培养超标，按约定进行处罚。食品安全中存在问题时必须严厉处罚。

（五）人员配备约束

对比合同约定，人员是否配备到位，人员是否按照要求进行健康体检，相应人员是否有相应的上岗证书等。餐饮服务提供者如有厨师等人事变动情况，应备齐新进人员档案（健康证、身份证等）上报到总务科。

（六）作业安全约束

对和面机、脱排油烟机、燃气燃油管道法兰接头、阀门等部位进行不定期的安全操作检查，防止出现安全生产事故，避免由此造成的人身和财产损失。

（七）餐饮服务提供者的监管

总务科与餐饮公司管理层应定期举行工作会议，协调解决工作中的问题。餐饮服务提供者应当每月向院总务科提供月度工作报告。

第四节　餐饮服务创新信息化管理

一、医院餐饮信息化管理的意义

随着移动互联网的发展，在传统的医院后勤服务和管理层面融入电子信息化的科学管理，能大大提升管理效率并改善就餐者的体验，有其重要意义。

（1）为医院提供更有效的物资保证，节省了人员的调度，又可加快各部门之间的信息流通，能在最短的时间内提供充足的物资保障。

（2）提高效率，降低成本。通过科技应用，将分散在各地或各部门的信息进行总体处理，再及时分发到各地或各部门，大大节省了后勤管理的时间与人力消耗。

（3）由于供需双方信息的不对称，易造成备餐和消费的不匹配，借助科技手段，可避免不必要的浪费及配餐服务的不及时。

（4）通过智能设备，可随时随地管理事务，全方位实时查看进度和记录。

二、手机智能 APP 服务平台

以手机智能点餐 APP 为例，很多医院的饭卡管理比较松散，无法实现后台精准化管理，医护无法方便获知卡内金额变动信息。通过医院食堂和手机 APP 服务平台的深度对接，手机 APP 服务平台在对之前餐卡信息进行平移并导入新系统后，可实现以下功能：

（1）实名管理：方便院方后勤对全院正式工和临时工进行分类管理。

（2）充值便捷：通过手机端微信或支付宝直接充值到餐卡，优化了线下充值人员的工作，节约了医护排队充值等待的时间，降低食堂运行成本。

（3）收支清晰：卡内金额可区分为院内充值、现金和线上充值。

（4）消费同步：可以线下刷卡消费和手机端扫码支付消费。

（5）随时查询：随时随地通过手机端查看饭卡消费的相关信息，及时提示充值和消费信息。

（6）丢卡挂失：若就餐卡丢失，持卡本人可通过手机端 APP 自行操作挂失，及时避免损失，且不影响线下手机端扫码支付和线上订餐消费支付。

（7）误餐无忧：适时为因手术、抢救病人而造成误餐的医护人员提供餐饮保障。

（8）缩短排队：利用手机 APP 服务平台实现线上预约点餐订餐、线下定时送餐的升级服务。通过手机 APP 服务平台提前预知食堂每日供应的菜品，通过手机端 APP 下单预订确认，由专职配送人员根据有效订单准点配送，从而有效地节约了医护的就餐时间，提升医护工作效率，减少窗口排队的等候时间，提高医护的满意度。

（9）减少浪费：食堂可根据提前收集的预约点餐信息，了解就餐需求，更为精准地准备餐食数量，尽可能避免不必要的浪费。

三、机器人

随着国内外工业机器人制造业的蓬勃发展，有的医院已经开始尝试使用AGV 机器人来送餐，甚至炒菜机器人也已开始使用。基于医院的餐饮服务人群的特殊性（饮食时间不定时），医院也可以引进此类机器人，结合手机 APP服务平台，可以随时为辛勤工作的医务人员提供餐饮服务，也可进一步降低食堂运行成本。

第九章　医院安全管理

医院安全是指病人或医院职工在医院期间不会受到生物、物理、化学、机械、食品、心理、医疗技术，以及各种人为不良因素的影响和损伤，保证医院的财产安全和生产安全。医院安全管理包括消防治安安全管理、安全生产管理、危险品安全管理和餐饮安全管理等（食品安全管理详见上一章）。医院安全管理应坚持安全第一、预防为主、综合治理的方针，加强领导，改革创新，协调联动，齐抓共管，着力强化医院安全生产主体责任，依靠严密的安全责任体系，实施安全生产标准化规范，切实增强安全防范治理能力，大力提升医院安全生产整体水平，显著增强医院安全生产保障能力，确保医院安全工作顺利开展。

第一节　安全生产管理

一、安全生产的组织与制度保障

医院后勤的安全生产管理，是为维持正常的医院工作秩序提供强有力的后勤保障；在组织安全生产管理过程中，对其服务设施、仪器设备、服务流程的不安全因素进行管理和控制，为避免造成人员伤害和财产损失而采取相应事故预防，消除隐患，以保证患者、患者家属及其医务人员在医院不发生人身伤害，达到安全、有序的工作环境。安全生产责任制是贯彻"安全第一，预防为主"方针的体现，是生产经营单位最基本的制度之一，是所有安全生产制度的核心制度。它是使职责变为每个人的责任，并以书面形式加以确定的一项制度。体现安全生产是全员管理的责任，安全生产责任制必须"纵向到底，横向到边"。

（一）各级人员安全生产职责

生产经营单位是安全生产的责任主体，生产经营单位法人或非法人单位主要负责人对本单位的安全生产工作全面负责，"党政同责，一岗双责"；分管安全生产的责任人协助主要负责人履行安全生产职责；其他负责人应当按照各自分工，负责其职责范围的安全生产工作。

（二）安全生产委员会的组成和工作任务

根据安全生产条例规定，从业人员 300 人以上的，至少配备 1 名专职安全生产管理人员；从业人员 1000 人以上的，至少配备两名专职安全生产管理人员；从业人员 3000 人以上的，应成立安全生产委员会。生产经营单位的安全生产委员会由本单位的主要负责人、分管安全生产负责人、安全生产管理机构及相关机构负责人、安全生产管理人员和工会代表及从业人员代表组成。安全生产委员会的工作任务：审查年度安全生产工作计划和实施，建立健全安全生产责任制和操作规范；研究和审查单位有关安全生产的重大事项，保证安全生产各项投入的有效实施；督促和检查安全生产工作，及时消除和落实生产安全事故隐患的措施；组织制订并实施生产安全事故应急救援预案，及时如实报告生产安全事故；安全生产委员会至少每季度召开一次会议，并有书面记录。

（三）医院安全生产管理制度

医院安全生产规章制度，应该根据国家法律、法规，结合单位实际，突出重点，制订各项安全管理制度。

（1）安全生产管理制度：明确安全生产管理指导思想、管理网络、管理方法。

（2）安全生产奖惩制度：依法管理安全，加大管理力度，体现奖惩分明原则，突出对不安全行为的制约。

（3）安全生产例会制度：定期召开例行会议，通报近期安全生产注意点；交流安全生产经验，学习安全生产的法律、法规，布置下阶段安全生产工作。

（4）安全生产事故防范工作制度：按照有关规定，定期召开会议，针对安全生产的重点、难点研究制订有针对性的对策措施，并指派专人布置落实。

（5）安全生产检查制度：各级领导要亲自组织参加，检查出的问题要坚决整改，要按标准投入，注重效果。

（6）安全宣传教育制度：加强安全生产知识教育，宣传安全生产管理法律、法规，严格各类教育培训。未经培训教育或培训不合格的不得上岗。

（7）重大危险源监控制度：明确流程，跟踪管理，制订预案，落实基本制度。

（8）三级动火审批制度：严格审批手续，落实责任，落实监护。未经审批、措施不到位的，不能进行明火作业。违规使用动火者必须实施处罚。

（9）新建、改建、扩建项目三同时制度：要执行事先评价规定，坚持安全防火设施、环境保护设施、防尘防毒的设施，必须与主体工程同时设计、同时施工、同时投入使用。安全设施投资应纳入建设项目概算。

（10）外来施工工程安全管理制度：用书面形式明确各自安全生产管理责任，突出发包单位统一协调管理工作。

（11）工伤事故的报告及调查处理管理制度：明确不得拖延隐瞒事故的报告，不得大事化小、小事化了和不解决；要保护好现场，积极配合事故的调查，如实反映事故的真实情况，按照"四不放过"的原则进行处理。

（12）劳防用品发放使用管理制度：劳防用品要适应生产的发展，符合国家和行业技术标准。

（13）其他应建立的专业制度和操作规程：根据单位具体情况制订。

二、安全生产的经费保障

应当按照规定提取和使用安全生产费用，专门用于改善安全生产条件与安全措施的整改。安全生产费用在成本中据实列支。医院主要负责人应当对保障医院安全生产条件所必需的资金投入予以保证，并对由于安全生产所必需的资金投入不足导致的后果承担责任。

（一）安全生产费用的提取

医院应制订年度安全生产资金的使用预算计划，规定各类安全生产费用的归口管理部门，并应将下列各类费用纳入安全生产费用进行管理：完善、改造和维护安全生产健康防护设备设施费用；配备、维护、保养应急救援器材和设备的支出和应急演练费用；开展危险源和事故隐患评估、监控和整改费用；安全生产评价、评审、危险源监控、事故隐患排查和治理费用；安全生产宣传、教育、培训费用；配备和更新现场作业人员安全生产防护用品费用；安全生产适用的新技术、新标准、新工艺、新装备的推广和应用费用；安全设施及特种设备检测检验费用；安全生产标志及标识和职业危害警示标识费用；其他与安全生产直接相关的支出。

（二）安全生产费用的使用

应按计划预算使用安全生产费用并专款专用，安全生产管理部门应对各类费用的使用情况进行协调和监督检查。每年底，安全生产管理部门会同财务部门和审计部门、组织各类费用归口管理部门，对相关安全生产费用的使用情况进行归类统计与审查。

三、安全生产教育培训

《安全生产法》明确规定："生产经营单位应当对从业人员进行安全生产教育和培训，保证从业人员具备必要的安全生产知识，熟悉有关的安全生产规章制度和安全操作规程，掌握本岗位的安全操作技能。"未经安全生产教育和培训不合格的从业人员，不得上岗作业。按照培训的对象，分为各级管理人员的安全培训教育和从业人员的安全培训教育两部分。

（一）各级管理人员的安全培训教育内容

管理人员安全培训教育是指单位主要负责人、分管安全生产的负责人、专（兼）职安全生产管理人员、各部门负责人的安全培训教育。

单位主要负责人和分管安全生产负责人经过安全培训教育，具备与本单位所从事的工作活动相应的安全生产知识和管理能力。而且，每年应进行安全生产再培训。培训内容包括：国家有关安全生产的方针、政策、法律和法规及有关行业的规章、规程、规范和标准；重大事故防范，应急救援措施及调查处理方法，重大危险源管理与应急救援预案编制及演练原则；国内外及行业先进安全生产管理经验；典型事故案例分析。

安全生产管理人员是指生产经营单位从事安全生产管理工作的人员，具体是指生产单位安全生产管理机构从事安全生产管理工作的人员以及未设安全生产管理机构的专兼职安全生产管理人员等。安全生产管理人员必须按国家有关规定，经过安全生产培训，具备与本单位所从事的生产活动相应的安全生产知识和管理能力。培训内容包括：国家有关安全生产的方针、政策、法律和法规以及有关行业的规章、规程、规范和标准；安全生产管理知识、安全生产技术、劳动卫生知识和安全文化知识、有关行业安全生产管理专业知识；工伤保险和法律、法规、政策，伤亡事故和职业病统计报告及调查处理方法；事故现场勘查技术，以及应急处理措施；重大危险源管理与应急救援预案及演练编制方法和内容；国内外及行业先进安全生产管理经验，典型事故案例的警示剖析；安全生产管理人员每年应该进行安全生产再培训，充实新知识、新技能。

科室、部门其他负责人、管理人员、技术人员的安全培训教育内容：国家安全生产的方针、政策、法律、法规、制度；本部门、本岗位安全生产责任与安全技术；劳动卫生和安全文化知识、有关事故案例及事故应急预案和处理措施。

（二）　一般从业人员的安全培训教育内容

三级安全教育是单位安全教育的基础制度，教育对象包括全体在职职工、外包务工、进修实习人员等。三级教育是指院部、科室（部门）、班组安全教育。

1. 一级院部安全教育

新入院的从业人员或调动工作的从业人员在分配到科室和工作地点之前，由院内分管安全负责人负责，单位安全管理部门会同有关部门组织实施的初步教育。院部安全教育的内容：劳动安全卫生法律、法规，安全生产基础知识，本单位安全生产规章制度；劳动纪律，从业人员安全生产权利和义务，作业场所和工作岗位存在的危险因素及防范措施，事故应急预案措施；有关事故案例警示，伤亡事故报告处理及要求，劳动防护用品的作用和使用要求，以及其他相应的安全内容。

2. 二级科室（部门）安全教育

这是指从业人员或调动工作的从业人员在分配到科室（部门）后进行的安全教育。由科室（部门）分管安全的负责人负责，科室安全员进行教育。

其教育内容：科室部门性质、特点及基本安全要求；本工种安全职责，工作操作过程及强制性标准，作业场所和工作岗位存在的危险因素、防范措施，自救互救及急救方法，事故现场应急措施；科室安全管理制度和劳动纪律，同类科室（部门）伤害事故介绍。

3. 三级班组安全教育

这是指班组长对从业人员进行的上岗前安全教育。班组安全教育由班组长会同安全员及带教的老师进行。班组教育内容：班组安全生产概况，工作性质和职责范围，岗位工种的工作性质，岗位之间工作衔接配合的安全，机电设备的安全操作方法，各种安全防护设施的性能和作用；工作地点的环境卫生及尘源、毒源、危险机件，劳动防护用品的使用方法，以及发生事故时紧急救灾措施和安全撤退路线。

另外，新从业安全生产教育培训和危险性较大行业、岗位教育，其培训时间不得少于规定时限。新从业人员按规定通过"三级安全教育"并考试合格后方可上岗，考核情况要记录在案。

（三）日常性安全培训教育

单位要确立以预防为主、安全第一、教育在先的全员培训目标，对在岗的从业人员应进行经常性安全教育培训。经常性安全教育培训内容：安全生产知识、新信息，安全生产法律、法规，作业场所和工作岗位存在的危险因素，重特大项目实施前、中、后的防范措施，以及事故应急措施、事故案例分析等安全专项培训。

四、后勤设备安全管理

医院后勤设备是保障医疗、教育、科研活动正常运转的基本条件。医院后勤设备主要有供水、供电、供热、制冷，还有医疗气体、净化、通信、声像、洗涤、交通运输等各项设备。

（一）医院后勤设备的主要特点

1. 保障性

各项设备的配置应与医院的任务、规模、科室设置和诊疗需要相适应。除考虑保证正常需要外，尚应考虑相应措施。

2. 技术性

新型设备大量投入，医院后勤设备具有较高的技术性、专业性。重视建设一支适应医院需要的技术队伍，重视后勤设备的更新和改造，保证后勤设备技术的稳定性和先进性。

3. 安全可靠性

医院后勤设备影响面大、安全要求高，应树立安全第一的观念，制订安全操作规范；各项设备的设计、安装、运行和维修均应制订必要的安全标准；加强设施设备安全寿命周期管理，建立定期维修、检测和检查制度，提高设备的自然寿命，使设备始终处于良好运行状态。

(二) 设备安全管理的过程

实现设备本身的安全必须从设备的选购开始，到设备进院验收、安装、使用、保养，检查修理到配件购置、设备更新改造，以及日常登记、保管、报废等进行全过程管理。在这一过程中，维护和使用对于安全的影响最大。在设备安全管理选购过程中控制设备的技术参数，是防止设备因设计缺陷而造成事故的首要方法。设备选型除了要满足技术方案要求外，还应该满足本身安全要求，从源头上杜绝安全隐患；应设计多种方案进行分析比较，从中选择最佳方案。设备选购主要由使用部门负责，安全部门主要负责安全性能的审查。

(三) 设备的动态安全管理

设备运行动态管理，是指通过一定的手段，使各级维护与管理人员能掌握设备的运行情况，依据设备运行状况制订相应措施。

1. 建立健全系统的设备巡检措施

各作业部门要对每台设备，依据其结构和运行方式，确定检查的部位（巡检点）、内容（检查什么）、正常运行的参数标准（允许值）；针对设备的具体运行特点，参考行业标准，确定明确的检查周期。

2. 信息传递与反馈

岗位操作人员巡检时，发现设备不能继续运转需紧急处理的问题，要立即通知设备管理部门。设备管理部门要负责将各方的巡检结果汇总整理，列出重点问题，及时录入电脑记录在案并将其反馈给使用部门，便于综合管理。

3. 动态资料的应用

设备管理部门针对设备缺陷、隐患提出应安排检修的项目，纳入检修计划。重要设备的重大缺陷，设备管理部门应协同作业部门主要负责人组织研究，确定控制和处理方案。

（四）设备薄弱环节的立项处理

1. 设备薄弱环节

运行中经常发生故障停机而反复处理无效的部位；运行中影响医疗质量和效率的设备、部位；运行达不到维修周期要求，经常要进行计划外检修的部位（或设备）；存在安全隐患（人身及设备安全），且日常维护和简单修理无法解决的部位或设备。

2. 对薄弱环节的管理

设备管理部门依据动态资料，列出设备薄弱环节，按时组织审理，确定当前应解决的项目，提出改进方案；各作业部门要组织有关人员对改进方案进行审议，审定后列入检修计划；设备薄弱环节经改进后要进行跟踪考察，做出评价意见，经有关技术部门和领导审核后存入设备档案。

（五）设备检修保养规定

设备管理人员应根据特种设备、一般设备、通用设备分类编制设备检查保养计划，报部门负责人审核及领导批准后执行；使用部门根据批准的检修保养计划，安排具体人员负责实施；检修保养人员应及时在设备保养记录中登记检修保养的项目及完成情况、设备故障处理办法。

五、安全生产检查

安全生产检查是医院安全管理中的重要环节，是安全管理工作的重要内容，也是消除隐患、防止事故发生、改善工作条件的重要手段。由于医院的性质和特点不同，以及检查的目的、要求不同，安全检查的具体内容差别较大，应根据生产经营单位的实际情况查制度、查管理、查现场、查隐患、查事故来制订检查方式。现仅以若干检查重点内容为例，说明安全检查的具体内容。

（一）定期检查

春季安全检查以防雷、防静电、防解冻、防建筑物倒塌为重点。夏季安全检查以防暑、防中毒、防汛、防台风为重点。秋季安全检查以防火、防爆、安全防护设施、防冻保温为重点。冬季安全检查以防火、防冻、防滑为重点。

（二） 专项安全检查

包括安全用电和防雷防静电安全检查、安全防护装置安全检查、压力容器及压力管道安全检查；对节假日、开展重大活动时的安全、保卫、消防、生产装置等进行安全检查。

（三） 医院十大安全重点部门检查

包括 ICU、实验室、药剂科、放射科、手术室、宿舍、配电房、门急诊、计算机中心、营养室（包括职工食堂）。

（四） 班组检查的主要内容

班组的各项安全记录做到准确、齐全、清晰，记录本保管完好；明确有安全员，班组和各个岗位都有安全生产责任制和安全技术操作规程；新入院、新调换工种的从业人员，离岗 1 个月后上岗的从业人员，上岗前全部进行班组安全教育及考核，教育考核应有记录；特种作业人员持证上岗率达到 100%；全班人员都有自己的安全检查重点，并按点、路线、标准进行检查，检查有记录；危险施工现场有安全监护人，严格执行监督检查，每次应有记录；所使用的设备、设施、工具、用具、仪表、仪器、容器都有专人保管并在有效期内，有安全检查责任牌，按时进行检查，检查有记录。所有场地的油、气、水管线和闸门，无跑、冒、滴、漏现象；禁烟火的生产场所无火源及烟蒂，动火作业按要求办理动火手续，并制订严格的防护措施；进行有毒、有害作业的，应有安全防护措施，所有上岗人员都能正确使用劳动保护用品、用具；所有上岗人员都正确熟悉本岗位、本单位（本班组）的安全生产预防措施，可通过现场抽查考核来验证。

（五） 安全管理部门检查的内容

认真贯彻执行国家安全生产方针、政策、法规以及上级安全生产的指示和决定，并有记录；有月度、季度、年度安全工作计划、总结及分析，有各重点部门、班组、设备、重点作业点的安全生产检查标准和记录；安全教育档案齐全，有新人单位、新调换工种从业人员的院级安全教育资料档案，有干部职工安全培训档案，有特种作业人员培训计划及培训档案，以及在离岗 1 个月后又上岗人员的复工教育档案；每月召开一次安全员工作会议，研究、分析、布置单位的安全生产工作；锅炉、压力容器、电梯及其他特种设备的管理、安全检验、检查有专人负责，资料台账齐全，有检验计划并按计划进行检验；发生重大工伤事故，负责组织抢救，配合进行事故调查、分析及处理；事故资料档案建设齐全、准确，按时上报，未隐瞒事故；按规定建立健全各种安全台账，上报各种材料和统计报表；宣传部门负责组织实施安全教育、安全知识技能竞赛等活动，策划、组织、参加各种安全生产会议；按照制订的检查标准，组织进行各种安全生产检查，检查及整改情况有记录，检查有总结、有评比、有奖惩；暂时整改不了的事故隐患，有预防措施及整改方案和计划；对各类安全工作预案进行针对性、有效性检查，同时对一线员工了解熟悉预案的情况进行抽查；对无人值守机房的巡查是否到位、是否有占用情况等进行检查。

六、安全事故的处理

（一）事故的报告和统计

事故报告应符合国家法规的规定，准确、及时向有关主管部门报告，并保护事故现场及有关证据。自事故发生之日起 30 日内，事故造成的伤亡人数发生变化的，应当及时补报。

（二）事故的调查和原因分析

事故发生后，各医院应组成事故调查组对事故进行调查和原因分析。其中法规和当地政府规定的重伤等事故由政府主管部门派出调查组或委托本单位调查；医院组成的事故调查组应由安全生产管理部门、人事部门、工会、纪委等人员参加；政府组成调查组的，医院主要负责人应组织各有关部门和人员认真配合调查，并确定配合协助调查的人员。事故发生单位和部门的负责人和有关人员在事故调查期间不得擅离职守，并如实提供有关情况和资料。事故的调查应确定事故性质和分类。事故的调查取证应包括有关物证收集，事故事实材料收集，人证材料收集，事故现场摄影、拍照和事故现场图绘制等。

事故调查应形成调查报告。调查报告中应包括事故发生过程及经济损失、事故原因及其分析、事故责任分析，并针对原因提出整改和防范措施的建议。其中，事故原因应包括直接、间接原因分析。直接原因是指人的不安全生产行为和物的不安全生产状态等；间接原因包括技术原因、教育原因、身体原因、精神原因、管理原因等。医院组成调查组的事故调查报告应由调查组负责人编制，报医院主要负责人审核；政府主管部门组成调查组的事故调查报告，医院负责接收并根据报告要求进行内部分析处理。对未造成人员伤亡的未遂事件进行统计分析，分析其发生的原因，并针对原因采取预防措施。

（三）事故处理和建档登记

事故处理应遵循事故原因查不清不放过、事故责任者没有得到处理不放过、事故责任者和群众没有受到教育不放过、没有采取有效的防范措施不放过的"四不放过"原则。各医院安全生产管理部门应建立事故登记档案，对医院历年的事故情况进行收集、整理与统计分析，探寻事故发生的规律，为安全生产管理提供决策参考，并长期保存。事故档案应登记下列内容：事故发生单位概况；事故发生的时间、地点，以及事故现场情况；事故的简要经过；事故造成伤亡人数（包括下落不明的人数）和直接经济损失；事故调查的资料和事故处理决定；采取的整改和防范措施以及落实情况；等等。

第二节 消防安全管理

一、消防安全管理的特点和重点

在各种灾害中，火灾是最经常、最普遍地威胁公众安全和社会发展的主要灾害之一。随着社会的不断发展，在社会财富日益增多的同时，导致发生火灾的危险性也在增多，火灾的危害性也越来越大。作为医院的管理者，懂得医院的消防安全管理理论及消防安全操作技能，熟悉消防法规，依法管理医院的消防安全工作，真正落实"安全自查、隐患自除、责任自负"的消防安全责任制，预防火灾和减少火灾的危害是极为重要的。消防安全管理是指社会上一切组织及个人自觉遵守消防法规，各负其责地对本单位内部的消防安全工作进行管理。医院内部消防安全管理基本模式：单位法人为第一责任人，分管领导为主要责任人，自觉遵守消防法规，全院参与消防工作，自我管理，各负其责。

(一) 消防管理的特征

1. 全方位性

从消防安全管理的空间范围上看，生产和生活中可燃物、助燃物和着火源无处不在，凡是有用火的场所、容易形成燃烧条件的场所，都是容易造成火灾的场所，也正是消防管理活动应该涉及的场所。

2. 全天候性

从消防安全管理的时间范围上看，人们用火无时限性，形成燃烧条件的偶然性，造成火灾发生的偶然随机性，也决定了消防管理活动在每一年的任何一个季节、月份、日期以及每一天的任何时刻都应该保持警惕性。

3. 全过程性

从某一个系统的诞生、运转、维护、消亡的生存发展进程上看，消防管理活动具有全过程性的特征。

4. 全员性

从消防管理的人员对象上看，消防安全管理活动的对象是不分男女老幼的。

5. 强制性

从消防管理的手段上看，因火灾的破坏性很大，所以必须严格管理。如果疏于管理，处罚（包括行政处分、行政处罚、刑事处罚）不严格，不足以引起人们的高度重视。

(二) 消防安全管理的基本原则

消防工作贯彻"预防为主、防消结合"的方针，按照"政府统一领导、部门依法监管、单位全面负责、公民积极参与"的原则进行。

(三) 消防安全管理的重点

消防安全管理的重点包括消防安全重点单位、消防安全重点部位、消防安全重点工种人员等。《机关、团体、企业、事业单位消防安全管理规定》第十三条中规定，医院列为消防重点单位，要求加强自身的消防安全管理工作，预防群死群伤火灾的发生。

医院应将下列部位确定为消防安全重点部位：容易发生火灾的部位，主要有危险品仓库、理化试验室、中心供氧站、输氧管道、高压氧舱、胶片室、锅炉房、木工间等；发生火灾时会严重危及人身和财产安全的部位，主要有病房楼、手术室、宿舍楼、贵重设备工作室、档案室、计算机中心、病案室、财会室、大宗可燃物资仓库等；对消防安全有重大影响的部位，主要有消防控制室、配电间、消防水泵房等。消防安全重点部位应设置明显的防火标志，标明"消防重点部位"和"防火责任人"。落实相应管理规定，实行严格管理，并符合下列规定：根据实际需要配备相应的灭火器材、装备和个人防护器材；制订和完善事故应急处置操作程序；每日进行防火巡查，每月定期开展防火检查。

消防安全重点工种人员指从事具有较大火灾危险性和从事容易引发火灾的工作的岗位操作人员。加强对重点工种岗位操作人员的管理，是预防火灾的重要措施，如液氧操作人员、电工、电焊工、木工等。

（四）医院消防安全管理的特点

消防安全管理是医院安全管理工作的重要组成部分，消防管理工作关系到院内医护人员和广大病人的人身财产安全。医院是一个人群复杂、易燃易爆物品和大型电气设备多的特殊公共场所。由于医疗、护理等医院消毒隔离的需要，建筑内部分隔复杂，又在诊断、治疗过程中使用醇、醚、苯等多种易燃易爆化学物品，存在各种医疗和电气设备、压力设备以及其他明火；并且医院门诊和住院病人较多，又多行动困难，兼有大批照料和探视病人的家属、亲友，人员流动量很大；一些大中型医院的建筑属于高层建筑，一旦发生火灾，易导致火灾扩大，造成群死群伤的恶性事故，引起不可想象的灾难性后果。

二、消防安全管理相关制度和职责

消防安全责任制是医院在消防工作中依照法律规定各自负责的责任制度。

（一）消防安全责任制的建立

（1）医院应建立完善消防安全管理体系，逐级落实消防安全责任制，明确各级和各岗位消防安全职责、权限，确定各级、各岗位的消防安全责任人，保证消防法律、法规和规章的贯彻执行，保证消防安全措施落到实处。

（2）医院应将消防安全工作列入医院目标管理之中，经常检查，定期考评，自觉接受各级医疗行政部门或消防部门的指导、监督和检查。

（3）住院病床数大于50张的医院应上报当地消防机构备案，建立与当地消防机构联系制度，按时参加消防机构组织的消防工作例会，按时报送《重点单位消防工作月报表》，及时反映单位消防安全管理工作情况。应当设置或者确定消防工作归口管理职能部门，并确定专职、兼职消防安全管理人员。消防安全重点单位的消防安全责任人、消防安全管理人，应当报当地消防机构备案。

（4）医院在与租赁、承包、合作、委托管理（经营）单位或个人签订的合同中，应当依照有关规定明确各方的消防安全责任。租赁、承包、合作、委托管理（经营）方应当遵守医院各类消防安全管理规定。

（5）医院与物业管理企业、后勤服务企业签订物业服务、后勤服务合同时，应依照有关规定明确各方的消防安全责任。物业管理、后勤服务企业应当遵守医院各类消防安全管理规定，并对委托服务范围内的消防安全管理工作负责。

（二）消防安全制度

为了使医院的消防安全落到实处，根据《机关、团体、企业、事业单位消防安全管理规定》第十八条规定，单位应该按照国家有关规定，结合本单位的特点，建立健全各项消防安全制度和保障消防安全操作规程并公布执行。根据实际情况的变化及时修订，使单位消防管理工作做到有章可循，避免盲目管理。

建立消防安全制度是消防安全管理的基本措施，由于医院的所属地域、规模、建筑结构不同，每个医院应该制订的消防安全管理制度及具体内容也不尽相同。各医院应该按照消防法律法规，结合本院特点，建立健全各类消防安全制度、保障消防安全的操作规程和建筑消防设施维护管理标准。既可以制订若干个不同的消防安全管理制度，也可以制订一个综合性的消防安全管理制度，但内容应该涵盖消防安全管理工作的基本方面，以保障消防安全的需要。

三、消防安全检查

消防安全检查，是指为了督促、查看医院内部的消防工作情况和查寻、验看消防工作中存在的问题而进行的安全管理活动，是单位消防管理的重要措施，也是控制重特大火灾、减少火灾损失、维护社会稳定的重要手段。

（一）消防安全检查的作用

可以督促各种消防法规、规章、制度和措施的贯彻落实；可以及时发现单位内部存在的火灾隐患；可以发现领导对消防工作的重视和人民群众关心、爱护财产的程度；可以促进各种消防安全责任制的落实；可以督促整改火灾隐患，杜绝火灾的发生，或把火灾消灭在萌芽状态。

（二）消防安全检查形式

1. 防火巡查

明确人员按照一定的频次和路线进行防火巡视检查，以便及时发现火灾隐患和火灾苗头，扑灭初起火灾。消防安全重点单位应该实行每日防火巡查，建立巡查记录，并确定巡查的人员、内容、部位和频次。为此，医院应当进行每日防火巡查并填写防火巡查记录。病房应该加强夜间巡查，以病房等消防安全重点部位为巡查重点。巡查内容：用火、用电有无违章情况；安全出口、疏散通道是否畅通，安全疏散指示标志、应急照明是否完好；消防设施、器材和消防安全标志是否在位、完整；常闭式防火门是否处于关闭状态，防火卷帘下是否堆放物品影响其使用；消防安全重点部位的人员在岗情况；其他消防安全情况。巡查要求：防火巡查人员应当及时纠正违章行为，妥善处置火灾危险。无法当场处置的，应该立即报告。发现初期火灾，应该立即报警并及时扑救。防火巡查应该填写巡查记录，巡查人员及其主管人员应该在巡查记录上签名。

2. 防火检查

医院组织的对本单位消防安全状态进行的检查，是单位在消防安全方面进行自我管理、自我约束的主要形式。对检查中发现的火灾隐患，要及时清除；在火灾隐患未清除之前，应该落实方法措施，确保消防安全。医院应该每月至少组织一次防火检查，还应根据消防安全要求，开展年度检查、季节性检查、专项检查、突击检查等形式的防火检查。医院应该根据实际情况，确定防火检查内容，并在相关制度中明确。防火检查内容：火灾隐患的整改情况以及防范措施的落实情况；安全疏散通道、疏散指示标志、应急照明和安全出口情况；消防车通道、消防水源情况；灭火器材配置及有效情况；用火、用电有无违章情况；重点工种人员和其他员工消防知识的掌握情况；消防安全重点部位的管理情况；易燃易爆危险物品和场所防火防爆措施的落实情况，以及其他重要物资的防火安全情况；消防（控制室）值班情况和设施运行、记录情况；防火巡查情况；消防安全标志的设置完好、有效情况；其他需要检查的内容。防火检查要求：防火检查应当填写检查记录，检查人员和被检查部门负责人应该在检查记录上签名。

四、消防安全教育

（一）消防安全培训

消防安全教育是一项重要的基础工作，其目的是让职工群众认识火灾的危害，懂得防止火灾的基本措施和扑灭火灾的基本方法，提高预防火灾的警惕性和同火灾作斗争的自觉性。消防安全重点单位对每名员工应该至少每年进行一次消防安全培训，培训的内容应当包括组织、引导在场群众疏散的知识和技能，应该组织新上岗和进入新岗位的员工进行上岗前的消防安全培训。员工经培训后，应该"三懂三会"：懂基本消防常识、懂消防设施器材使用方法、懂逃生自救技能，会查改火灾隐患、会扑救初起火灾、会组织人员疏散。

（二）消防安全中的"四个能力"建设

消防安全"四个能力"，是指检查消除火灾隐患、组织扑救初起火灾、组织人员安全疏散逃生和提高消防宣传教育培训等消防安全基础能力。医疗机构应结合实际，在消防安全管理组织体系基础上，建立消防安全"四个能力"建设的组织制度、保障体系和全面协调可持续发展机制。单位的主要负责人是消防安全"四个能力"责任人，消防工作归口管理部门是指消防安全"四个能力"建设的责任部门。

（1）检查消除火灾隐患能力。应该定期开展火灾风险评估，提高正确研判可能产生火灾隐患的能力；定期组织员工培训防火检查知识和技能，提高检查发现和消除火灾隐患能力。

（2）组织扑救初期火灾能力。应该定期组织扑救初期火灾的知识和技能培训，提高员工应急处置技能；定期检查、维护、保养、更新初期火灾扑救的设施器材，提高装备应急处置效能；确定初期火灾预案并定期组织演练，提高应急处置预案的科学性和可操作性。

（3）组织人员安全疏散逃生能力。应该每半年至少组织一次员工疏散逃生知识和技能培训，提高员工个人逃生自救能力。按各区域不同的火灾危险性分别制订人员疏散逃生预案，定期组织演练，确保各预案切实可行并被员工熟练掌握；配备安全疏散逃生设施、器材并定期维护保养，确保疏散逃生设施、器材正常好用，方便取用。

（4）提高消防宣传教育培训能力。应定期组织对医院全员进行消防知识培训，并保证培训经费的落实。

五、消防安全管理的要点

（1）医院法人代表是医院的消防安全第一责任人，对本医院的消防安全工作全面负责，并承担主要责任，必须让法人有深刻的认识。

（2）消防安全管理应包括人、财、物、信息、时间、事物六个方面，是一个全面系统工程，而不仅仅是后勤部门的工作。

（3）消防安全管理的依据主要包括法律政策依据和规章制度，所有的施工、改建和任何活动不得违背该原则。

（4）消防安全管理的过程是要依靠科学原理，实现消防安全管理活动的最优化，即高质量、高效率地调整各种消防安全管理资源（或对象）或相互之间的关系，以达到最佳的消防安全管理目标。

（5）消防安全管理的目标是使系统在使用功能、运转时间、投入成本等规定的条件下，使火灾发生的危险性（火灾发生频率）和火灾造成的危害性（火灾人员死亡率、人员负伤率、经济损失率）降至最低程度。

第三节 治安管理

一、治安管理的职责和岗位制度

医院是人员密集场所，是治安管理重点单位，医患纠纷也是社会热点，任何治安事件均会造成一定社会影响。为全面贯彻落实党的十九大精神，牢固树立"以人为本，以病人为中心"的服务理念，以创建"平安医院"活动为载体，按照"预防为主、安全第一"的原则，进一步加强医院安全防范系统建设，预防和减少发生在医院内部的治安事件，及时消除医院安全隐患，有效维护正常诊疗秩序，创造良好的诊疗环境，促进卫生事业健康持续发展。

（一）健全组织领导机制

医院应当形成法人负总责，分管负责人具体抓，专职保卫机构组织实施，医疗投诉、新闻宣传等职能部门密切配合的良好工作格局。

（二）完善安全防范制度

医院应当结合实际情况，根据国务院于 2004 年 9 月 27 日发布自 2004 年 12 月 1 日起施行的《企业事业单位内部治安保卫条例》相关要求，规范企业、事业单位内部治安保卫工作，保护公民人身、财产安全和公共财产安全，维护单位的工作、生产、经营、教学和科研秩序，制定相应的内部治安管理制度，主要包括完善医院安全防范系统日常管理制度和医务人员安全防范制度，健全门卫值守、值班巡查和财务、药品、危险品存放等安全管理制度。包括（但不限于）以下制度：门卫、值班、巡查制度；工作、生产、经营、教学、科研等场所的安全管理制度；现金、票据、印鉴等重要物品使用、保管、储存、运输的安全管理制度；单位内部的交通安全管理制度；治安防范教育培训制度；单位内部发生治安案件、涉嫌刑事犯罪案件的报告制度；治安保卫工作检查、考核及奖惩制度；存放传染性菌种、毒种和管控性物品的单位，还应当有相应的安全管理制度；其他有关的治安保卫制度。

上述制度建立后，还必须加强以下配套机制的建立：建立安全防范宣传教育的长效机制，推动医院内部对各项制度的认识和理解；建立快速疏导机制，发现治安苗头，提前做好介入，防止事态扩大；加强医院治安管理的调查研究，及时发现治安状况，不断完善各类制度；提升治安管理队伍的人员素质，提高处置突发事件的能力。

（三）建立应急处置机制

完善重大医疗安全突发事件应急处置机制和预案，实现警医联动，做好信息上报；加强舆情引导，规范舆情发布，密切监测舆情；防止恶性突发事件升级，确保恶性突发事件得到及时、有效处置。

（四）建立教育培训和定期检查制度

医院应当结合实际情况，建立全员安全生产教育培训制度，对重点岗位和新进员工加大培训力度，确保培训效果。建立定期安全生产检查制度，及时发现隐患，并切实整改。

二、人防系统建设

（一）保卫队伍建设

医院要按照《企业事业单位内部治安保卫条例》的规定设立专职保卫机构（保卫处、科），根据医院工作量、人流量、地域面积、建筑布局以及所在地社会治安形势等实际情况，配备专职保卫人员和聘用足够的保安员，确保安全防范力量满足工作需要。保安员数量应当遵循"就高不就低"原则，按照不低于在岗医务人员总数的3%，或20张病床1名保安，或日均门诊量30%的标准配备。专职保卫机构的设置和保卫人员、保安员的配备情况要报当地公安机关备案。

（二）保卫、保安人员培训

医院要加强保卫人员和保安员的培训、管理，要向正规保安公司聘用保安员，每年至少开展两次专门培训和考核。培训内容应当包括必要的法律基础知识和一定的应急处置能力。根据岗位实际需要，掌握安全防范系统的操作和维护技能，切实提高保卫人员、保安员的业务素质和工作水平。

（三）守护巡查管理

医院要建立门卫制度，严格各出入口的管理，加强对进出人员、车辆的检查，及时发现可疑情况。医院内发生安全事件后要立即报警，在保证自身安全的前提下对实施违法犯罪的人员进行堵截，防止其逃跑。医院供水、供电、供气、供热、供氧、"毒麻精放"药（物）品、易燃易爆物品存放库房等重点要害部位、夜间值班科室，应实施24小时值班守护制度，安排专人值守。医院要加强安全防范动态管理，组织保卫人员、保安员定时和随时巡查，第一时间掌握安全总体情况。其中，医院出入口、停车场、门（急）诊、住院部、候诊区和缴费区等人员活动密集场所应针对性地加强巡查，夜间巡查时应当至少两人同行，并做好巡查记录。巡查中发现可疑人员、可疑物品要进行先期处置，对违法犯罪行为要及时制止，并立即报警，做好现场保护措施，配合公安机关开展相关工作。

（四）安全宣传教育

医院要开展全方位、多形式的宣传教育工作，在医院出入口、门（急）诊、住院部、候诊区和缴费区等人员活动密集场所，张贴有关维护医院秩序的法律法规和文件，悬挂加强医院安全防范工作宣传标语。针对医务人员不同岗位，开展有针对性的安全防范教育，提高医务人员安全防范意识和技能。

三、物防系统建设

（一）防护器材装备

医院要为在岗保卫人员配备必要的通信设备和防护器械。通信设备包括固定电话、移动电话和对讲机等，对讲机为必配设备。医院规模较大、周边治安情况复杂的，可视情况在医院重点部位配备安检设备，加大对携带管制刀具等危险物品进入医疗机构的查缴力度。

（二）安全防护设施

医院的供水、供电、供气、供热、供氧中心，计算机数据中心，安全监控中心，财务室，档案室（含病案室），大中型医疗设备、血液、药品和易燃易爆物品存放点等区域，应当按照《防盗安全门通用技术条件》（GB17565-2007）的要求，安装防护门等安全防护设施。

（三）安全保险装备

医院要按照《麻醉药品和精神药品管理条例》等有关规定，严格落实毒麻精放药（物）品、易燃易爆物品和财务安全管理制度，将毒麻精放药（物）品、易燃易爆物品存放在符合安全防范标准的专用库房。无法及时送交银行的现金要存放在符合行业标准的保险柜。专用库房和保险柜实行双人双锁管理。

四、技防系统建设

（一）完善四个系统建设

医院要充分发挥技防在构建动态安全防范系统中的技术支撑作用，根据

《安全防范工程技术规范》（GB50348-2004）、《入侵报警系统工程设计规范》（GB50394-2007）、《视频安防监控系统工程设计规范》（GB50395-2007）、《出入口控制系统工程设计规范》（GB50396-2007）及《电子巡查系统技术要求》（GA/T644-2006）等行业规范，建立完善入侵报警系统、视频监控系统、出入口控制系统和电子巡查系统，实现四个系统的互联互通。

（二）设置安防监控中心

医院要设置安防监控中心，对本单位技防系统的安全信息进行集中统一管理。安全监控中心要实行双人全天值班制，具备条件的，应当与当地公安机关联网。同时，应当设定视频监控图像监视查看权限，设置内部视频和医患隐私图像遮挡功能。应配备通信设备和后备电源，保证断电后入侵报警系统工作时间不少于 8 小时，视频监控系统工作时间不少于 1 小时。视频监控图像保存不少于 30 天，系统故障要在 24 小时内消除。

（三）设置视频安防监视系统

根据 2009 年 5 月 8 日发布 2009 年 9 月 1 日起实施的《重点单位重要部位安全技术防范系统要求》（DB31/329.11-2009）标准要求，医院的供水、供电、供气、供氧中心，计算机数据中心，安全监控中心，财务室，档案室（含病案室），大中型医疗设备、血液、药品及易燃易爆物品存放点，各出入口和主要通道均要安装视频监控装置。可视情况在医务人员办公室等区域的出入口安装视频监控装置。门卫值班室和投诉调解室要安装视频监控装置，投诉调解室要安装声音复核装置，并加强管理。根据以上要求，医院须在以下区域设置不同功能的视频安防监视系统。

五、医患纠纷调解与处理机制建设

（一）做好投诉管理工作

医院要认真落实《医院投诉管理办法（试行）》，设立医患关系办公室或指定部门统一承担医院投诉管理工作。通过开设接待窗口、席位等形式，建立畅通、便捷的投诉渠道，认真落实"首诉负责制"，在第一时间受理病人投诉，疏导理顺病人情绪，从源头上妥善化解医患矛盾。

（二）定期梳理医患纠纷

医院要明确牵头部门定期对医患纠纷进行摸排，拉出清单，及时研判，特别要认真梳理未解决的医疗纠纷，做到逐件回顾、逐件分析、逐件解决、逐件总结。对摸排梳理中发现的有可能引发涉医案事件的相关人员要主动接触，充分发挥医疗纠纷人民调解的作用，及时化解纠纷或矛盾。

（三）建立涉医案事件防范联动机制

医院的院长办公室、医务、保卫等部门应建立涉医案事件联动机制，对尚未化解的医患纠纷要及时会商研判，对可能发生个人极端行为、风险高的科室要布置保卫力量重点值守、巡控，严防发生命案事件。医院在工作中发现的有可能造成现实危害的情况和可疑人员，应及时报告属地卫生行政部门和公安机关。公安机关要与医院建立联系机制，及时会同医院有关部门梳理排查可能影响医院安全的事件苗头，指导医院落实预警防范措施。对发生的各类事件，应迅速出警，依法予以查处。

六、与当地公安部门和街道的联系与沟通

为了确保医院正常的医疗秩序，应维护医护人员的合理诉求。国家和地方出台了一系列保障措施，公安部门加强对医院秩序的维护。当地街道政府也加强与医院的互动，医院方面也应当主动积极地与当地派出所、街道加强横向联系，密切配合，共同构筑起稳定的医疗秩序。按照相关规定在医院内设置警务室，即可方便警方在院内接警，提高对犯罪分子的威慑力；同时也可提升医护人员的安全感，让大家感受到国家、社会对医护人员的关心，更加促进医护人员的工作积极性，形成良性互动。医院党工委可以与当地公安部门、街道签署精神文明共建协议。发挥各部分自身优势，共同努力创造和谐的医患关系。通过加强宣传教育、提供法律咨询、医疗咨询等方式，为解决复杂的医患纠纷群策群力，稳妥有效地解决一些棘手问题。定期开展交流座谈的机制，加强信息沟通，共同打造"平安医院"建设的基石。三方可以结合社会实情，请多部门联合参与，如城管、安监、环保、卫生等，共同指导好医院的安全运营、共同完善重大事件的应急预案等，为构建新时期医院的平安发展，提供强有力的保证。

第四节　危险品管理

一、危险品及危险品的分类

根据 2013 年 12 月 4 日实施的中华人民共和国国务院令第 645 号《危险化学品安全管理条例》的规定，危险化学品是指具有毒害、腐蚀、爆炸、燃烧、助燃性等性质，对人体、设施、环境具有危害的剧毒化学品和其他化学品。

依据《化学品分类和危险性公示通则》（GB13690-2009），我国将危险化学品按照其危险性划分为如下 8 类：第 1 类，爆炸品；第 2 类，压缩气体和液化气体；第 3 类，易燃液体；第 4 类，易燃固体、自燃物品和遇湿易燃物品；第 5 类，氧化剂和有机过氧化物；第 6 类，毒害品和感染性物品；第 7 类，放射性物品；第 8 类，腐蚀品。

二、医院危险品管理要求

医院内使用的危险品主要用于科研、药剂、检验及后勤，涉及的主要危险品有乙醇、甲醛、硫酸、氯等。根据医院内实际情况，危险品管理主要分为申购、采购、贮存运输、管理、废物末端处理五个方面。

（一）危险品申购

购置危险品，必须根据生产、科研的实际需要，由使用部门填写危险品申购表，说明用途和所需用量，并由使用部门负责人签字后，报保卫科进行登记备案，由保卫科交保障科，再经保障科科长同意后交由库房购买。

（二）危险品的采购

危险品采购应由具有危险品管理证的人员进行操作，需在采购前审查供应商的营业执照、危险品销售凭证、危险品运输凭证。在签署购销合同后，需要到市级公安局危险品管理窗口进行备案后方可由供应商供货。接收危险品时，需记录运送车辆车牌号、运送人员相关证件，由双人在场验收方可进库。

（三）危险品的贮存

危险品的贮存及院内运输应符合《危险化学品安全管理条例》相关规定。国家规定对贮存剧毒化学品单位的贮存装置每年进行一次安全评价；对贮存其他危险化学品单位的贮存装置每两年进行一次安全评价。安全评价报告应当对生产、贮存装置存在的安全问题提出整改方案。安全评价中发现生产、贮存装置存在现实危险的，应当立即停止使用，予以更换或者修复，并采取相应的安全措施。安全评价报告应当报所在地设区的市级人民政府负责危险化学品安全监督管理综合工作的部门备案。危险化学品必须贮存在经过危险化学品安全监督综合管理部门批准设置的专门危险化学品仓库中，经销部门自管仓库贮存危险化学品及贮存数量也必须经上述部门批准。未经批准，不得随意设置危险化学品贮存仓库。

（四）危险品贮存场所的通用要求

1. 建筑物设计的要求

贮存危险化学品的建筑物不得有地下室或其他地下建筑，其耐火等级、层数、占地面积、安全疏散和防火间距应与其所贮存的危险化学品的火灾危险等级相适应，并符合国家有关规定。贮存地点及建筑结构的设置，应考虑对周围环境和居民的影响。仓库应与周围建筑、交通干道、输电线路保持一定安全距离。

2. 消防安全的要求

危险化学品贮存建筑物、场所的消防用电设备，应能充分满足消防用电的需要。建筑高度超过 50 米的丙类库房，其消防用电设备应按一级负荷供电；室外消防用水量超过 30 升/秒的仓库，以及室外消防用水量超过 35 升/秒的易燃材料堆场、甲类和乙类液体储罐或储罐区、可燃气体储罐或储罐区，其消防用电设备应按二级负荷供电；其余可采用三级负荷供电。根据危险品特性和仓库条件，安装自动监测和火灾报警系统，配置相应的消防设备、设施和灭火药剂，并配备经过培训的兼职和专职的消防人员。贮存危险化学品的建筑物内如条件允许，应安装灭火喷淋系统（遇水燃烧化学危险品，不可用水扑救的火灾除外）。要求喷淋强度和供水时间：喷淋强度 15 升/（分·平方米），持续时间 90 分钟。

3. 供配电及防雷的要求

化学危险品贮存区域或建筑物内输配电线路、灯具、火灾事故照明和疏散指示标志都应符合安全要求。贮存易燃、易爆化学危险品的建筑必须安装避雷设备和放静电措施。

4. 通风和温度调节的要求

贮存危险化学品的建筑必须安装通风设备，通排风系统应设有导除静电的接地装置，并设事故排风装置，未明确规定的按 12 次/小时排风量考虑。贮存化学危险品建筑采暖的热媒温度不应过高，热水采暖不应超过 80℃。不得使用蒸汽采暖和机械采暖。通风管道不宜穿过防火墙等防火分隔物，若必须穿过时应该用非燃烧材料分隔。通风管、采暖管及设备的保温材料，必须采用非燃烧材料。

三、危险品管理的要点

（1）医院危险物品管理原则上由安全分管部门负责，实行分级管理，即保卫科管理和使用科室管理，使用科室须有专人管理，有安全管理办法和管理制度。危险物品管理在各环节都要实施安全监督检查，并督促事故隐患整改。协助有关部门做好危险物品事故应急救援的组织协调工作。

（2）危险品领用必须严格控制用量，原则上应需要多少领多少，一般危险品一次领用量最多不得超过两天耗用量。使用单位的保管人员应严格跟踪危险物品的使用消耗，并有详细的使用消耗记录。用剩危险品应及时退回仓库，退库物品必须标签清晰，数量准确。

（3）危险品库房内一般不允许动火。确需动火作业时，必须办理动火审批手续。库房内动火，必须撤离库内和附近可燃物品，在指定地点、按指定项目进行，并有专人监护。进入化学危险品贮存区域的人员、机动车辆和作业车辆，必须采取有效的防火措施。

（4）危险化学品仓库的安全检查，每天至少进行两次。对性质活泼、易分解变质或积热自燃的物品，应有专人定期进行测温、化验，并做好记录。

（5）对使用完成的危险品应由有处理资质的企业回收处理，其要求符合环保规定。

第十章　医院后勤人力资源管理

随着社会主义市场经济体系的建立，计划经济时期的传统医院后勤管理体制、机制已不能适应现代化医院的改革与发展。在医院后勤服务社会化的改革大潮中，医院后勤人力资源管理也从传统的计划模式向市场化、社会化的模式转变，医院后勤队伍建设向医院后勤管理团队建设转变。医院后勤管理团队是医院管理的重要组成部分，随着医院规模扩大和医学科技的快速发展以及后勤改革的不断深入，医院对后勤管理、保障、服务的要求越来越高，要建设一支精简、高效、保障有力的后勤管理队伍就显得十分重要。因此后勤管理团队成员应具有一定的政治素质、知识和技术素质、能力素质。随着医疗事业的发展，教育观念的转变，要求具有高文化素质、高技术水平的后勤人员已成为一种必然趋势。人才已成为医院竞争力的源泉和决定医院兴衰的决定性因素，医院想在竞争中取得优势，唯一途径便是开发和管理好人力资源。

第一节　医院后勤人力资源管理的演变

一、社会主义市场经济体制对医院后勤管理的影响

1993 年，党的十四届三中全会通过了《关于完善社会主义市场经济体制若干问题的决定》，标志着我国从计划经济体制向社会主义市场经济体制改革的开始，这一重大决定影响了我国政治、经济、社会的方方面面，从此进入了新的解放思想、转变观念、推进改革的时期。传统医院后勤管理体制、机制在

市场经济体制改革中显现出许多矛盾和问题：缺乏竞争和改革意识、缺乏成本效益意识。表现为：医院后勤在保障体系的建设上由国家投入；工作人员岗位数量及工资水平也比较固定；医院后勤很少会考虑投入的合理性、运行的成本和工作效率等问题；后勤队伍臃肿、成本过高、效率低下；追求"大而全""小而全"；影响了医院资源使用效益。按照市场经济体制的要求，必须改革医院后勤管理体制和机制，改变医院后勤管理环境，面向社会，建立起开放、竞争的医院后勤服务市场，才能使医院在市场竞争中增强活力、提高经营水平、增强竞争能力、赢得更大的发展。

二、按照政府要求推进医院后勤服务社会化改革

2000 年，国务院办公厅转发《关于城镇医疗卫生体制改革的指导意见》中提出："实行医院后勤服务社会化，凡社会能有效提供的后勤保障，都应逐步交给社会去办，也可通过医院联合组织社会化的后勤服务集团。"各地卫生行政部门和医院积极贯彻精神，开展改革试点。2001 年国务院在青岛召开会议，进一步推进深化城镇医疗卫生体制改革，会议指出："要加快医疗机构后勤社会化改革，具备条件的后勤部门应尽快从医院中剥离出去，可以组建后勤服务企业或企业集团，引入竞争机制，实行社会化服务，成为面向多家医院和社会的法人实体。"在后勤社会化改革初期，不少医院成立的后勤服务中心发挥了积极作用。随着后勤老职工的退休，又由于服务中心体制依附于医院而非独立法人，不能直接参与市场竞争，给后勤服务的效率和长远发展带来了困难和问题，加上新劳动法对用工规定等原因，使得大部分医院后勤服务中心撤并或委托企业进行管理。2017 年，国务院办公厅发布了《关于建立现代医院管理制度的指导意见》（以下简称《意见》）。《意见》明确指出："健全后勤管理制度。……探索医院'后勤一站式'服务模式，推进医院后勤服务社会化。"可见，医院后勤服务社会化是医院发展的大势所趋。

三、医院后勤人力资源变化

医院后勤服务社会化改革经过近 20 年的探索和实践，已逐步建立了新型社

会化、市场化服务体系，成效显著，得到社会广泛认同，医院后勤人力资源管理也发生了很大变化。以前医院各类技术工人和普通工勤人员全部是医院职工。自从后勤社会化改革后，医院不再招收后勤工人，医院后勤岗位主要由社会服务企业提供。在 2012 年开业的 4 家上海郊区新建三级医院，政府明确规定：后勤服务岗位零编制，全部通过公开招标委托社会后勤专业服务公司提供后勤外包服务，医院后勤只保留管理团队为医院员工。随着深化公立医院改革，医院后勤人力资源管理范围、内容、对象，以及后勤人才培养都发生了根本变化。因此，后勤人力资源管理重点是后勤管理团队建设。原有的后勤岗位设置标准、设置办法和后勤人员的配置和使用等管理仅作为编制后勤服务外包招标文件和合同谈判时的参考。同时，后勤服务外包工人的培养、培训主要由外包公司负责，医院后勤管理部门仅参与涉及医疗卫生、安全和医院管理专业的特殊培训。

第二节　医院后勤管理团队建设

一、医院后勤管理团队建设的重要性

随着医院后勤社会化改革的推进，医院后勤人力资源管理发生了深刻变化。医院后勤管理部门的管理干部按照医院管理岗位设置要求确定；专业技术岗位主要指非卫生专业的技术人员、工程师、经济师、会计师等岗位也由医院人力资源部门根据有关规定要求设置；工勤技能岗位承担技能操作和维护、后勤保障、服务等职责的工人岗位实行服务外包，不再按原有岗位设置。因此，原有工勤技能岗位的设置方法作为后勤服务外包招标时的参考计算办法。医院后勤管理团队建设是医院管理的重要组成部分，是医院医疗、教学、科研正常运转的基础。随着经济社会健康发展，政府重视改善民生；伴随着人口增长、老龄化等社会需求，医疗业务快速增长，医学科学、医疗技术和设备等快速发展，以及后勤服务社会化改革，对后勤管理、保障、服务都提出了更高要求。如何提高后勤管理能力、加强后勤科学管理，已成为医院后勤管理者的重要职能，因此，医院后勤管理团队建设显得格外重要。由于客观原因和历史原因，医院后勤管理和技术人才缺乏，国内大学缺少为医院后勤培养既懂管理又懂技术的复合型后勤管理人才等，后勤管理团队普遍存在以下问题：

（一）管理者对医院后勤专业化管理认识不全面

医院后勤服务容易受到忽视。医院后勤管理作为医院管理的重要内容之一，管理者在进行管理的过程中没有做到有效管理，在一定程度上造成后勤管理效果降低。对医院后勤管理重要性认识不足，对后勤管理可产生社会效益和经济效益不认同。医院后勤管理的绩效，直接影响医院的服务水平和品牌形象，影响医院的经济效益和社会效益。医院的主要工作是医疗工作，但后勤保障直接影响医疗护理质量。试想：一个暖气不热空调不凉，或服务很差的医院医疗水平再高，也会大大削弱医疗服务的核心竞争力。因此，后勤必须保障医疗单位的客观环境，后勤管理在医院整体管理中十分重要，可直接产生社会效益，间接产生经济效益。

（二）当前后勤管理水平专业化程度不够

现在大多数医院后勤工作人员的专业知识水平偏低、专业技能薄弱、技术人才较少。而且，一些部门的管理者本身也没有经过专业知识的培养，不具备先进技能，管理方式有待提升。工作人员的再培训工作没有落实，很多后勤工作人员不符合现代技术人员的理论考核。但是，随着社会科学的发展和医疗机构管理的完善，后勤工作人员不仅要有稳定的基本素质，而且要有科学专业的理论素养。技术考核和职业等级、薪酬、晋升渠道都是相互作用的，不协调的运转方式，不仅影响了后勤团队的工作能力和工作品质，还影响了现在医疗机构团队建设的整体能力与水准。

（三）医院的后勤人力资源缺少规划

目前医院后勤管理团队人员大多是从医技、护理等岗位转到后勤管理岗位，尽管有一定管理经验，然而对医院后勤建筑、机电设备等的专业技能知识缺乏，很难通过短期培训掌握相关技能；同时后勤管理中缺乏中高级技术人员，也影响了后勤保障服务管理水平的提高。很多医疗技术的迅速成长和大量的创新医学器材被使用，导致对医院的后勤维护服务品质的需求也慢慢变高，成立一系列完备的医院后勤管理人力资源开发与管理的新系统、成立和培养优异的医疗机构后勤团队已经刻不容缓。

二、医院后勤管理团队的素质要求和组成

(一) 医院后勤管理团队的素质要求

1. 良好的政治素质

包括思想素质、道德品质；要有强烈的事业心和高度责任感；既有改革创新精神，又热爱本职工作；在繁重的后勤管理工作中讲效率、干实事，遵纪守法，不断提高后勤管理水平。

2. 知识和技术素质

后勤管理工作涉及面广，要求管理团队人员具备相应的基础理论和业务水平：不但应具有自然科学、技术科学、管理科学的基本知识，还应该包括管理学、卫生经济学、建筑学、机电设备、环境保护、信息技术等专业知识理论，去观察分析处理管理工作中的问题。

3. 能力素质

后勤服务社会化改革后，医院缺少后勤技术人才的问题更加突出。由于医院后勤工作的特殊性和复杂性，管理团队不但应具有一定的理论知识，还必须有较强的组织协调能力，团队负责人还应具备计划决策能力、预见和创新能力、沟通协调能力。尤其在对后勤外包服务企业的合作与管理中，既要敢抓敢管，又要善抓善管；关心外包企业员工的工作生活，调动各方积极性，使外包企业员工在医院后勤管理团队领导下团结合作，共同完成医院后勤各项保障任务。

(二) 医院后勤管理团队组成

医院后勤管理团队中必须有一定技术管理人员，制订相关技术制度，解决技术难题，提出后勤设施、设备的发展规划和计划。为满足后勤保障服务的技术需求，可招收机电、建筑等中高级工程师，在管理团队中可设置后勤技术总监，加强医院后勤管理团队的能力建设。

三、后勤管理团队建设的主要方式

医院后勤目标的实现，需要医院后勤管理团队的努力。团队建设的现代管理学理论和方法很多，对医院后勤管理团队建设有着很好的指导意义。但医院

后勤工作有其特殊性，应当结合管理工作采取有效的方式来建设好医院后勤管理团队。

（一）制订明确的目标

医院后勤管理团队的目标来自医院的发展方向和后勤管理团队成员的共同追求。它是医院后勤管理员工努力奋斗的方向和动力，当面临挑战时能充分调动团队成员的干劲和行动热情。制订目标时，团队成员应充分参与，发挥民主集中制原则，得到大家的认同。目标制订后，应该让所有团队成员都充分理解团队目标，清楚地知道怎样努力去实现团队的目标。

（二）采取合理的考核激励手段培育管理团队成员

人才培养工作是团队建设中非常重要的一个环节。建立一支训练有素的骨干队伍能给团队带来重要意义，如提升个人能力、提高整体素质、改进管理质量、稳定工作业绩等。

（三）培训管理团队成员的专业技能

要确保团队成员都能采用专业方式完成医院后勤保障任务。因此，后勤管理者要对每一个管理团队成员在培训、技能方面提出专业要求，制订相应发展计划。例如，为适应现代医院建筑快速发展的需要、培养医院基本建设高级管理人才，同济大学开办了"医院建筑与管理EMBA研修班"，主要面向医疗卫生机构从事医院建设相关工作的中高级管理人员进行招生，学员在规定时间内（学制两年，学分可保留4年）完成同济大学EMBA核心课程等模块，修满学分，撰写硕士学位论文并通过答辩，可获得国务院学位委员会颁发的、由同济大学授予的高级管理人员工商管理硕士（EMBA）学位。应该让每一个团队成员认识到学习的重要性，尽力为他们创造学习机会，搭建成长平台，并通过短期培训、研讨会、交流会等方式营造学习氛围，使团队成员在学习实践中成长。

（四）提高团队的互补性，保证组织团队科学有效

团队成员的互补非常关键，建设"完整"的团队，使整个团队掌握满足要求和期望所需要的全部要素，应注意以下两点：团队成员的个性互补、能力互补。一个组织一定要让各类能力的人才组合在一起才更科学更有效。有的人善管理、有的人偏技术、有的善公关等，只有因才施用、因人制宜，团队才能发挥最大效用。

（五）做好医院后勤文化建设，培育团队精神

团队精神是指团队的成员为了实现团队的目标和任务而互相协作、尽心尽力的思想作风，包括团队的积极性、凝聚力、合作意识等。团队精神要求成员要有大局意识、合作精神和服务精神，其核心就是协同合作。通过文化建设，使个体利益和整体利益很好地协调统一，发挥全体成员的向心力、凝聚力、执行力，从而推动团队的高效运转。文化建设是医院管理的最高层次，后勤管理团队通过搞好文化建设能发挥成员真正的内心动力，有力提升团队能力，确保成员共同完成任务目标。

四、医院后勤管理团队建设的要点

（1）团队建设应该从领导者做起，要以身作则，用实际行动去感染、带领每位成员做好本职工作；要关心成员工作、生活和发展成长，让成员感到家庭的温暖，形成团结协作氛围；分工负责，各司其职。

（2）注意及时"补台"。医院后勤工作系统庞大，任务重、时间紧、突发事件多；成员个人的经历和能力有限，需要整个后勤管理团队共同努力、以主人翁的工作态度来实现目标和任务。

（3）培养团队成员除了知识、能力外的各项关键技能，包括理论技能、操作技能、沟通技能和掌握现代科技的手段等。

第三节　医院后勤人力资源的开发与管理

一、医院后勤人力资源与开发管理创新的意义

人力资源开发与管理是指为实现组织的战略目标，组织利用现代科学技术和管理理论，通过不断地获得人力资源，对所获得的人力资源的整合、调控及开发，给予他们报偿并有效地开发和利用之。随着后勤服务社会化改革的推

进，医院用工模式发生了彻底改变，从以前医院后勤员工提供小而全的服务模式，到花钱买服务，由社会专业化服务团队提供全方位的后勤运行和保障，对人力资源的开发与管理也越来越重要。

医院后勤人力资源开发创新是在当下所有医疗行业以及医疗机构的每项规章制度的制约下，逐步地解决医院后勤人才建设和整个医疗机构内在的人才资源调配来作为统一目标和出发点的主要经过。进行人力资源开发，能够开创一系列崭新的、更有成效的人员配置方式，可以实现完善的人员协调，用来建设医院的预期目标。然而，很多的管理优质行为都会受到好与坏的双重影响，医疗机构的后勤人力资源创新要取得初期的建设性成果，就需在这两重力量之间找到一种很好的协调和均衡。想要让医院后勤人力资源创新，就要改革管理思维，在创新环节中从每种措施当中完善，将负面影响局限到一定的范围。因此，就一定要选择明确专业的创新思维。

二、加强后勤人力资源开发与管理的路径

（一）加强后勤职能部门负责人的培训

医院后勤工作单位的管理人是指医疗机构后勤主要管理人员，他们对人力资源管理创新的理解深度以及自身的管理素质和专业技术能影响整个团队的管理水准、工作效果和未来发展。所以，后勤管理人员要先深化自我的管理思维，逐步地强化各方面的能力，包括后勤技能环节、医疗基本常识和管理基础等。而且，还要在医疗机构之间的一些交流活动和报告会议中积淀管理能力，强化对社会资源合作平台的理解和学习，保证医院的后勤管理水准的提高。

（二）加强后勤人员培养和引进

目前医院随着时代的变化也在飞速发展，渐渐地引入越来越多的先进医疗器械，医疗机构在后勤专业维护方面需要电力、工程和设备维护等有能力、有资质的专项技术人员。优质技术人才团队的成立可以从多个角度开始，其中包括从在职人员中培养、引进社会人才、招聘对口专业毕业生等。优秀的后勤管理人才队伍，要保证稳定、科学的发展和提升，要达到长期有效的培养发展。所以，后勤管理人力资源开发要提前展开工作，用前瞻性的视野去发现人才、引进人才，并且努力开创良好的工作环境。

（三）建立学习型后勤团队

把后勤队伍提高到专业人力资源程度的时候，就要将建立学习型队伍的主题加入到后勤管理的主要工作方式当中。美国著名管理专家彼得提出的"木桶原理"显示，组成集体的每个构成往往品质不同，而品质低下的却能够作用并影响整个集体的水准。在后勤团队当中，整体技术品质低下的工作人员将成为整个后勤的拖累。建设优秀的学习型后勤专业队伍，需要付出努力和辛劳。针对学历问题、素养问题、专业知识缺乏问题的后勤工作人员，要倡导其提高自身的修养，进行全面、多方位的专业技能学习。而且，也应该认真地探索当下后勤工作认识的培养理论和方式，展开各类专业的培养，包括理论知识、培训课程、技术交流等，发扬老员工的经验和技巧，达到资源人才共享的目标，提升全体后勤队伍的学习能力和自我提高能力，更好地应对医院后勤智能化管理的发展。

（四）优化后勤人力资源的考评体系

建立一种完善、先进、有效的人员考核体系是后勤团队人力资源开发管理的主要环节。考核体系应具有明确的方向引导和领头作用，充分体现当下后勤团队在恪守职责规章和医疗制度及工作先进性管控，或者在教育等方面应达到的水准。但是，人员考核体系的建设是否先进、优质，将会影响搭配这样作用力的成效。所以，在树立考核体系时，第一要明白状况，第二要规划管理目的，囊括主要目的和必要目的、最终目的和成长性目的。在这样的前提下，研究一系列既能代表成效也能代表专业的人员考核评定体系。关于医疗机构后勤人员的考核评定不能墨守成规，要目的准确，且非常稳健，还要依据现实状况不断地改善和补充。因此，优化后勤人力资源考评体系，不仅是实现医疗机构后勤人员管理模式主要发展目标的基础，也是后勤人力资源连续创新的动力。坚持以人为本，做好人力资源的开发和管理，依照医院的发展特色，提高医院后勤管理绩效质量，使医院健康持续发展。

第十一章　医院后勤信息化管理

　　医院的中心任务是提供医疗服务，而医院后勤服务则是围绕这一中心，对医院的能源供给、物资供应、物流运输、房屋设施、维修保养等工作进行计划、组织、协调和控制，以保障医院工作的顺利进行。后勤管理系统是医院整体运行中的一个子系统，是医院进行医疗、教育、科研活动的基本条件，也是构成医院基础质量的重要组成部分。随着医院的发展和科技的进步，后勤工作已经摆脱了简单的体力劳动，其设备的先进程度和相应的技术含量有些堪比先进的医疗设备，这也对医院后勤的科学管理提出了更高的要求，需要其能够优质、高效、安全、经济、标准化地为医院各项工作提供保障。近数十年来，随着信息技术的高速发展，我国医疗卫生行业信息化建设经历了最初的单机系统、内部局域网系统到网络信息系统、远程医疗等多个阶段，目前已进入到整体规划、全面建设和广泛应用的新阶段。各种医疗信息与管理系统的大规模应用，极大地提高了医务人员的诊疗效率，促进了医院管理的规范化和精细化。而我国医院后勤的信息化建设由于前期重视程度不够、投入不足等原因发展滞后，大多还处于初步建设和发展完善的阶段。近年来，我国一些省份如上海等在后勤信息化智能化建设方面进行了积极有益的实践，取得了显著成效。

第一节　后勤信息化管理概述

一、后勤信息化的概念

　　"信息化"的概念是从 20 世纪 70 年代后期开始普遍使用的，我国 1997 年首届全国信息化工作会议对信息化的定义是："信息化是指培育、发展以智能化工具为代表的新的生产力，并使之造福于社会的历史过程。"信息化的生产工具，也称为智能化工具，一般具备信息获取、传递、处理、再生、利用等功能。同以往生产力中的生产工具不同的是，它不是一件孤立分散的东西，而是一个具有庞大规模、自上而下、有组织的信息网络体系。根据国家信息化发展战略，信息化是充分利用信息技术，开发利用信息资源，促进信息交流和资源共享，提高经济增长质量，推动经济社会发展转型的历史进程。

后勤信息化是指利用计算机技术、网络通信技术、自动化技术等信息技术，改善后勤管理模式，为医院提供优质高效、绿色节能、以人为本的后勤保障服务，进而提高后勤管理的创新能力和管理水平。后勤信息化不是简单的计算机化，也不仅仅局限于后勤管理部门内部，而是以信息共享为核心，包括后勤管理、临床科室、医院管理，甚至卫生行政等部门相互之间的信息共享，最大限度地利用医院资产，提高工作效率，并形成标准化流程，方便各层次管理人员的分析决策，充分发挥信息技术在后勤管理中的应用价值，提升后勤管理的服务水准。

二、后勤信息化的目的和意义

医疗卫生事业关乎国计民生，医院运营情况体现国家医疗卫生事业的水平，后勤信息化则是医院能否在信息时代更好地服务于病人、服务于社会、节约资源的重要因素。后勤信息化是实现医院科学管理、提高社会经济效益、改善服务质量的重要途径，是医院内涵建设的重要组成。其目的和意义可归纳为如下五个方面：

（一）合理利用资源，提高经济效益

由于国内医疗需求不断增加，医院的数量不断增加，规模也不断扩大，医院的资产一般为数亿元，有的已经达到数十亿元，有些特大型医院的建筑面积达到甚至超过 50 万平方米。这些都对管理提出了新的要求，如此庞大的资产和房屋仅依靠人力是无法进行有效管理的。只有通过信息化手段，才能使这些资产得到充分的利用，降低医院运营成本。

（二）优化工作流程，提高工作效率

后勤管理涉及面广，各种设施设备的使用和维修各有不同，要实现对水、电、气使用量的监控就需要有人定时进行抄表读数，还需要手工对比。如果通过信息化系统，不仅可以减少工作量，而且可以实时监控，及时发现问题。又比如物品运输，包括标本运送等，都是每天在医院内发生的。如果通过信息化进行流程规范，就可以提高人员工作效率，降低成本。

（三）深化细节管理，提高工作质量

细节决定成败，特别是后勤保障的工作更是需要关注细节。不论是设备设施的维护保养，还是物业保洁或是物流运送，都对工作细节提出更高的要求。通过信息化建设，不仅可以建立标准化流程，而且可以强化对细节的管理。在标准化的基础上，可以逐渐推广细化的绩效考核手段，提升后勤服务质量。

（四）提供决策依据，提升管理水平

适时的物品采购、合理的人员配置都是节约成本的重要因素。对后勤数据的收集和分析，是对上述决策提供数据的基础。例如，对医院各级库房的物品进出库进行精确的信息化管理，就可以了解耗材的实际消耗，合理及时地进行物品采购，提高医院的管理水平。

（五）了解运营情况，实施节能手段

绿色环保是现代医院管理的趋势，也是先进管理理念的体现。利用信息化手段对各项能源的使用进行及时监控，就可以及时发现症结所在，采取各种节能措施，进行针对性处理，达到节能减排的效果。

第二节　后勤信息化管理的内容

一、后勤信息化管理的范围

医院后勤是为医疗、教学、科研、预防提供服务保障的系统，是医院整体结构中不可或缺的重要组成部分。后勤服务工作涉及医院内部所有的工作、生活的各个方面，不仅涵盖范围广、门类繁杂、工种多样，而且基础性强，应急性和安全性要求高，大量的保障工作都是医院后勤服务机构的日常工作。虽然不同医院后勤部门所分管的内容不尽相同，但是基本任务主要包括：物业管理（园林绿化和环境保洁，设施设备的管理、运行和维修保养，餐饮服务，房屋管理）、交通通信工具的运行管理、物资供应（医用物资和办公物资供应，被服供应）、环境保护（污水污物和医疗废弃物的无害化处理）等。后勤管理中的很多内容都可以结合信息化建设更上一层楼。

由于后勤管理的内容很多，因此完整的后勤信息化系统包含的模块也很多。在建设过程中可根据医院的具体情况整体或分步建设。但是，在分步建设时一定要考虑到各模块之间的联系和数据共享，以免将每个模块建设成一个信息岛，对信息的统计利用带来不利影响。此外，在医院信息化建设的过程中也应注意信息共享，后勤信息化系统只有整合在医院整个系统之中才能发挥更大的作用。

二、固定资产管理

固定资产管理是医院运营的基础。在进行信息化建设时，首先应收集医院的基础数据，作为管理的出发点。例如，医院房屋信息、设施设备的基本信息等，建立台账，并登记相关使用人员或管理人员的信息。对于房屋信息应至少储存医院建筑的平面图，并在此基础上统计医院所有的房屋资源以及使用情况。这样，可以为医院房屋资产进行长期有效的管理提供基础，可以促进医院房屋资产的充分利用。有条件的单位，还应当将相关的建筑图纸，包括空调管线、弱电系统等进行三维处理，可以对今后房屋的修缮和改建提供原始的基础资料。同时，在固定资产登记的基础上进行固定资产调拨、折旧和相应的报废流程。由于固定资产的采购流程和成本核算的方式同其他物资类似，可建立在预算、物资和成本管理模块中。

三、预算、物资和成本管理

物资供应是后勤部门的重要工作之一，有效地为医疗、教育、科研工作及就医病人提供及时、准确且价格合理的物资，是后勤部门的应尽职责。医院物资管理的内容主要包括预算、实物和成本管理。

（一）预算管理

与后勤有关的预算包括设备、物资采购预算和外包服务类预算等，这些都是国有非营利性医院编制的单位预算中的重要组成部分。在预算模块中，需要包括预算计划的编制、使用部门的落实以及预算执行情况，同时还能实时追踪预算剩余量。

（二）采购管理

医院采购的内容包括固定资产、医用耗材、办公物资和维修配件等。在采购过程中，应根据相关规定制订相应的采购流程，在预算范围内进行论证、市场调研、招投标或比价、合同谈判、签署、执行、付款等。通过信息化系统可以了解采购进展、规范操作，确保采购的及时性和规范化。

（三）库房管理

医院运营中需要后勤部门供应的物资种类非常多，如果仅仅依靠原始的方法进行管理，不仅要求较大的库房面积，还会导致供应不及时。如果采用智能物流系统，监控总库房和各科室二级库房的库存和使用情况，可以最大限度地减少库存，缩短库存周转时间，及时采购必需的物资，还可以自动监控用量的变化，有利于控制医用耗材的使用。如果能将该系统同医院日常的 HIS 收费系统进行整合，还可以避免耗材的浪费，提高医院经济效益。

（四）成本结算管理

成本结算是任何运营单位管理中所必需的。对于该模块应建立在财务管理系统中，还是在后勤管理系统中，各医院可根据实际情况决定。该模块应当至少包括采购、维修、服务、能源等成本的分摊，更进一步还可以囊括工程费用、固定资产折旧等内容，有些医院还提出支持二次分摊等更加细化的要求。合理的成本结算对于医院实施全成本核算是必需的。

四、运营管理

后勤部门需要保证医院环境质量和设施设备的运营，运营管理工作在后勤日常工作中占有很大比重。

（一）人力资源管理

现在后勤相当部分的服务内容都推行了社会化管理。如果医院将保洁、保安、物业（设施）、被服、运送、绿化等内容都外包的话，这部分人员的数量一般占所有在医院工作人员的20%以上。由于这些人员流动性大，对其的信息化管理有时比正式员工的管理更加复杂。不过该系统可以参考人力资源管理系统，只是需要更频繁地予以更新。

（二）日常运营管理

后勤大型设施设备较多，还有较多的特种设备，包括压力容器、电梯、锅炉、机械停车库等，这些设备都需要定期维护保养以确保其安全工作。在建立上述基础系统的基础上，可通过信息化手段对其维修保养进行更好的管理，如可以设立提示手段来提醒这些设备的保养期限，使之得到及时、有效的保养。可安装实时监控设备，以了解设施设备的运行情况。例如，安装远程氧站监控系统，可以实时了解氧站的供气情况，还可以减少值班人员，仅需定期巡视即可；可安装远程抄表系统，对水、电、气等能源消耗情况进行实时监测，同时可以生成报表，进行分析，有利于医院开展节能减排工作。

（三）维修管理

设备设施在使用过程中难免会发生故障，及时高效的维修有利于提高设备的利用率。如通过信息系统完成维修任务分配、结果监测等流程，可以减少相应的人力成本，同时可以监控维修的及时性和评估后续效果。

（四）门禁系统管理

医院不可避免地存在毒性和成瘾性药物、放射性物质、感染性和腐蚀性物质等，这些都需要严加管理，以免被人不当取用。医院的儿科患者，特别是新生儿病房中要防止患儿的丢失。医院中还需防止外来人员随意出入医疗区域，以及保护医院财产，这些都需要医院内部有较好的门禁系统来管理人员的去向。门禁系统不仅包括联网的电子门禁，还包括相应的分区和授权，并对授权的时限进行相应的管理。一个好的门禁体系有利于加强医院的安全，减轻管理的强度。

五、质量控制

后勤的质量控制系统包括内、外两个部分。对内是人员服务、设备运行等的质量，包括餐饮、被服、保洁等各类服务的满意度；对外主要是对于设备和物资供应商的管理。同时，可以根据上述的质量结果进行绩效考核，落实激励措施，提高服务质量。

六、后勤信息化管理的其他内容

由于各医院的情况不同，还会有一些系统不能纳入上述几项中。但是，不论医院需求如何，统计分析功能是必不可少的。通过统计分析，可以对医院资产运营效率、物资使用、维修费用及效率等相关信息进行统计分析，供医院发展决策使用。由于医院里后勤工作不是孤立存在的，很多时候相关的数据和信息需要与医疗、财务或其他系统的信息进行共同的统计分析。因此，在后勤信息系统中应当有数据导入和导出功能，随时可以进行数据的处理，以便进行分析。另外，数据检索功能也是必要的。信息系统处于不断升级的过程，在使用过程中会不断提出新的需求。如果有了强大的检索功能，可以在系统尚未更新完毕的时候对所需要的数据进行提取，有利于及时分析信息。现在的医疗系统可以将检验报告、影像资料和医嘱等直接通过电脑传输，但在临床上还是经常需要运送人员或物品，如将病人运送至手术室或做一些大型的检查、运送血液标本或病理标本等。以往的传统是在每个临床单位配备运送人员，也有的医院是实施中心配送，通过运送中心安排运送人员的工作。虽然后者已经较大程度地提高了效率，减少了人员，但是仍存在人员安排不合理的情况。

第三节　后勤信息化管理系统

一、后勤信息化管理系统

（一）后勤服务管理系统

通过规范流程、细化制度、系统固化，建立集中式后勤综合管理信息系统，包括外包业务。具体实现的目标：以信息化手段规范医院后勤服务流程；以技术性工具提升医院后勤服务内涵；整合资源，构建一体化后勤管理体系。系统业务功能组成包括独立任务管理系统、车队管理系统、订餐管理系统、被服管理系统、运送管理系统、医废管理系统、保洁管理系统、品质管理系统、基础档案管理系统及服务台等。

（二）后勤基础管理系统

后勤基础管理系统是医院后勤业务管理和执行的专业系统，后勤管理面广，综合性强，系统建设需要统筹安排。在各个部门之间建立起完善的信息共享和沟通机制，可提高互动的效率和效能。系统建设应"以过程控制为主，以结果控制为辅"，促使组织结构扁平化，减少管理层次；以逻辑流程为主线，把握数据的来龙去脉。

后勤基础管理系统具体实现的目标：结合已有的 ERP、HIS、OA 等系统，使医院各个部门之间的信息交流在网络中完成，这样不仅减少了不必要的资源浪费，不再依靠传统方式传递信息，而且减少了操作的环节，为工作人员节省了时间，从而能更好地为病人服务；整个管理更加规范化、科学化，提高了工作效率，降低了管理成本，从而整体提高了全院的服务质量，使医院综合实力和核心竞争力得到明显增强。系统业务功能组成包括合同管理系统、库存管理系统、工程项目管理系统、成本管理系统和基础档案管理系统。

（三）后勤运行设备管理系统

运行设备管理系统是为医院机电维修的管理设计的，是科学化管理方式的一种实现形式。后勤运行设备管理系统具体实现的目标：通过系统化、流程化的管控平台，科学管控基础运行设备的维修运营。系统结合了运行设备的管理流程和特点，以"量身定制"为切入点，遵循"总体规划、分步实施、先进适用"的指导思想，形成贯穿一线的运行设备管理通畅垂直体系和运行设备管理信息化系统。该系统应满足决策支持层、管理控制层和业务执行层三个层次的需求。后勤运行设备管理系统业务功能组成包括设备台账管理系统、巡检管理系统、保养管理系统、维修管理系统、基础档案管理系统和后勤知识库管理系统。

（四）能源智能监测系统

能源智能监测系统（能源管理系统）是专门针对医院建筑能耗构成复杂、

能源形式多样且能耗普遍偏大的现状，对医院建筑的能源种类进行能耗统计、能源审计、能效公示、定额管理的信息化系统。能源管理系统不但提高了医院能源的利用率，还能够帮助医院实现制度化和指标化的能源管理，真正做到节约能源。能源智能监测系统具体实现的目标：能源管理系统采用先进的采样监测技术、有线通信、无线通信技术和计算机软硬件技术等，采用集散式结构、模块化设计，以空调冷热能量、水、电、气等能源介质为监测对象，将每个智能终端包括数字式电能表、数字式水表、数字燃气表、冷热量计等的数据通过通信线连到对应的网关设备，并通过通信协议转化，实现末端仪表与数据中心之间通信，对用能进行实时采集、计量、统计分析和集中调度管理，实现对能源的全方位监控和管理。能源智能监测系统业务功能组成包括基本信息系统、能源消耗统计系统、能源消耗分析系统、能耗报警系统、设备信息与维护管理系统。

（五）后勤机电运维智能管控系统

机电运维智能管控系统，又称为智能建筑集成管理平台。系统具体实现的目标是：该系统由管理软件、智能模块及各类传感器组成，运用标准化、模块化、系列化的开放性设计，基于信息平台实现将医院机电运营管理的各信息系统进行功能整合，乃至数据整合，把各自独立分离的设备、功能和信息集成为一个相互关联、完整和协调的综合网络平台。能够完成对设备的多种监控、数据监测采集以及运行管理，从而保障后勤机电设备的安全、可靠、稳定、高效运行。该系统业务功能模块包括系统管理模块、楼宇智能控制模块（含供配电、给排水、暖通、通风、净化等）、GIS/BIM模块、移动应用模块、环境检测模块、其他机电智能管控模块（医用气体、物流运输等）、设备集成模块系统。

二、后勤智能化管理平台

医院后勤智能化管理平台，又称为后勤运营智能管控平台，是基于现代医院后勤管理理念，结合后勤业务管理特点，通过智能化管理平台将后勤管理业务予以系统化、规范化和智能化，形成的一套成熟完善的后勤智能化管理体系，是后勤各智能化、信息化系统的综合集成，并可在此体系上充分挖掘智能管控潜力，以提高工作效率、加强有效沟通、降低管理成本、辅助管理决策。平台可以集成上述后勤服务管理系统、后勤基础管理系统、运行设备管理系统、能源智能监测系统、机电运维智能管控系统等功能。

（一）平台建设内容

包括传感器、计算机、服务器等硬件系统和监控分析软件系统。医院平台包括：覆盖 11 类建筑设备系统，即锅炉、电梯、空调系统、照明系统、医用气体系统、空压系统、负压系统、生活水系统、集水井系统、配电系统、计量系统；包含 8 个管理模块，即基建信息、设备信息、数据通信、实时监控、设备告警、能效分析、权限控制、系统管理。

（二）平台功能定位

（1）建立医院建筑、设备基础数据库，包括图纸、照片、文字资料，供后勤管理人员查询和维护。

（2）对后勤设备的运行状况进行实时动态监控、安全告警和故障诊断。

（3）通过设备运行的能效分析和智能管理，提高设备的工作效率，减少能源浪费。通过对平台静态数据的动态管理、动态数据的对标管理、对标数据的智能管理，最终实现医院建筑设备的安全、高效、舒适、节能和精细化运行管理目标。

（三）平台设计原则

（1）总体设计，分层建设：依据国家、地方及行业标准，结合技术层、操作层、管理层、专家层、领导层人员的实际需求，一次完成平台架构的顶层设计。

（2）整体部署，分步实施：根据医院既有建筑数量、设备种类、楼宇自动化系统建设程度、院区分布、资金筹措能力、施工条件等情况，分医院、分阶段、分内容部署推进建设。

（3）统一标准，灵活扩展：依据平台软硬件建设标准，包括点位采集标准、系统软件标准、硬件配置标准等，并根据医院实际需求增加功能模块。

（四）平台建设的意义

（1）实现后勤支持系统的信息资源整合与利用。医院后勤智能化管理平台是一个开放的系统，具有适应各种政策、技术、业务发展的能力，遵循信息标准化的软件系统都可以接入到平台，并通过平台实现数据集成和应用集成，将原先分布在各业务系统中的信息交换整合到平台，实现医院后勤各部门信息的互联互通，提升服务品质，方便各类后勤管理人员的运营管理和分析决策。

（2）实现后勤运营管理一体化与智能化。通过平台实现后勤运行管理系统和机电运维管控系统的集成，实现一体化管理与可视展现，通过智能化手段促进过程决策支持、自动控制、安全管理和结果分析。

（3）实现后勤运营数据中心化共享。基于信息平台，建设后勤运营数据中心，通过数据中心实现不同应用系统、应用部门间信息资源整合，保证数据信息的高效利用，达到一处采集多处利用，实现后勤业务数据实时更新，满足管理决策、科学研究、信息共享。

（4）实现后勤运营管理决策支持。通过平台整合各应用系统，让信息资源充分流转；利用先进的信息化手段，促进后勤服务管理的规范化，掌握工作的主动权，把传统的事后处理转为实时监控；通过商业智能技术和工作流引擎，提高数据一次利用能力和管理决策支持，有效提升后勤整体管理水平。

（5）基于传感技术的物联网应用。主要是各类信标技术的应用和电子设备互连、腕带等应用。例如，苏州科技城医院的室内导航系统通过蓝牙定位信标发送数字信号，就诊患者只要挂完号即可自动导航到目的地就诊，结束就诊后还可以自动导航至停车位取车，不用费心寻找。又如，医疗废弃物追溯系统，响应国家号召，严格管理监控危废垃圾。从医疗废弃物的产生到销毁做到了全流程在线透明的业务流程。在人员管理、重量比对、医废建档三个方面使用电子化手段实现闭环式管理，永久记录每一袋医废的信息（类型、重量、交接责任人）。

第四节　后勤信息化建设与管理要点

一、统筹规划，稳步推进

后勤信息化的建设是医院整体信息化建设的一个部分，其建设和实施应符合医院的发展。由于后勤信息众多，而且许多后勤信息之间以及其同临床信息之间有密切联系，因此，在实施初期应当有一个整体的规划。如果没有规划，只是跟着临床或者上级部门的指令，或者想到一个模块做一个模块，各个模块之间的联系难免不能估计，也不能实现数据共享。因此，作为医院后勤管理人员或者信息部门在考虑信息建设时一定要整体规划，如果能在医院整体信息化进程中考虑到后勤的需求，实施起来会更有效率。信息化进程绝不只是买几台服务器、电脑，或者加上一些软件制作。如医疗信息系统建立之初，需要统一病案格式、统一疾病和手术编码等。后勤信息系统建设之初也需要进行相当多的准备工作。如固定资产管理，就要收集相关信息，如房屋图纸、设施设备的基本信息等；而对于物流系统而言，由于医院使用的物资种类繁多，也需要进行统一编码，建立数据字典。即使是门禁系统，也需要对区域、位置等进行一一编号。

二、明确目标，加强监控

不同人员对信息系统的要求不同，对其期望也不同。因此后勤信息系统建设，应当征询包括院长、分管副院长和所有后勤相关管理人的要求，由他们对信息系统提出目标。这些目标提得越明确，越有利于信息系统的开发，也越有利于后期的使用。从某种意义上来讲，这些要求是建设信息系统中最关键的，其决定了信息系统今后的作用。医院后勤信息系统是通过软硬件建设来实现具体目标的。硬件多数根据信息系统建设的要求予以配置，包括电脑、服务器、网络建设等；软件通常是由软件公司承担，所以后勤管理者的工作就是要监督上述设备和软件是否达到了前面所提到的要求。在此基础上，还应着重建设相应的监控系统，能监控设备运营情况及监控能耗情况，并在实时监测的条件下，实现自动报警，及时处置。

三、加强培训，持续优化

后勤信息系统建设完毕并不意味着信息化的完成，真正的信息化是要利用这些系统加强医院后勤运行管理，提升安全系数，减轻人员工作量，提高工作质量。信息化建设并不能替代人的作用，只是通过数字化、远程化来提升管理力度，提高工作效率。因此，程序完成后一定要进行人员的培训，使每一位后勤员工能够了解信息化的内容，至少能够操作同自身日常工作有关的程序，把信息化融入日常工作。由于信息化往往没有一个现成的模式，特别是后勤信息化更是牵涉面广，很难做到一步到位，需要在今后的日常工作中不断发现信息系统中的缺陷并不断弥补。只有不断改进，才能确保后勤信息系统的有效运行，也有利于医院各项工作的开展。

第十二章　新时代医院后勤体系建设

建设新时代医院后勤是建设新时代医院的重要组成部分，也是新的历史条件下医院后勤建设发展的战略性任务。新时代医院后勤建设，是以新时代医院发展为基础，以先进的服务管理理念为指导，运用先进信息技术促进医院后勤管理服务变革的过程。建设新时代医院后勤主要是在原有医院后勤规模的基础上，自觉围绕质量内涵建设目标，推动以人为本服务体系建设、服务体制机制改革、保障模式融合发展、服务手段信息化等方面取得实质性进展。新时代医院后勤体系主要包括服务体系、管理体系、运营体系、标准体系和发展体系。在全面构建并完善五大体系的基础上才能真正建设新时代医院后勤体系，真正提升新时代医院的后勤服务水平。

第一节　构建人性化的后勤服务体系

一、构筑以人为本的思想基础

以人为本是推进健康中国的核心要义，也是新时代医院的基本价值观。新时代医院后勤服务对象是人，服务主体是人，如果在具体的服务实践中不坚持以人为本，服务就失去灵魂、建设就失去力量，可以说以人为本是新时代医院后勤的最本质属性和重要特色，也是新时代医院后勤保障的必然要求。因此，建设新时代医院后勤的首要任务，就是围绕"人民对美好生活的向往"，建立与完善以人为本的服务体系。长期以来，以人为本的思想在医院后勤领域得到了具体的实践。但是，在服务内容个性化、服务手段信息化、服务流程简洁化、服务方法科学化、服务品质人文化等方面，存在着诸多与以人为本理念不相符的地方，影响服务质量提升，阻碍医院后勤工作的现代化发展。弥补这些人性化服务方面的短板，是建设新时代医院后勤的重要任务之一。

思想到达不了的地方，脚步永远到不了。后勤服务要做到以人为本，最根本的是后勤服务提供者——员工要牢固树立和自觉实践以人为本服务的理念。

（1）提升对以人为本服务的认知。引导全员深刻认识到后勤服务与以人为本思想的紧密结合是建设现代医院后勤工作的必然趋势；充分认清医院后勤服务对象的新需求，使员工从思想深处根植起与以人为本理念同频共振、同向而行的价值观，从内心源头催生出始终不断提升服务对象幸福指数的质朴情感。

（2）强化对以人为本服务的实践。坚持把满足服务对象需求和期待作为第一动力，积极感知服务对象的各种反馈意见，并将意见作为决策的重要依据；主动靠前实施人性化保障，使后勤发展的成效充分惠及服务对象，真正提升服务对象的获得感、尊享感；全面追踪人性化服务效果，建立以人为本的服务评价体系，科学评估服务效益，查纠工作偏差，采取改进措施，把服务对象的满意度作为服务保障的出发点和落脚点。

（3）深化对以人为本服务的思想教育。分专业、分岗位、分类型组织多层次的以人为本服务教育活动，使决策层、管理层、执行层进一步牢固树立"临床至上、工休人员第一"的观点；发挥典型牵引作用，积极培养、发现以人为本服务的典型，以点带面营造出人性化服务的氛围；开展服务明星评比、技术能手竞赛、全员岗位练兵等活动，编印人性化服务的流程标准、文明用语、行为规范等手册，全方位打造以人为本服务的思想基础。

二、建设以人为本的人才队伍

哈佛大学的研究表明，员工满意度每提高3个百分点，顾客满意度相应会提高5个百分点。开展后勤员工的人性化管理和培塑，加强以人为本的人才队伍建设，是决定以人为本服务质量的前提，也是建设现代医院后勤的重要任务。

（1）充分理解后勤员工需求，做到"尊重人"。既要关注后勤员工的一般性需求，更要关注其归属感、尊重感、自我价值实现感等特殊需求，结合后勤员工的教育背景、成长环境、职业特点，为员工量身定制职业规划，创造成长成才机会，搭建个性展示平台，最大限度地满足员工自我实现欲求。

（2）积极调动后勤员工能动性，做到"解放人"。构建物质、精神相结合的激励体系，浓厚争先创优氛围，形成典型带动、绩效牵引、淘汰刺激的竞争机制；构建外部、内部相对接的和谐环境，营造愉悦、和谐的工作氛围，激发后勤员工职业表现的动力源；构建共性、个性互搭的考核方式，紧盯后勤员工年轻化发展趋势，肯定、认同员工个性化追求，实践以人为本的考核方式，培养从后勤员工视角提升服务质量的路径。

（3）大力创造后勤员工成才环境，做到"发展人"。打造人才各尽其能的制度环境，针对后勤各要素建立严格的岗位职责制度，明确各专业工作标准，创新后勤人员量化考评机制。建立德、能、勤、绩、体信息系统，走出人员管理全程化、过程化、动态化路子，形成争先创优的长效机制。打造人才脱颖而出的平台环境，尊重员工成长成才愿望，建立能者上、平者让、庸者下的竞争格局，以项目攻关、课题研究、专项活动、突击任务等不同方式，赋予员工展示工作激情、智慧才华和领导能力的机会，增强员工对事业的获得感、成就感。打造和谐融洽的人文环境，关注后勤员工工作体验和精神感受，创造整洁的工作环境，建造便捷的生活条件，营造融洽的事业氛围，及时疏导员工工作压力，化解心理负能量，使员工倾心于工作、眷恋于事业。

三、健全以人为本的决策机制

科学决策、民主决策、依法决策三者互相联系、有机结合，统一于体现以人为本服务的决策机制中。

（1）在科学决策中强化专家咨询，体现专业性。围绕决策科学化目标，健全后勤科学决策的组织机构，组建决策咨询委员会、技术评估及准入委员会、人才评鉴委员会等智囊机构，以专家论证、建议征询、观点解读、现场授课、远程询证等方式，完善和提高可行性研究质量，充分发挥辅助决策作用。

（2）在民主决策中问计于民，体现广泛性。引入循证管理理念，建立科学、高效的决策流程，对关乎医院后勤发展的重大事项，坚持深入基层调研，听取群众意见，定期向科室骨干、专家咨询委员会、新闻媒体、门诊及住院患者等收集、听取意见建议，打通运转协调、畅通无阻的民意反馈渠道，准确掌握工休人员所思、所忧、所盼，更广泛回应工休人员对后勤保障本质诉求。

（3）在依法决策中落实权责匹配，体现制度刚性。建立后勤项目立项、预研、预算、论证、决策、实施、监督、反馈等闭环体系，规范重大项目决策权力运行机制，依照规定程序、优化决策，防范越权、擅权；强化重大项目责任追究机制，以工作质询、现场抽查、实地勘验等方式，查究责任根源，明晰失误责任，严防推责、怠责，加大奖惩机制在决策效果评估中的应用，兑现奖优罚劣，让制度落实到位。

四、健全以人为本的监管体系

对以人为本服务的落实进行监督是引导现代医院后勤建设的积极策略，是推动现代医院后勤建设的重要手段，也是现代医院后勤坚持"质量建设，内涵发展"的客观要求。

（1）建立服务监管的沟通体系。组织服务督导巡视组，成立专职受理中心，收集各类型矛盾问题，对组织机构、服务质量、资源分配、运营流程、质量体系等进行量化分析，查究根源，拟订措施，建立信息公开发布平台，定期将受理内容、改进措施向社会公众发布，形成有报必查、违规必纠的纠治机制。

（2）建立服务评估指标体系。构建衣食住行安全等服务产品监测数据库，形成过程性、阶段性和发展性三者结合的"绿色质量"评价指标体系，跟踪分析后勤服务实施情况，适时对重点领域进行专题评估；强化对后勤业务中期评估，根据评估情况及时调整后勤目标、计划和任务，强化后勤评估与医教研互动，带动后勤服务优质提升。

（3）建立服务跟踪改进体系。引入项目管理方法，建立目标—实施—监控—改进的科学管理模式，跟踪后勤服务实施流程，对普遍性、倾向性矛盾，以及个例、个案问题，分门别类采取不同方式予以改善，对患者肯定和满意的方面，进行表扬和推广，对于一些短板和弱项坚决摒除，进一步优化保障流程，高效配置资源，将监督结果应用到工作中，为工休人员提供更加人性化的服务。

第二节　构建科学化的后勤管理体系

一、服务要素的集成

"求木之长者，必固其根；欲流之远者，必浚其源。"医院后勤管理体制、管理目标、管理理念、管理方法、管理对象都烙着深深的计划经济印迹——人力密集型、数量规模型管理模式，市场经济条件下，随着医院后勤发展模式和服务形态的变化，实施科学化管理显得尤其重要。现代医院后勤建设不仅是一场信息技术和医院后勤发展模式的变革，也是一次医院后勤科学化管理的转型。现代医院后勤管理的一项重要职能是对后勤服务系统各要素、建设发展各领域进行组织和控制，以求得力量配置精确高效。著名经济学家成思危认为：所谓综合集成是指自下而上地将系统的各部分组织起来，形成合理的层次结构及功能结构，使系统能适应环境而发挥最优的功能。医院后勤是不同层次的子系统所组成的复杂系统，系统均是由相当多的要素构成。实践证明，将这些要素进行综合集成是提升医院后勤保障能力的"倍增器"。

（一）实现要素管理集约化

在管理学中，"集约化"是指合理地配置资源，建立精细的分工，形成有效的联系和制约，医院后勤要素管理集约化是指以节俭、约束、高效为价值取向，秉承降低成本、高效管理，对后勤的人力、物力、财力、管理等生产要素进行统一配置和优化重组。

（1）集中筹建标准化的配套设施，搭建有利于资源集约的平台，避免简单的拼凑和叠加，使布局更趋合理，提高固定资产投入产出效益。

（2）建立科学的监管体系，强化事前、事中、事后监督手段，形成闭环式监督，突出监督在全过程中的针对性和实效性，释放出监管集约效益。

（3）科学配置人力资源，精准设置保障岗位，合理优化力量结构，统筹人员配比，防止人浮于事，激发更强的人力资源活力。

（二）实现要素管控一体化

现代医院后勤是信息化医院后勤，也必然是要素管控一体化医院后勤，而且信息化程度越高，一体化特征越明显。建设现代医院后勤必须对服务要素进行一体整合，实现编成一体化、管控一体化，提高整体效益。

（1）推动实现全部要素一体化编成。真正具备对衣食住行等实施全方位、全要素保障的组织协调功能，真正建立一个机构健全、关系顺畅、运转高效的指挥机制。

（2）推动实现"扁平化"组织结构。垂直压缩管理体制中的管理层次，以多维一体、拓宽管理幅度、减少层次、灵活机动的原则改造条块分割、层级冗繁的管控体系，形成"以医疗服务为导向、以流程为中心的首问式、一键式、一站式"扁平化组织结构体系。

（三）实现要素服务平台化

所谓的要素服务平台化，就是在要素综合集成、流程再造的基础上，建立服务大平台，最大限度地集合全要素。

（1）构建一站式服务模式，提供"一个电话就 OK""一站就完结"的便捷服务平台，深入挖掘各类服务保障要素的潜力，保证各类临时性事件信息的顺畅和受理的及时，确保服务提供全方位。

（2）转变服务要素使用手段，构建要素全面、任务清晰、服务多元的优质化综合保障平台，变分散服务窗口为系统服务窗口，变多头受理为一头受理，确保资源统一调配，实现理念前瞻、要素共享。

（3）优化服务要素响应流程，减少管控环节的羁绊，变多层管控为垂直管控，变集团化管控为模块化管控，运用信息手段实现服务供给、服务需求信息双向透明，消除"中梗阻"，突破服务"最后一公里"。

二、服务流程的再造

流程再造是 20 世纪 80 年代初兴起于美国的管理思想，其含义是从根本上重新、彻底地分析与设计企业程序，管理企业相关的变革，以追求绩效，目的是使企业在成本、品质、服务和速度上达到重大改进。现代医院后勤的创新灵魂和内涵本质，必然要求对传统的服务流程进行全面梳理和系统变革，我们认为现代医院后勤流程再造是以后勤服务供给为起点，以满足医患需求为终点，对全流程的管理、信息、环节、环境进行重塑、重构、重建，打造全新的后勤服务运行体系。

（一）营造流程再造的环境

流程再造是一项系统工程，涉及整个医院后勤工作的诸多环境因素，重点须从管理层、顶层设计、群众基础等几方面聚焦发力，同步推进。

（1）管理层牵引推动。管理人员树立问题导向，凝聚发展共识，引入现代管理思想，开展各层级动员和培训，强化流程再造工作的计划、执行和评估。

（2）做好顶层设计。全面梳理现有后勤服务流程，研究设计流程再造的整体规划，制定服务流程保留、变革、重塑三类标准，列出流程再造工作清单，明确责任单位和时间节点，增强流程再造的科学性、有序性。

（3）夯实群众基础。开展针对性教育，制定流程再造人员调配方案，优化岗位配置，妥善安置分流员工，解决流程再造给员工带来的经济和思想压力，最大限度地减少流程再造的阻力。

（二）提高流程再造质量

服务流程再造是对医院后勤既有格局的深刻变革，必定会存在一定风险和挑战，要取得高质量的流程再造，必须做到：

（1）降低服务流程的风险。找准服务流程的风险点，在流程设计中预置风险"阀门"，将服务流程风险控制到最低。

（2）增强服务流程的标准化。将标准化理念贯穿到流程再造的全过程，用标准把控环节、关注细节、优化程序，最大化提高流程再造的品质。

（3）提高流程再造的效益。树立全面质量管理思想，审慎决策、科学推行，通过实践不断检验流程设计的合理性，及时发现流程运行偏差，对流程进行纠错。比如，对医院应急处突工作的流程，要定期开展应急试错性演练，检验和提高流程的适应性。

（三）增强流程再造信息化含量

信息化技术在医院后勤领域的应用，为流程的变化提供了有力的手段和工具。

（1）重构后勤组织形态。构建与医院信息化相适应的后勤管理组织结构，能够有效运用信息化作业的保障团队、保障模式和保障流程，在实现信息化的同时完成对后勤服务流程再造的构想。

（2）消除后勤信息孤岛。将分散在后勤不同部门的信息点集中起来，打破后勤信息现状的烟囱效应，建立一体化信息体系，实现网上监控、调度、查询、控制等功能，协调各环节间的业务运转与衔接。

（3）升级后勤服务网络运行力。加快"互联网+"应用范围，建立后勤服务大数据库，加大业务软件和 APP 应用端开发力度，对所有任务全程实现信息化管理，使每项后勤业务都能够高效、科学运转，实现任务感知、调度、执行、反馈网上运行，达到流程的优化。

三、推动后勤管理职能转变

医院后勤职能与服务保障能力好比"鞍与马""帆与船"之间的关系，良马要配好鞍，快船要有好帆。长期以来，医院后勤管理如同一个小社会，包罗万象，事事都要管、事事都要做，但管理效果却与服务对象的现实需求有差距。为此，在现代医院后勤建设中，迫切要求医院后勤管理视野从局部向全域拓展，管理模式由单一向多维转变，管理手段从行政计划向合同管理转变，实现服务保障能力快速提升。

（一）实现由办后勤向管后勤转变

现代医院后勤相较于传统医院后勤，内涵和外延发生了深刻变革，由以往侧重于服务职能向强化管理职能转变，由"运动员、裁判员"双重身份向"裁判员"专职身份转变。"人有不为也，而后可以有为"，把不该履行的服务职能彻底交出去，才能把该加强的管理职能履行好。

（1）变革理念认知。在后勤业务融入市场经济体系后，充分认清管理的重要性，厘清后勤管理部门职责定位，廓清无事可做、可有可无的思想误区，树立监管是最大服务的思想。

（2）重塑管理架构。建立健全后勤管理部门与履约实体的监管机制，从法律上、行政上、经济上明确双方的权利义务，推动由刚性向柔性管理转变，由行政命令向合约执行转变。

（3）创新管理能力。掌握现代后勤业务知识和有关前沿科学技术，不断提升计划决策、组织管理、预见决策能力；掌握市场规律，学会按市场经济办事和抓管理，确保服务质量和效益双赢。

（二）实现由直接管理向间接管理转变

现代医院后勤的管理体制、对象、方式和程序都发生了变化，后勤部门须由过去繁杂的直接管理为主转为间接性的协调管理。

（1）按约监管。更加注重发挥合约条款在管理中的约束和导向作用，实施对履约单位全方位服务质量的监管。

（2）强化协调。通过与社会化服务提供方的协调，消除在方法上、时间上和利益上存在的分歧，充分调动履约单位依法履约、优质履约、规范履约的积极性，提高监管的效能。

（3）兑现奖惩。突出制度刚性，加大评估巡查频次，纠处违约、怠约等现象，实现由人治的直接管理向制度机制的间接管理转变。

（三）以行政命令为主向合同约束为主转变

传统的医院后勤主要靠行政手段调节，现代医院后勤全面融入市场经济，以经济杠杆为主进行运营管理的后勤，其服务行政管理的体制和服务方式变革的方向，是从权力侧向规则侧转变，从满足自身需求向满足服务对象需求转变，从注重权威管制向注重柔性疏导转变。

（1）科学制定合约。围绕合同内容的科学性、条款的操作性、职责的明晰性、权责的对等性、奖惩的激励性，规范完备地拟订合同标的、权利义务、履约周期等主要条款，防范合同漏洞所带来的风险。

（2）严格审查合约。强化履约实体的资信核查、业绩考察，联合法律机构和职能部门按照程序对合约条款的合法性、规范性、平等性进行审查把关。

（3）强化监管机制。建立健全合同监督监管体系，适当引入第三方监管机构，加强监管力量，丰富监管手段，实施全方位、全时空、全覆盖的监督检查，达到有约必履、执约必查、有查必纠。

第三节　构建信息化的后勤运营体系

一、把握后勤信息化建设方向

现代医院后勤信息化的运营体系，是基于信息化基础设施构建的信息化环境、信息化后勤管理、信息化服务保障的集成体。它深刻改变了服务人员从事服务的环境、方法和模式，促进医院后勤服务手段更加高效、内容更加精准、方法更加灵活。因此，加快医院后勤信息化体系建设，构建实施"互联网+服务""互联网+管理"，成为我们建设现代医院后勤的重要内容。构建医院后勤信息化体系是实现医院科学管理，提高社会经济效益，改善服务质量的重要途径，是医院内涵建设的重要组成。

（一）合理利用资源，提高经济效益

由于国内医疗需求不断增加，医院规模不断扩大，医院的资产快速增长，有的已经达到数十亿元，有些特大型医院的建筑面积甚至超过百万平方米。这些都对管理提出了新的要求，仅依靠人力对如此庞大的资产无法进行有效的管理，只有通过信息化手段，才能使这些资产得到充分的利用，降低医院运营成本。

（二）优化工作流程，提高工作效率

后勤管理涉及面广，各种设施设备的使用和维修各有不同，各项服务保障的流程和环节千差万别，应用信息化手段可以使服务保障实现规范化、便捷化。例如，物流传送，包括标本运送等，都是医院每天运转的工作，如果通过信息化进行流程规范、手段更新、技术升级，就可以提高人员工作效率，降低成本。

（三）深化细节管理，提高工作质量

细节决定成败，特别是后勤保障的工作更是需要关注细节。不论是设备设施的维护保养，还是物业保洁，抑或是物流运送，都对工作细节提出很高的要求。信息化具有全时段、全流程、全维度、精细化、精准化感知的功能特征，

通过信息化建设，不仅可以建设标准化流程，而且可以强化对细节的管理。

（四）提供决策依据，提升管理水平

信息化的大数据、云计算功能，可以适时提供全面、准确、海量的信息，并能够根据需求对后勤数据进行收集与分析，为服务管理决策提供科学依据。比如，对医院各级库房的物品进出库进行精确的信息化管理，就可以了解耗材的实际消耗，合理、及时地进行物品采购，提高医院的管理水平。

（五）掌握运营情况，强化节能效果

绿色环保是现代医院的发展趋势，也是先进管理理念的体现。利用远程抄表系统、智能调温系统等信息手段，对各项能源的使用进行实时监控，就可以及时发现症结所在，采取各种节能措施，进行针对性处理，实现节能减排的效果。

二、搭建互联互通的网络设施

这是构建现代医院后勤信息化平台的基础。当前，虽然信息化已大步向医院后勤走来，但是受到医院后勤点多、面广、线长的影响，互联互通还没有真正构建起来，一些信息化的硬件设施还没有得到完善。

（一）完善后勤网络基础建设

将网络基础建设无缝隙融入医院整体建设规划，构建广域网、局域网有机搭配，有线网、无线网有效结合的网络体系，进一步提高网络带宽，提高4G、Wi-Fi覆盖率，实现全时空、全覆盖，构建起多层次、广覆盖的网络基础格局。

（二）搭建综合运营管理架构

着眼后勤业务高效运行、便捷响应，依托有线终端、无线通信系统和移动用户设备，构建纵向联通临床、病房、门诊、科室、公共服务区域，横向链接衣食住行、水电气暖、安保警勤等网络架构，实现网络点点通、优质资源组组通，确保临床和工休人员的需求一键直达、一屏尽览。

（三）严格标准科学建设

按照国家信息化标准化体系，建立后勤网络建设规划和约束机制，强化顶层设计，统一规划，分类实施，统筹施建，防止一拥而上，各自为政，零敲碎打，确保有序推进。

三、搭建"互联网+"的应用平台

2015年国家出台"互联网+"行动计划，明确提出要充分发挥互联网在生产要素配置中的优化和集成作用，将互联网的创新成果深度融入经济社会各领域，提升实体经济的创新力和生产力，形成以互联网为基础设施和实现工具的更广泛的经济发展新形态。"互联网+"将重点促进以云计算、物联网、大数据为代表的新一代信息技术与现代制造业、生产性服务业等的融合创新，而"互联网+医院后勤"就是在现代医院后勤建设中整合创新的具体体现。其本质是传统医院后勤保障专业的集成化、网络化、数据化、可视化、智能化，实现传统后勤向现代医院后勤转型。

（一）建立后勤信息化管理系统

信息化的综合运行管理系统，是因服务的需求而设置，不同的医院有不同的需求，所以有不同的设置。以某大型综合医院为例，按照行政安全管理、财经管理、物资供应、服务保障、营房管理、基础设施管理、人员管理、政治工作、文化管理九个模块进行整合。行政安全管理主要包括门禁系统、门卫系统、消防安全系统、车辆安全管理系统、视频监控系统、停车系统和应急事件反应处置系统。财经管理系统主要包括预决算编制与管理、会计核算管理、固定资产管理、薪酬福利管理和经济核算管理。物资供应主要包括办公用品、卫生被服、员工工服、福利物资和商品供应。服务保障主要包括车辆保障、通信服务、饮食保障、会务服务和维修服务。营房管理主要包括办公用房、公寓住房、自有住房、集体宿舍、营产营具管理、能源消耗计量和改造工程。基础设施管理主要包括智能遥感遥测系统、电力运行监控系统、电梯监控系统、消防设施监控系统、空调运行监控系统、给排水泵运行监控系统、维修维护预警提示和工程设备图档资料系统。人员管理主要包括干部管理、员工及聘用人员管理。政治工作主要包括党务管理、培训考核和会务管理。文化管理主要包括文化建设和文化活动。依据上述九个模块的需求，建立后勤保障信息化管理系统，系统通过专业数据、用户数据和实时数据之间的关联，将各类专业保障子系统、保障服务中心、任务受理中心和保障信息资料库各类信息资源集成管理。

（二）构设后勤大数据处理系统

现代医院后勤保障信息化建设的基础在数据，达到人员管理透明、财经管理实时、物资管理精确、行政安全管理可视、能源消耗管理精准等目标，也要以数据为依托。

（1）建立后勤业务大数据系统。改造、升级和整合现有后勤保障信息系统，厘清和分析现有后勤保障专业系统数据结构，找出各专业系统间的数据关联，对未建专业系统进行数据结构构设，与其他专业数据系统进行整合，实现后勤保障数据集成和联动。

（2）打通后勤信息链接"最后一公里"。现有各后勤专业数据接口不统一，数据系统不一致，各专业数据间无法实现实时关联与联动，需要对现有各后勤专业数据进行技术层面的联通，通过数据总线集成、软件开放设计等专业手段，打通现有后勤专业系统间的屏障，实现数据纵向贯通到底、横向链接至边。

（三）搭建后勤信息化监控系统

要提高现代医院后勤保障效率和质量，必须对后勤保障事件处置过程进行实时监督。按照后勤管理层级划分为管理、执行、岗位三个监控级别，按照业务流程设置业务处置、业务管理、综合管控三个环节进行申报审批，通过红、黄、蓝三个不同风险等级的警示标志在三级监控体系的统一平台上实施监控，保证事件处置过程的人、财、物流向的相对透明与公开，提高服务质量，增加服务效率，节约保障成本。

第四节　构建科学化的后勤标准体系

一、建立科学的标准

标准化是为了在一定范围内获得最佳秩序，对现实问题或潜在问题制定统一规范的制度的活动，为管理提供范本和标准。它的目的是在生产和社会活动中建立起行为准则，为人们提供共同活动的基本遵循。标准化是人类生产实践的重要组成部分，是伴随着社会生产力的发展而逐步发展起来的。进入 20 世纪 60 年代以后，科学技术发展日新月异，标准化已经被各大企事业单位运用到实际工作，取得了良好的管理效益和经济效益。医院后勤制度是标准化的结晶，综合性的后勤制度集成形成了标准体系。构建医院后勤标准化体系，是后勤发展的动力、内涵建设的基础、服务质量的保证，是建设现代医院后勤的重要内容。建立科学的标准是构建标准化体系的重要环节和基本工作。标准化的实践主要围绕标准的制修和实施而展开，标准化的作用也是通过制修和实施标准来实现的。在整个标准化活动中，标准的制修工作，是建立最佳秩序，获得最佳效益的前提条件。

（1）找准制定标准的依据。后勤各项业务都应有标准，凡有国家标准的，遵循国家标准；没有国家标准的，按行业标准执行；没有行业标准的，按照上级规定执行；在无上级规定的情形下，结合实际按照标准规定的精神原则，通过实践创新标准，从而构建起科学合理、层次分明、满足需要的后勤标准体系。

（2）找准标准制定的切入点。重点围绕后勤运行中重点、难点、焦点，找准后勤业务管理中的"高压线""红绿灯""报警器"，着力在设施设备、资金账户、资产管控、经费标准、审批权限、建设标准、机构编成、人员管理等基础性、全局性、高风险环节设置标准，提高标准的针对性、实效性。

（3）找准标准制定的负面清单依据。后勤业务运行的价值导向，按照许可类、限制类、禁止类三种类型制定标准，使标准制定更加系统化、规范化、可操作；重点在资源掌握多、资金运行量大、流转环节长等核心领域，制定行为负面清单，规范权力运行秩序，规范服务保障行为，规定高风险行为边界，发挥负面清单警示作用。

二、实现标准的优化

标准化的概念是相对的，在不同的条件、不同的时空、不同的任务下，后勤标准与实际情况的适应度会发生变化，这就要求按照标准生成的客观规律去认识把握。所以对后勤标准要经常审视，不能一劳永逸，这就要对原有的标准进行修订或废除，始终保证标准的生命力和权威性。随着医院后勤组织架构的调整与职能转变，对后勤标准体系进行优化也变得刻不容缓。

（1）善于发现标准运行问题，关注标准运行中的细枝末节，倡导问题导向理念，通过流程分析、个案追踪、绩效评价等方法，对标准运行问题进行定义，分析其要害性，理出主要矛盾，梳理问题软肋，找准改进路径，提出具体解决措施，始终保持标准优化的动态改进，确保标准的时代内涵新意永续。

（2）建立标准持续改进机制，积极适应标准主动改良型、被动牵引型两种改进方式，提高后勤标准的自适性，通过需求分析、标准制定、发布应用、评估优化四个环节，建立持续改进机制。选准后勤标准改进目标，把握改进机会，强化审核发现，利用审核结果进行数据分析，实施管理评审，从而产生标准的纠正或预防措施，将改进机制落到实处。

（3）完善标准评估评价机制，科学拟订后勤标准体系，构建自上而下、由此及彼、相对独立又彼此联系的标准统一体，按照系统性、典型性、动态性、简明性、可操作、可量化等原则建立后勤标准评价指标，通过实践运用、执行反馈、意见征集、效果衡量，对后勤标准优劣高低进行全面、科学的评估评价，将评估结果作为标准优化的重要依据。

三、推动标准的执行

有标准不执行或执行不力，比没有标准危害更大。制订的标准，要确保严格执行，否则一切等于零，确保后勤标准的有力、有效执行，既需要加强员工执行标准的思想自觉，更需要加大组织推动标准落实的制度力量和奖惩手段。

（1）建立有效的宣贯机制。思想的自觉源于教育的得力，标准制度不能只挂在墙上、摆在桌上、说在嘴上，通过建立标准文化营造、标准培训普及、标准考核准入等措施，有计划地对管理人员、工作人员开展基本理论、专业知识、行为规范、标准尺度的学习培训，使全员了解、熟悉并掌握标准要求，使标准内化于心、外化于形，增强执行标准的自觉性。

（2）建立完善的制度体系。后勤标准具体体现在各项规章制度之中，对标准的执行实质上是对制度的贯彻，这就客观上要求要建立起完善的后勤制度体系，从管理到服务、从人力到物力、从资金到资产、从安全到生活、从设备到建设、从员工到患者等都需建立健全完善的制度体系，使标准寓于制度之中，达到标准执行有载体、有路径、有抓手。

（3）建立有效的组织体系。成立自上而下的专职标准落实组织架构，成员组成要满足权威性、广泛性、专业性、职业化的要求，通过建章立制、组织发动、过程检查、兑现奖惩、持续改进等工作方式，有效提高决策层重视度、强化执行层的落实力度、规范岗位员工的行为准则，从而形成组织推动标准落实的合力及效益。

第五节　构建融合式的后勤发展体系

一、融合式后勤的理念

融合发展就是通过对内开放、对外开放实现当地要素与外来要素的有机结合，其核心是资源配置，要义是破除内、外二元分离结构，目的是建立一个开放体系，最终达到"融入体系、改造体系、重塑体系、催生新型能力"。融合发展理念对医院后勤来讲，就是让医院外的专业力量加入到医院后勤建设中来，并推动两者围绕提升医院后勤发展的质量效益实现深度融合。医院融合发展的理念最初是以"保障社会化、社会化保障"概念出现的。2000 年 2 月，国务院办公厅转发《关于城镇医药卫生体制改革的指导意见》，明确提出医院后勤社会化的概念，并指出"实行医院后勤服务社会化，凡社会能有效提供的后勤保障都应逐步交由社会去办，也可通过医院联合组建社会化的后勤服务集团"。在这些方针政策的指导下，医院后勤打破了封闭发展的大门，院外的专业力量逐渐参与到医院建设发展中，实现了两者融合发展，为医院后勤提质增效注入了活力。现代医院客观上要求医院后勤实现更大、更高的质量效益。实践证明，融合发展是医院后勤迈向现代化的必然之路。医院后勤面临的问题和挑战也表明，当前医院后勤与院外资源只实现了"合"，还没有达到"融"，在建设现代医院后勤的征程上，进一步提升融合发展水平至关重要。

二、拓展医院后勤融合格局

推动实施医院后勤融合发展战略，提升医院后勤融合水平，应进一步拓展医院后勤融合格局，以后勤服务保障面临的问题为导向，以改革创新为强大动力，着力在要素融合、领域拓展、效益倍增上下功夫。

（一）实现全要素融合

后勤服务保障的要素主要包括人才、技术、设施、设备、资金和信息等，要素的融合与结合有本质区别，形象地说，结合是要素的简单叠加，而融合则是要素的相互渗透和密切交互。推动后勤全要素融合，重点应从三方面深化和拓展。

1. 推动更多要素融合

随着现代医院后勤创建进程加快，医院后勤要素的内涵产生了深刻变革，外延发生了较大扩展，由以往人力、财力、物力的简单罗列，向高素质人才聚集、高技术附加、智能设备应用、资本多元化筹集、信息海量集成延伸和转化，在推动要素融合上，必须始终保持对新要素的追踪，搭建要素综合应用平台，使更多要素积极主动地相互转化、深度融合。

2. 探索更多要素融合形式

积极引进社会力量参与医院后勤改革创新，抓住融合发展战略，着眼临床现实需求，整合"人、财、物"运行体制，改革现有"吃、穿、住、行"保障模式，积极引入国内外先进管理制度，优质保障资源，发挥政府、企业、资金、人才等要素的优势，采用引进式、委托式、内部筹组式、区域联合式、网络式等融合形式，强强联合，优势互补，实现融合的广领域、多层次、宽范畴、高质量。

3. 积极树立融合思维意识

在建设现代医院后勤进程中，要牢固树立起融合意识，以融合的视野、融合的思路、融合的办法解决医院后勤中存在的问题，利用融合破解发展中的困惑。主动适应共享经济发展模式，摒弃医院办社会、大而全、小而散的陈旧思维，走医院后勤融入市场经济"大后勤"的新路子，用开放、包容、共赢的眼光引入市场化保障力量，发挥市场经济在资源配置中的基础性作用，借助市场经济的规模优势，降低成本，从而提高医院后勤服务保障质量。

（二）实现多领域拓展

适应国家卫生医疗事业参与社会经济建设结合面越来越广的客观趋势，在医院后勤更多建设领域推动融合发展，应着眼于以下三个领域进行深化拓展：

1. 立足当下全域拓展

在全面分析医院后勤融合实际状况的基础上，继续巩固和深化已经成熟的融合项目，找出条件具备、政策明确、时机成熟但还未纳入融合的项目，利用多种融合形式，积极坚决推进融合进度，将融合逐步推广至医院后勤全领域。

2. 着眼需求扩大拓展

紧盯临床、医患对后勤服务最为迫切的实际需求，深入挖掘临床对精准化保障、精细化服务、人文化关怀、信息化管理等需求，在辅助治疗、健康维护、物流配送、营养配餐、全时安保、绿色生态、智能监控等项目，找寻最佳的融合点，实现最新的融合效益。

3. 瞄准前沿创新拓展

当前国家积极推进供给侧结构性改革，提高供给质量；云计算、大数据、物联网等信息技术方兴未艾；机器人技术、生物技术、纳米技术、远程医疗、基因治疗、个体医学、预约式服务等将掀起医疗服务的变革，我们后勤需要在融合理念上持续创新，在融合项目上大力深化，在融合领域上推陈出新，变被动式融合为主动式、自觉式融合，以拓展更多、更好的融合领域。

（三）实现融合效益倍增

医院后勤走融合式发展之路，就是要充分发挥社会资源种类丰富、机制灵活、运营成熟、综合成本低等优势，借水行舟、借船出海，实现优质资源与保障需求的有效对接，达到以融合促效益，实现"1+1>2"的效应。

1. 扩大社会效益

吸引社会优质资源投入医院后勤建设，积极扩大后勤融合发展的外部正效应。通过融合发展，在医疗行业为社会专业力量提供更广的发展空间，促进技术和资金积累，拉动社会就业；通过融合发展，提高后勤服务专业化水平，使患者得到更优质的就医体验，增强患者的尊严感和获得感；通过融合发展，提升医院整体形象和社会信誉度，增强大众对社会保障的信赖，提高全社会对民生质量的认可度。

2. 扩大经济效益

通过融合发展，对医院后勤现有资源进行重新排列与布局，引入市场专业保障力量，实现新质资源与既有资源有机融合。第一，通过后勤业务范围的扩展，业务项目的增多，大力发展新的业务增长极，扩大主营收入，拓展医院的开源增收；第二，通过技术引进与技术创新，以新兴技术应用来优化管理、细化服务、强化特色，提高后勤工作自动化、数字化、智能化、人性化水平，促进节水、节电、节能，实现成本控制与节流减支；第三，通过增强后勤保障工作的协同性与完整性，科学论证、合理规划，做好后勤业务细分，合理配置资源，防止分散和内耗，通过全流程管理广覆盖，提高工作集成性，从而减少浪费。

3. 扩大管理效益

通过融合发展，从后勤管理团队来讲，可以重塑管理架构，精减人员，精干队伍，减少层级管理、设备投入、设施建设等包袱，提升医院后勤管理的集约效益；通过融合发展，从后勤管理能力来讲，要由过去的简单管理、粗放管理向专业管理、精细管理转变，对医院后勤原有管理队伍进行科学化再造，培养一批新型的后勤职业经理人。

三、丰富医院后勤融合模式

经过多年发展，国内医院后勤融合发展的形式不断丰富，并与时俱进增添了一些新的内容。目前，除自营自管的传统模式外，大部分开展融合型后勤建设的医院，主要可以采用以下三种建设模式：

（一）托管模式

托管模式是目前医院后勤融合发展的一种主流模式，它是将医院基础设施运行管理和勤务服务以支付服务费的方式委托社会专业力量承担，固定资产产权仍隶属于医院。这种运行管理模式要求，一要建立完备的资产动态管理信息体系，二要与服务方建立起规范详尽的合作法律关系，三要对服务方建立起协调、组织、有效监督的管理体制和机制。通过运行实践来看，托管模式拓展了后勤行业专业化发展的路径，减轻了办社会的负担，减少了人员管理的压力，给后勤保障注入了新的活力，一定程度上改善并提升了后勤服务质量和形象，但仍存在改善空间。对医院来讲，需进一步树立依法办事的意识，完善、培养合约管理机制和习惯。对社会和行业来讲，需从引导企业确立品牌意识、提升从业队伍整体素质和能力等多方面入手，进一步加强服务市场体系建设；从规范企业行为、建立有序竞争机制等方面着手，完善市场运行法律法规建设，净化行业运行生态，确保可持续健康发展。

（二）集团模式

所谓"集团模式"，即将后勤主营业务打包划出，按市场经济的规则组建医院后勤服务集团。具体讲，就是将医院后勤经营项目整体转制、剥离后成立的具有法人资格的医院后勤服务中心或后勤服务公司，其本质是专业化、集约化、企业化的后勤服务集团，承担本地区或跨地区的医院后勤服务保障工作。集团模式在服务体量上具有规模效应，可以承担多专业、多领域的后勤业务，减少资源的重复购置和建设；集团模式在保障质量上具有专业合成、标准统一等优势，从而实现后勤体系的多要素融合，服务品质全面提高。集团模式在下一步探索和完善的过程中，一是在产权制度明晰上，进一步厘清所有权与经营权的关系，保证各方权责利益；二是在企业管理制度上，建立权责明确、管理科学的企业法人治理机制；三是在业务创新发展上，聚焦临床和医患服务这个中心，挖掘后勤融合服务新的增长点，更好地为医疗新业务、新技术提供可及的保障；四是在运营风险控制上，集团模式业务类型比较杂，数量规模相差大，业务量均衡性不易把握，防止带来"破窗"风险，在医院服务品质的同质性上防止标准不一、服务质量参差不齐的风险；在服务对象的接收、退场过程中要做好交接、核验、清点等工作，防止后续接管或退出的索赔风险。

（三）嵌入模式

嵌入模式是医疗团队与资产产权方有机嵌入融合的新型契约式建设模式。由资产产权方出资或收购建设完整的医院设施，并负责医院的运营管理，引入具有一定优势的医疗团队嵌入到医院运营体系。此种模式下的后勤保障，完全由产权方按照医疗团队的需求，以经济核算的方式提供。这种支撑医疗的服务保障方式将是未来医院后勤发展的一种融合模式。它要求医疗与保障支撑双方都要注重比较优势，合作与发展具有更强的共赢性；有助于医疗和保障支撑双方在各自专业领域进行深耕，突出核心竞争力，模块化团队组合更加方便，组织架构更具灵活性；分专业领域明确各自主体责任，有利于调动和发挥双方的积极性、主动性和能动性。在实际运作过程中，需要处理好三方面关系：一是注重发挥医疗牵动作用，围绕医疗需求提供保障与支撑；二是双方利益的实现应以国家有关行业政策框架为遵循，避免踩踏红线；三是注意保持合作过程当中的长期稳定性，有利于技术进步和行业持续稳定发展。

四、强化融合效果

强化后勤融合效果，需不断提升医院后勤系统内部认知层次、拓展视野，深化与社会市场体系融合的程度与水平，按照完整性、系统性、协调性与有序性的原则推动后勤管理集成，实现业务融合、制度融合、文化融合的递进，强化一体化的发展意识，提升一体化建设水平，达到最优化的整体效果。这是现代医院后勤建设的战略性任务，对于医院后勤保障工作优化升级具有重要意义。从系统最优的目标出发，强化医院后勤融合效果应坚持"三级跳"：

（一）后勤业务融合

后勤业务融合是指以医院后勤需求的范围、内容、标准为牵引，建立与市场体系对接机制，协调服务方构建相适应的内部组织管理体系，理顺内部关系，实现业务分工有序，各项工作落实良好。一是构建专业对口、规模适当的保障运行队伍；二是建立科学、高效的任务调度体系；三是建立严谨的内部质量控制机制；四是建立双方顺畅信息沟通、反馈、处置机制，实现融合发展的无缝链接。

（二）后勤制度融合

制度融合是后勤融合发展的第二层次，是在保障后勤基本业务运行之上的更高一层级的要求。科学、合理的制度是医院后勤保障工作走向规范化、标准化的必然要求。从"业务融合"向"制度融合"转变，一要双方本着分工合理、责任明确、思想先进、管理科学、引导性强、督促有力的制度建设指导原则，渗透现代管理学的精神与方法，建立明确、完整的评价体系与考核标准，为后勤工作依法管理、照章办事提供依据；二要以医疗需求为牵引，打造"服务有标准，作业有规范，过程有控制，质量有考核，从业有培训"的后勤工作操作准则，创新管理思路，完善管理模式，推进管理评价动态化与多样化，做到全流程指导、监控；三要通过制度落实，在维护制度刚性中达到真正融合。

（三）后勤文化融合

后勤文化融合是围绕医院治病救人、内涵发展的核心目标，启迪文化自信，促进文化自觉，推动医院后勤保障体系内各企业、各部门、各组织之间理念一致、价值统一，拥有共通的"组织灵魂"。一是推动文化共识：组织社会保障支撑力量学习熟知医院运转的特点规律、内涵价值，达成文化的认同与共识。二是推动文化共建：主动邀请和安排各合作单位参与医院文化建设，多方吸纳文化精髓，通过建设活动增强双方的融入感。三是推动文化共享：把社会支撑保障力量融入医院文化活动范围，相互尊重、团结友爱、价值统一、目标一致，增强全体人员的归属感和幸福感。

参考文献

［1］陈健. 新时期公立医院后勤党务工作要有新思路［J］. 新闻世界，2015（12）：194-195.

［2］陈武. 医院后勤管理工作的改革与探索［J］. 中国管理信息化，2015，18（11）：135.

［3］陈新刚. 建立现代医院后勤管理体制模式的思路探索［J］. 人力资源管理，2016（2）：148.

［4］程俊. 医院后勤管理如何应对新的医院改革与发展［J］. 江苏卫生事业管理，2017，28（2）：136-137.

［5］窦熙照. 做好医院后勤改革大文章［J］. 中国卫生，2017（8）：101-103.

［6］范志琴，黄清. 浅谈医院后勤管理社会化现状和改革［J］. 经营管理者，2016（1）：122-124.

［7］龚农. 基于信息系统的医院后勤管理模式分析［J］. 企业导报，2015（12）：40.

［8］郭潇雅. 后勤管理趋势的当代视角［J］. 中国医院院长，2017（14）：32-33.

［9］侯惠荣，蔡建强. 医院后勤服务社会化风险分析及应对策略［J］. 中国医院建筑与装备，2014（5）：94-95.

［10］黄颂珊，黄山，杨秀平. 医院管理中后勤服务与队伍建设分析［J］. 现代商业，2013（8）：171-173.

［11］纪文献. 探讨医院后勤管理建设存在的问题及建设思考［J］. 经营管理者，2017（17）：404.

［12］贾长辉，李峰．论能源管理体系建设与医院后勤精细化管理的相关性［J］．中国医院管理，2016，36（12）：56-57．

［13］贾长辉，李辉．论能源管理体系建设与医院后勤精细化管理的相关性［J］．中国医院管理，2018，38（12）：56-57．

［14］李常生．医院后勤管理的问题及解决途径［J］．中国卫生标准管理，2016，7（17）：17-18．

［15］李晋保．专科医院后勤保障的精细化管理探讨［J］．山西医药杂志，2015，44（18）：2179-2180．

［16］李柯，张怡，袁莎莎．基于信息系统的医院后勤管理模式探讨［J］．中国数字医学，2014（4）：99-101．

［17］李力祯，王薇．项目负责人制度在医院行政后勤管理中的实践［J］．现代医院管理，2014，12（3）：74-76．

［18］李青云．我院后勤管理运行模式改革的实践探讨［J］．中国医院管理，2011，31（12）：82．

［19］李延年，赵铁．后医改时期医院后勤社会化管理存在的问题与对策［J］．中国医院管理，2014，34（4）：77-78．

［20］林炜炜，蒋帅，吕国晓．我国公立医院后勤管理现状的调查与分析［J］．中国医院管理，2008（5）：75-77．

［21］林正刚．一体化医院后勤管理服务模式的五大优势［J］．中国物业管理，2015（3）：4-5．

［22］刘丽芬．医院后勤管理中存在的问题与精细化管理策略［J］．产业与科技论坛，2016，15（18）：239-240．

［23］刘晓勤．医院管理学——后勤管理分册［M］．北京：人民卫生出版社，2011．

［24］刘艳．关于医院后勤物资配送服务流程信息化管理应用的探究［J］．通讯世界，2016（8）：251-252．

［25］刘艳．探析信息系统下的医院后勤管理模式［J］．通讯世界，2016（10）：245-246．

［26］楼樱红．基于内部管理系统下加强医院后勤服务质量的几点思考［J］．现代经济信息，2015（15）：132．

［27］吕鑫，王洋，李径波，侯明晓．论构建医院人性化后勤保障体系［J］．中国研究型医院，2016（4）：45-48.

［28］吕忠，徐敏丹，魏晋才．医院后勤现代化管理实践［J］．现代医院管理，2014，12（5）：18-21.

［29］马昌磊．医院后勤管理存在的问题及对策［J］．人力资源管理，2016，17（1）：147-148.

［30］缪粤，朱永松，罗蒙．医院后勤管理人才培养模式探索——上海交通大学医学院附属仁济医院"2+2+2+2"模式解析［J］．中国医院建筑与装备，2014（7）：37-39.

［31］宁湘敏．医院后勤服务社会化实践及相关问题探讨［J］．国际医药卫生导报，2004（21）：51-52.

［32］瞿鸣浩．医院后勤设备故障电话报修系统的设计与应用体会［J］．计算机光盘软件与应用，2014（6）：260-261.

［33］盛文翔，王晨禾，董辉军．基于阿米巴经营理论的医院后勤网格化管理［J］．中国医院，2015，19（12）：78-79.

［34］宋伟．绩效考核在医院后勤管理中的应用和体会［J］．中国卫生产业，2016，13（33）：117-119.

［35］孙麟，唐羽，谢磊．医院后勤循证管理研究与应用［J］．中国医院，2013，17（11）：6-8.

［36］孙麟，王军，谢磊．医院后勤人员职业规划与人力资源规划［J］．中国医院，2013，11（17）：1-3.

［37］唐凯．浅谈医院后勤管理建设存在的问题及建设思考［J］．科技视界，2016（6）：268.

［38］唐凯．医院后勤服务技术、招标与定价存在的问题及对策建议［J］．科技创新与应用，2017（33）：117-120.

［39］唐蔚蔚，柴建军，李岩，司敏．北京协和医院后勤外包质量控制体系建设探讨［J］．中国医院，2014（4）：61-63.

［40］唐蔚蔚，柴建军，李岩．公立医院后勤改革战略模式选择［J］．中国医院，2013，17（1）：64-66.

［41］万云．信息技术在医院后勤管理中的应用［J］．广州医药，2015

（5）：96-97.

［42］王道雄，邹佩琳，吕家高，涂宣成，肖万超，李晶．全面质量管理在医院后勤创新管理模式中的应用［J］．中国医院，2016（3）：15-16.

［43］王东风．浅谈医院后勤管理［J］．中国管理信息化，2013（1）：60-61.

［44］王海银等．上海市二甲及以上医院后勤管理现状研究［J］．中国卫生资源，2016，19（1）：26-29.

［45］王蓝．综合性医院后勤专业化管理模式探讨［J］．医学信息，2015，28（11）：16.

［46］王琼．医院后勤成本管理与控制刍议［J］．时代金融，2014（2）：192-193.

［47］王笑刚，马艳．公立医院后勤服务社会化模式分析与选择［J］．现代医院管理，2014，12（1）：86-88.

［48］王永红．医院物业公司的管理与考核［J］．江苏卫生事业管理，2013（1）：99-100.

［49］王越．医院后勤"一站式"服务管理的措施研究［J］．中国卫生产业，2016（6）：108-109.

［50］魏建军，陈方，张之薇．医院后勤管理智能化系统的设计要点与技术措施［J］．中国医院建筑与装备，2014（9）：34-36.

［51］吴旭生．医院后勤保障工作的创新发展［J］．中国医药指南，2013（11）：791-792.

［52］吴振兴．关于医院后勤管理若干问题的分析［J］．环球市场信息导报，2012（4）：22.

［53］奚益群．如何构建有效的医院后勤管理体系［J］．中国医院建筑与装备，2015（7）：66-67.

［54］熊文飞．基于精细化管理的医院后勤基建管理优化路径探析［J］．劳动保障世界，2016（11）：53-55.

［55］殷艳华．医院后勤档案管理工作思考［J］．现代经济信息，2016（21）：78-81.

［56］虞涛，金广予．拥抱互联网+，创建医院后勤新生态［J］．中国医院建筑与装备，2016（11）：68-70.

［57］原艳．医院后勤人力资源开发策略分析［J］．经济师，2016（4）：233-234.

［58］苑丽敏．公立医院后勤管理改革现状及对策分析［J］．北京医学，2016，38（4）：366-368.

［59］翟晓玲．浅析医院后勤管理的问题及解决途径［J］．江苏卫生事业管理，2015，26（1）：137-138.

［60］张建忠，董军，唐靖一，丁军民．医院后勤工作推行智能化的必要性［J］．中国医院建筑与装备，2014（9）：29-30.

［61］张俊．医院后勤工作发展趋势探讨［J］．中国管理信息化，2008（1）：72-73.

［62］张其顺，陈凌云．用互联网思维实现医院后勤精细化管理［J］．现代医院，2016（4）：609-610.

［63］张伟．从开源到节流——华西医院后勤管理创新［M］．北京：人民卫生出版社，2012.

［64］赵阳．医院后勤服务外包的风险管理及应对措施［J］．中国医院，2014（9）：68-70.

［65］郑晓辰．医院后勤精细化管理新思路——组建保洁联盟新实践［J］．中国卫生法制，2017，25（1）：77-80.

［66］周丰，陈华北，童素莲．JCI 标准下该院后勤管理提升服务品质的实践［J］．中国卫生产业，2016（8）：118-120.

［67］朱萌．创建一站式医院后勤管理服务模式的探索［J］．中国医药导报，2016（9）：152-155.

［68］朱萌．医院后勤管理中供热系统的节能改造［J］．中国医药导报，2014（26）：153-156.